全国高等院校通识课教材

公共卫生与健康
Public Health

主　审　陈冯富珍

主　编　梁万年

副 主 编　王凯波　汪　宁　黄存瑞　程　峰

编　　者（同单位按姓氏笔画排序）

清华大学万科公共卫生与健康学院

王凯波　王晨光　许　磊　李志徽　汪　宁
陈润森　罗思童　底　骞　赵　艾　唐　昆
黄存瑞　梁万年　程　峰

中国健康管理协会全民健康管理工程委员会
周生来

编写秘书　尹　丛（清华大学万科公共卫生与健康学院）

人民卫生出版社
·北 京·

图书在版编目（CIP）数据

公共卫生与健康 / 梁万年主编 . —北京：人民卫生出版社，2024.2（2025.1重印）

ISBN 978-7-117-36020-3

Ⅰ. ①公… Ⅱ. ①梁… Ⅲ. ①公共卫生–医学院校–教材②健康教育–医学院校–教材 Ⅳ. ①R1

中国国家版本馆 CIP 数据核字（2024）第 048476 号

人卫智网	www.ipmph.com	医学教育、学术、考试、健康，购书智慧智能综合服务平台
人卫官网	www.pmph.com	人卫官方资讯发布平台

公共卫生与健康

Gonggong Weisheng yu Jiankang

主　　编：梁万年

出版发行：人民卫生出版社（中继线 010-59780011）

地　　址：北京市朝阳区潘家园南里 19 号

邮　　编：100021

E - mail：pmph @ pmph.com

购书热线：010-59787592　010-59787584　010-65264830

印　　刷：北京瑞禾彩色印刷有限公司

经　　销：新华书店

开　　本：850×1168　1/16　印张：14

字　　数：358 千字

版　　次：2024 年 2 月第 1 版

印　　次：2025 年 1 月第 2 次印刷

标准书号：ISBN 978-7-117-36020-3

定　　价：66.00 元

打击盗版举报电话：010-59787491　E-mail：WQ @ pmph.com

质量问题联系电话：010-59787234　E-mail：zhiliang @ pmph.com

数字融合服务电话：4001118166　E-mail：zengzhi @ pmph.com

主审简介

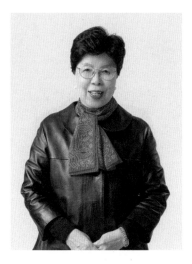

陈冯富珍

清华大学万科公共卫生与健康学院创始院长
第十四届全国政协常委
世界卫生组织荣誉总干事

陈冯富珍博士自 2007 年 1 月至 2017 年 6 月担任世界卫生组织第 7 任总干事。在此期间，陈博士所领导的世界卫生组织经历了深刻的变革。21 世纪初，卫生面临政治、社会、经济和流行病方面的挑战，这些挑战的复杂程度和全球影响是前所未有的：人口老龄化、抗生素耐药、气候变化、日益严重的肥胖流行和非健康产品的全球销售，以及慢性非传染性疾病已经超过传染病成为全球头号杀手。2008 年起的全球金融疲弱，对全球人口健康产生了影响，许多国家政府难以维持基本医疗服务所需的财政资源。尽管面临上述巨大挑战，在陈博士的领导下，全球各国在改善人群健康状况和提高人均期望寿命方面还是取得了持续的进展。在陈博士的任期内，她领导了"全民健康覆盖"的全球运动，以及若干重大全球卫生危机的全球应对，例如流感全球大流行、西非的埃博拉出血热暴发流行以及寨卡病毒流行。与此同时，陈博士通过推进自 2011 年开始的世界卫生组织改革项目，使世界卫生组织成为最透明和负责任的国际机构之一。作为总干事，陈博士经常强调与社会上其他利益相关者合作，以实现人人健康的目标。

2020 年 4 月 2 日，清华大学万科公共卫生与健康学院宣告成立，陈冯富珍博士出任该院首任院长。

主编简介

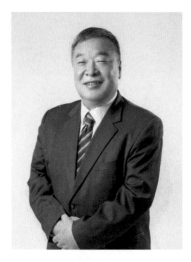

梁万年

清华大学万科公共卫生与健康学院常务副院长
清华大学健康中国研究院院长
清华大学万科讲席教授

梁万年，现任清华大学万科公共卫生与健康学院常务副院长、健康中国研究院院长、清华大学万科讲席教授，医学博士，博士研究生导师。主要从事流行病学、卫生政策与管理、卫生改革与卫生技术评估、社区卫生服务管理、全科医学等领域的研究工作。曾任首都医科大学副校长、北京市卫生局常务副局长、国务院医改办专职副主任、国家卫生健康委员会体制改革司司长等职。国务院政府特殊津贴获得者，国家有突出贡献中青年专家。曾获"全国抗击新冠肺炎疫情先进个人""全国抗震救灾模范"称号。现兼任国家卫生健康委疫情应对处置工作领导小组专家组组长、世界卫生组织《国际卫生条例》突发事件委员会委员、清华大学—《柳叶刀》"中国健康扶贫"特邀报告专家委员会委员、*Global Transitions* 期刊总编辑、《中国全科医学》杂志总编辑、公共安全科学技术学会公共卫生安全与健康专业委员会主任委员、中国医师协会副会长、中国医师协会全科医师分会会长。

序　言

　　健康是人类追求的宝贵财富,也是全球共识的重要议题。人们普遍认为健康不仅仅是身体的健康,还包括心理、社会和环境等多个方面的完善状态。世界卫生组织将健康定义为"身体、心理和社会完全良好的状态,而不仅仅是没有疾病或虚弱"。这个定义强调了健康的综合性和多维度性,涵盖了人类全面发展的各个方面。

　　在全球范围内,健康已经成为人类共同的价值追求。各个国家和地区都在努力提高公众健康水平,促进健康的发展。在联合国可持续发展目标中,健康是一个重要的议题,被视为实现可持续发展的关键要素之一。健康不仅仅是一个个体的追求,也是社会的责任和使命。各个国家和地区都在制定和实施相关政策和措施,以保障人民的健康权益。同时,全球范围内的合作和交流也日益增多,以共同应对全球健康挑战,如传染病的暴发、慢性病的增加以及环境污染等。

　　当今社会更加重视高质量发展。无论是个人还是社会,都应该将健康放在首位,通过积极的行动和全面的健康管理,实现个体和社会的可持续发展。因此,公共卫生与健康的教育和培养变得尤为重要,以提高人们的健康意识和健康素养,促进全民健康的实现。

　　公共卫生与健康的重要性不可忽视。它涉及人群的整体健康状况,关乎社会的稳定和发展。首先,公共卫生与健康是预防疾病和保护人民健康的基石。通过公共卫生措施,如疫苗接种、健康教育、疾病监测和控制等,可以有效预防和控制传染病的传播,减少疾病的发生率和死亡率。同时,公共卫生与健康也关注慢性病的预防和管理,通过倡导健康的生活方式,减少慢性病的风险因素,提高人们的生活质量。其次,公共卫生与健康对社会的经济发展具有重要影响。一方面,提升公众健康水平可以提高劳动力的生产力和创造力,促进经济的繁荣;另一方面,疾病的暴发和流行病的蔓延会对经济造成巨大的负担,包括增加医疗费用、失去劳动力和生产力等。因此,通过投资和推动公共卫生与健康的发展,可以有效降低医疗成本,提高人民的生活质量,促进社会的可持续发展。此外,公共卫生与健康也与社会公平和社会正义密切相关。公共卫生的目标是保护和改善整个人群的健康状况,无论其社会经济地位、种族、性别或其他背景如何。通过公共卫生干预措施,可以缩小健康差距,促进社会公平和社会正义的实现。最后,公共卫生与健康是社会稳定和可持续发展的重要保障。一个健康的社会可以提高人民的幸福感和生活质量,增强社会凝聚力。同时,公共卫生的发展也能够提高社会的应急响应能力,有效应对突发公共卫生事件,维护社会的稳定和安全。

　　因此,不仅仅是医学专业的学生,非医学专业的本科生也需要具备公共卫生思维和素养。首先,公共卫生思维和素养可以帮助非医学专业的本科生更好地理解和应对当前的公共卫生挑战。公共卫生问题不仅仅是医学领域的事务,它涉及社会、环境、政策等多个领域的交叉与影响。学习公共卫生思维和素养可以帮助非医学专业的本科生从多个角度去分析和解决公共卫生问题,提高他们的问题解决能力和决策能力。其次,公共卫生思维和素养可以提高非医学专业的本科生对健康的认知和关注。健康是每个人的基本权益,而非医学专业的本科生在未来的工作和生活中也会面临各种与健康相关的问题。通过学习公共卫生思维和素养,他们可以更好地理解健康的重要性,掌握健康促进

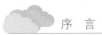
和疾病预防的基本知识和技能,提高自身的健康水平和生活质量。此外,公共卫生思维和素养可以培养非医学专业本科生的团队合作能力和社会责任感。公共卫生问题需要多个领域的专业人士共同合作,通过跨学科的合作和协作,才能更好地应对公共卫生挑战。通过学习公共卫生思维和素养,非医学专业的本科生可以培养团队合作的能力,学会与不同背景和专业的人合作,共同解决公共卫生问题。同时,公共卫生思维和素养也强调社会责任感,让非医学专业的本科生认识到自己在保障公众健康方面的重要角色和责任。

清华大学万科公共卫生与健康学院为响应健康中国战略,组织全院教师编写本教材,推动健康教育和公共卫生意识的普及。健康中国战略旨在提高全民健康水平,预防和控制疾病,促进社会全面发展。为了实现这一目标,健康教育是至关重要的一环。通过编写教材,清华大学万科公共卫生与健康学院能够为广大学生提供系统、科学、实用的健康教育内容,帮助他们树立正确的健康观念,养成良好的健康行为习惯。此外,清华大学万科公共卫生与健康学院拥有一支优秀的教师队伍,他们在公共卫生、流行病学、健康管理等领域具有丰富的知识和经验,确保了本教材内容的科学性、权威性和针对性。

本书的特点如下:

首先,本书围绕非医学专业本科生的培养要求,旨在提供公共卫生与健康领域的重要概念、应用和技术。在编写过程中,始终以培养学生的实际能力为导向,而不仅仅强调理论的系统性。通过突出实践和应用,本书能够帮助学生更好地理解和应用公共卫生与健康的知识,培养他们解决实际问题的能力。

其次,本书涵盖了公共卫生领域的理论、方法和技术。精心选择了相关的理论框架,涵盖了公共卫生学科的核心内容,包括疾病预防与控制、环境卫生、流行病学、健康教育等方面。同时,还介绍了公共卫生领域常用的研究方法和技术,帮助学生掌握实践中常用的数据收集、分析和解释技巧。

此外,本书充满了丰富的案例,文字流畅易懂。精心挑选了大量的实际案例,涵盖了公共卫生与健康领域的不同实践和挑战。这些案例既有国内外的经典案例,也有实际应用中的典型问题。通过这些案例,学生可以更好地理解理论知识的实际应用,并培养分析和解决问题的能力。同时,本书的文字流畅易懂,注重用简洁明了的语言表达复杂的概念和观点,使读者能够轻松理解和消化所学内容。

通过阅读此书,相信读者能够获得公共卫生思维与素养的提升,从而将健康融入万策。

陈冯富珍

2023 年 8 月于清华大学

前　言

习近平总书记要求将全民健康融入国民经济发展总体系以及落实到各行各业的政策,同时对人民的健康也要求全生命周期服务,为我们规划了健康中国战略蓝图。无论是社会经济发展,科学技术进步,或者是家庭个人价值的实现,健康是1,其他都是0。健康是一切的基础,也是一切追求的目标。因此,公共卫生与健康受到越来越多学科和领域的关注。在大学教育阶段,也必须提高公共卫生与健康的素质,使大学生在不同专业知识的学习研究和未来的职业发展中,自觉地融入公共卫生与健康的理念,并且兼顾公共卫生与健康问题。

虽然有一些综合性大学开设了公共卫生相关的讲座,但是缺乏教材。国内现有一些关于《公共卫生学》和《公共卫生学概论》教材,主要用于医学类各专业本科生或者公共卫生专业本科生,是专业基础教材或者是专业课教材,需要学生具有医学的基本知识,不适合用于综合性大学本科生的博雅教育、通识教育。目前,国内没有类似于本书的教材。

党的十八大以来,以习近平同志为核心的党中央高度重视和关心教材建设。提出"用心打造培根铸魂、启智增慧的精品教材,为培养德智体美劳全面发展的社会主义建设者和接班人、建设教育强国作出新的更大贡献"。为全面贯彻落实习近平总书记关于教材建设的重要指示精神,教育部推出多项政策,加快推进教程课程教材治理体系和治理能力现代化,鼓励高校根据人才培养目标和学科优势,制定教材建设规划。大学本科教育改革更加重视博雅教育、通识教育和思政教育。

"公共卫生与健康"是一门集自然科学、社会科学和人文学科,以及工学、医学于一体的交叉性、复合性、多学科课程。面向综合性大学所有本科生开课,这门课的目的是培养学生的公共卫生思维方法和公共健康素养。清华大学万科公共卫生与健康学院于2021年开设"公共卫生与健康"通识课程,面向清华大学本科生开课,该课程配套的通识教材由学院全体教师编写。

本教材的主要结构分为四个部分。

第一部分:公共卫生与健康概论。公共卫生与健康的定义及对社会经济发展的影响;"健康中国2030"规划的主要特点和核心内容;我国公共卫生与健康事业发展状况;公共卫生与健康思想、概念、内容、实践、架构的历史发展;中国公共卫生与健康国情(以人为本的整合型医疗健康体系的概念与特点);公共卫生与健康的思维方法及其评价工具。

第二部分:公共卫生与健康的生态。①在法治轨道上推动健康中国战略建设的理念,运用法治思维和法律方法解决公共卫生领域难题的能力和素养培养;②公共卫生与环境科学,包括自然环境(气候变化以及空气、水、土壤、污染控制),人造环境(城市建设、工业生产、特殊用途环境以及健康城市和健康乡村指数评价);③食品、药品安全,以及环境要素安全对于公共卫生健康的影响和控制策略。

第三部分:公共卫生与全民健康。①重大公共卫生突发事件和重大传染病疫情预防控制策略(包括传染病传播的三个环节两个因素理论及其控制策略,对于健康的危害以及对社会经济的影响,应对重大传染病疫情的社会包容与社会动员);②疫苗与人群保护和传染病控制(生物 - 社会 - 政策）；③公共卫生健康素质培养,健康素质的内涵与外延,健康知识与健康文明传播,健康传播的特殊性和一般准则,健康素质培养的心理学和行为学基础；④当下社会精神心理卫生、行为相关的疾病流行现象及预防控制对策（以抑郁症、艾滋病、肥胖、酒精依赖为例）。

第四部分：公共卫生与健康的未来。①全球公共卫生与健康,全球的共同公共卫生目标,全球健康命运共同体（超越一切的外交补充,共同关注的和脱敏感的）；②健康产业与健康事业的发展,医疗健康服务行业内涵与外延,传统产业及高新科技与卫生医疗健康服务行业的融合,中国健康产业的现状、发展瓶颈及促进发展的措施；③大数据时代下的公共卫生发展。

本教材在内容组织过程中,充分地考虑到：①课程内容开放性,与各个专业的包容性和交叉性,课程内容的相对稳定性。②知识点理论的专业化和系统化,兼顾到相关知识点发展的网络性和前瞻性。③对于综合性大学本科学生的普适性,兼顾到对专业学习的思维方法渗透和新知识内容交叉应用。④教学过程中,可以根据师资情况对于各部分内容有一定的自由选择度。⑤对于医学专科类大学的各专业本科学生也有通识教育、拓展性学习的参考价值。

本教材面向综合性大学各个专业本科学生通识教育,教材的目的是培养不同专业学生的公共卫生思维方法和公共健康素养。①针对医学类各专业本科生,希望他们能够理解公共卫生与健康涉及到每一个专业领域,特别要理解公共卫生的政策性、社会性、经济性、国际合作等特点。②对于非医学类其他学科专业的本科生,希望他们能够理解公共卫生与健康的问题存在于各个学科领域,他们目前正在学习的专业理论、技术、实践都能够对促进公共卫生发展和促进全人类健康命运共同体发挥作用。

本书的适用群体为大学各个专业本科生、研究生以及对公共卫生感兴趣的人员等,也可供公务员培训使用。

本书是清华大学万科公共卫生与健康学院教学团队在清华大学开课讲授的基础上,经多次讨论、反复修改,集体创作产出的一本适合各个学科专业本科生的通识教育教材。如有内容不全面未涵盖之处,敬请指正。我们将与所有教师及学界同仁共同努力,力争将这本教材做成精品,为中国公共卫生与健康教育和学科发展尽绵薄之力。

梁万年

2023 年 8 月

目　录

第一章　公共卫生与健康概论

第一节　公共卫生简史

一、古代公共卫生活动（19 世纪之前）

考古学发现，公元前 2500 年古印度砖城挖掘已发现有浴室、排水管沟；美索不达米亚已有简易厕所和排水管；稍后期古巴比伦和古罗马已分开修建城市入水道和污水道。公元前 2000 年起我国商周、战国时期的城市建有制作精良的地下排水管道、人畜各有居所、专门的洗澡用具，到汉代城市里已有公共厕所。这些都是人类文明初期非主动意识但是起到作用的公共卫生行为遗址。

历史上，传染病大流行曾是比政治、经济、军事都要重要的事件。古希腊历史两场战争（公元前 500—公元前 404 年），都是败于瘟疫，其结果是雅典文明的衰落。古罗马帝国四次大瘟疫（公元 79—312 年）造成罗马帝国本土居民 1/3 死亡，外族多次乘机入侵，罗马帝国崩溃。这是最早的瘟疫疫情动摇甚至颠覆了国家安全的相关历史记载。

1347—1353 年期间，欧洲黑死病（black death）流行席卷欧洲。起先蒙古大军进攻位于今天乌克兰境内的卡法城，用抛石机将很多患有"黑死病"的人畜尸体抛入城中，瘟疫在卡法城里迅速传播，卡法城沦陷。中世纪频繁的战争和贸易又为瘟疫提供了绝佳的传播途径，经过几次大规模传播，短短 6 年时间，累计死亡了全球 1/4 人口，社会经济生活动荡不安。在不知道瘟疫原因（直到 1894 年法国人 Alexandre Yersin 才发现病原是鼠疫杆菌），缺乏有效的治疗患者方法的时期，文艺复兴运动用世俗方式解决瘟疫，即通过政府法令、海港留验、检疫、城市卫生准则、隔离、焚化和水源管理等。

16 世纪哥伦布舰队到达美洲后，携带的天花病毒开始在美洲大地传播，印第安人对天花、麻疹等传染病缺乏免疫能力，成批感染并死亡。很多资料记载了欧洲殖民者故意将天花患者用过的枕头、被子作为礼物送给印第安人，导致天花在新大陆大流行，最终造成 16 世纪中叶中美洲玛雅文明区印第安人口约 90% 的死亡。

在相当长时期，指导应对瘟疫疫情有两种观点：①接触传播理论，强调对环境控制，通过隔离患者、烟熏房屋、消毒患者用过的器物等来控制瘟疫的蔓延；②瘴气理论，强调处理城市垃圾，清洁街道，处理粪便污水等来控制瘟疫的蔓延。

二、现代公共卫生行动（19 世纪之后）

19 世纪，产褥热在欧洲流行，有些地方病死率高达 20%，成了产妇死亡的重要原因。1846 年，奥地利总医院 Semmelweis 医生通过比较产房的产褥热死亡情况，认为很可能是医生把一种看不见的"致死因子"从尸体解剖室带到了产房，传给产妇导致她们发热死亡。因此，他建议医生接生前洗手，这项措施很快就把产褥热的病死率降低了 80%。1854 年，伦敦霍乱大流行，John Snow 医生发现围绕伦敦宽街的一口水井附近的霍乱死亡人数特别多，因此认为霍乱可能是经水传播的，拿走取水的把手，宽街周围的霍乱很快就平息了。当时还没有细菌和病毒的概念，却已经有了通过洗手和净化饮用水来控制传染病的措施，加上之前的隔离、检验、清除垃圾等卫生行为，公共卫生作为一个学科已经开始发端。

1861 年法国人 Louis Pasteur 发现发酵是外源性的微小生物引起的。1876 年德国人 Robert Koch 首次分离鉴定出炭疽杆菌、伤寒杆菌、结核分枝杆菌、霍乱弧菌等，并且提出证明细菌与疾病因果关系的"科赫法则"（Koch postulates）。这个法则对于指导认识传染性疾病、探讨因果关系、研制和评价疫苗及推动整个公共卫生实践有巨大而深远的影响。

19 世纪美国内战时期病死的士兵人数超过战死的士兵人数，因此，卫生意识在全国范围内得到了增强。美国宪法授权各州对本州居民健康负责，各州授权当地公共卫生委员会利用治安权实行检疫、隔离、消毒、杀虫、清除垃圾、清洁街道。这逐渐形成了有意识的公共卫生行动、公共卫生组织和公共卫生管理。

1918 年西班牙大流感最初起源于美国堪萨斯州的军营，后来通过美军传至法国，进而席卷欧洲，造成全球 10 亿人口感染，约 5 000 万人的死亡，致使一战停歇告终。传染病在历史上的巨大影响可见一斑。

因现代化学、冶炼、汽车等工业的兴起和发展，工业"三废"排放量不断增加，环境污染和破坏事件频频发生，在 20 世纪 30 年代至 60 年代，发生了 8 起震惊世界的公害事件。例如，1930 年 12 月 1—5 日比利时马斯河谷工业区，一个星期内这一狭窄的河谷地段的居民有几千人呼吸道发病，有 63 人死亡，为同期正常死亡人数的 10.5 倍，许多家畜也未能幸免于难。在马斯河谷烟雾事件中，地形和气候扮演了重要角色，该地区是一狭窄的盆地，气候反常出现"气温的逆转"现象，造成大气污染。1948 年 10 月 26—31 日美国宾夕法尼亚州多诺拉镇大气污染惨案，20 世纪 40 年代初期至 50 年代中期发生在美国洛杉矶市光化学烟雾事件，1952 年 12 月 5—8 日英国"伦敦烟雾事件"等，严重危害人群健康，造成 65 岁以上的老年人出现明显的超额死亡。这些悲痛的惨案反映出当时工业区选择地址不当，没有考虑到废气、废水排放以及地形风向，城市居民区以及居民聚集区与工业区的距离、风向、水流等问题。由此引起人们开始关注工业地区、居民集中住宅区符合公共卫生要求的选址问题，开始关注气候、气象、温度、湿度、日照、辐射等与排污效能之间关系，开始关注空气污染以及局部天气变化与空气污染叠加对公共健康危害的重要性。

1953—1956 年日本"水俣病"是由于含汞的工业废水污染水体，食用水俣湾中被甲基汞污染的鱼虾可引起脑萎缩、小脑平衡系统被破坏等多种危害，致病人数达数十万。1968 年"日本米糠油事件"是用作脱臭工艺中热载体的多氯联苯，因生产管理不善混入米糠油中，人们食用后中毒，受害者约 1.3 万人。1955—1972 年日本富山县神通川流域水体被锌、铅冶炼厂等排放的含镉废水污染，使稻米和饮用水含镉而引起中毒,死亡数百人。这些悲剧促使人们开始关注土壤和水中镉、锌、铅等重金属元素以及甲基汞、砷等多种有机污染物对健康的危害,从此公共卫生开启了对于工业污水废渣的监测、排污处理以及各种污染物对健康效应的研究。

随着经济的发展和人们对健康的需求提升,公共卫生主动地扩展了对人群健康的关注。例如,职业暴露的疾病(各种尘肺病,职业因素伤害等)、环境暴露的疾病(核泄漏、环境激素、环境抗生素等)、社会行为相关疾病(艾滋病、物质依赖、精神问题、抗生素滥用、生物恐怖袭击等)、营养缺失类疾病(维生素 PP、维生素 B_1、维生素 C 缺乏等)、营养过剩类疾病(高尿酸、高糖、高脂肪等)、食品安全类疾病(过敏、中毒、致畸、疯牛病等)等。

公共卫生的历史漫长而曲折,历史上公共卫生人才培养由许多学科完成,包括宗教、社会、医学、卫生学、生物统计学、实验室科学、管理学、经济学等。1915 年由洛克菲勒基金会主持的 Welch-Rose 报告提出,将公共卫生人才培养从医生的培养中独立出来。1916 年约翰斯·霍普金斯大学建立第一所公共卫生学院,该学院目标为:"发展调查研究精神和增长知识"。这是现代公共卫生教育的开端,此后各个国家成立了一批独立的公共卫生学院,公共卫生研究和实践进入专业化时代。随着经济文化的日益全球化,疾病预防与控制也越来越表现为全球化,因此,在公共卫生学院的基础上,或者增加了全球公共卫生教学和研究的内容,或者成立了全球公共卫生机构。

三、新中国的公共卫生发展与成就

新中国刚诞生之际,百废待兴,缺医少药,疫病丛生,卫生防疫十分薄弱。国民健康水平低下,人口死亡率极高,人均期望寿命仅 35 岁左右。威胁人民生命健康的主要是急性传染病、寄生虫病和地方病。疫病流行严重制约了国民经济的发展和人民生活的改善。

20 世纪 50 年代,中国共产党在领导全国人民恢复国民经济的同时,把防治传染病、地方病和职业病作为卫生工作的首要任务。1952 年确定了新中国卫生工作总方针是"面向工农兵、预防为主、团结中西医、卫生工作与群众运动相结合",实现了中国公共卫生从无到有的飞跃,掀起大规模的爱国卫生运动,粉碎了敌人的细菌战,走出了一条中国的卫生事业发展之路。中国公共卫生教育自行编写教材,自主开展公共卫生专门人才的培养和科学研究,使公共卫生成为我国一门独立的学科。全国各省(自治区、直辖市)及其各地区和县设立卫生防疫站,开展疾病控制、卫生监督、卫生监测、环境卫生、食品卫生、学校卫生、放射卫生、卫生宣教等工作。

60—70 年代,按照毛泽东主席"把医疗卫生工作的重点放到农村去"的指示,卫生经费 65% 以上用于农村,形成以"县、乡、村三级医疗预防保健网、合作医疗制度和赤脚医生(承担治病和防病的双重责任)"为三大特征的中国医疗卫生发展模式。世界卫生组织(World Health Organization,WHO)给予了高度评价,称之为"以最小投入获得了最大健康收益"的"中国模式"。1963 年卫生部颁布《预防接种工作实施办法》,我国预防接种逐步走入计划接种时代;1964 年颁布《卫生防疫站工作试行条例》,卫生防疫的质量明显提高。到 1965 年底,全国卫生防疫站共 2 499 个,是 1952 年防疫机构的 16 倍,公共卫生医师(技师)6 428 人,较 1952 年医师(技师)增加 11 倍。覆盖全国的公共卫生体系雏形得以建成。

1978 年党的十一届三中全会召开,随后在中国掀起了改革开放的浪潮,中国公共卫生不断调整、改革、整顿、提高,卫生工作得到跨越式发展。1979 年《全国卫生防疫站工作条例》颁布,明确卫生防疫站是卫生防疫工作监测、监督和科研等相结合的专业机构,并对其机构设置、队伍建设和任务范围等做了规定。1978年,卫生部在1955年《传染病管理办法》基础上颁布《中华人民共和国急性传染病管理条例》,作为改革开放后第一部传染病管理条例,将传染病分为2类25种。1983年,卫生部决定将原属中国医学科学院的卫生研究所、流行病学微生物研究所、寄生虫研究所、环境卫生监测站、病毒学研究所、食品卫生检验所和卫生部工业卫生实验所等7个单位划出建成中国预防医学中心(1986年更名为中国预防医学科学院),负责培训专业人员,提供技术指导和监督监测。至此,基本形成较为完善的从国家预防医学中心到各级卫生防疫站的卫生防疫组织体系。1989年,第七届全国人民代表大会常务委员会第六次会议颁布了《中华人民共和国传染病防治法》,将传染病分为甲、乙、丙3类35种,对传染病防治始终贯彻预防为主的方针,依靠科学,分类管理。进入20世纪90年代,我国疾病谱和死亡谱悄然改变,人民健康需求日益增长,防疫防病机构的功能、管理体系必须要适应社会发展,主要任务从传统的单纯应对传染病向慢性病领域拓展。1991年,我国卫生工作方针调整为"贯彻预防为主,依靠科技进步,动员全社会参与,中西医并重,为人民健康服务"。1996年,根据实际情况修改为"以农村为重点,预防为主,中西医并重,依靠科技与教育,动员全社会参与,为人民健康服务,为社会主义现代化建设服务"。2002年1月经国务院批准,中国预防医学科学院整体更名为中国疾病预防控制中心,很快建成了符合国情且具有中国特色的以国家、省、地(市)、县四级疾病预防控制中心为主体的疾病预防控制体系,开创了公共卫生工作的新局面,是中国公共卫生发展史上重要的里程碑。

2003年严重急性呼吸综合征(severe acute respiratory syndrome, SARS)的疫情应对,大力推动了我国传染病防治工作。国务院于2003年5月颁布了《突发公共卫生事件应急条例》,细化了报告不明原因传染病的规定,建立了疫情定期公布的制度。2004年修订了《中华人民共和国传染病防治法》,管理37种法定传染病。公共卫生事业进一步受到重视,我国政府迅速展开了新一轮公共卫生改革与建设。这一轮改革以建立完善的公共卫生体系为目标,以突发公共卫生事件应急处理体系、疾病预防控制体系和卫生执法监督体系建设为重点。短短数年内,中国公共卫生事业的能力有了极大的提升,相继颁布了一系列有关突发公共卫生事件、食品安全、动物疫情的应急预案和法律法规,传染病网络直报系统基本建立并投入使用,应对突发公共卫生事件的能力有了明显的提高。

2009年,我国政府启动了新一轮的医药卫生体制改革,将"公平可及的公共卫生服务体系、基本医疗保险为主体的医疗保障体系、运行高效的医疗服务体系和安全规范的药品供应保障体系"并列为中国卫生事业的四大体系,启动"国家基本公共卫生服务项目"。基本公共卫生服务项目是政府针对当前城乡居民存在的主要健康问题,以儿童、孕产妇、老年人、慢性疾病患者为重点人群,面向全体居民免费提供的基本公共卫生服务。国家卫生和计划生育委员会分别于2009、2011、2017年发布了三版《国家基本公共卫生服务规范》,利用计划分配、举国体制、人民力量将有限的资源进行合理配置,为解决公共卫生问题、保障居民健康发挥重要作用。

2016年8月全国卫生与健康大会召开,确定了新时期卫生与健康工作方针为"以基层为重点,以改革创新为动力,预防为主,中西医并重,将健康融入所有政策,人民共建共享"。2016年10月,《"健康中国2030"规划纲要》作为新中国成立以来首次在国家层面提出的健康领域中长期战略规划,对公共卫生在推进健康中国建设的作用和地位给予明确。

我国通过坚持预防为主、防治结合、专业机构与群众相结合,改善环境卫生条件,显著降低了法定报告传染病的发病和死亡水平。我国已经消灭了天花(1961年),消除了脊髓灰质炎(1994年)、麻风病（2000年）、丝虫病（2006年）、孕产妇和新生儿破伤风（2012年）、致盲性沙眼（2014年）和疟疾（2021年）等传染病。通过有效的防控措施,麻疹、狂犬病、黑热病、血吸虫病、乙型病毒性肝炎（简称乙肝）、宫颈癌等感染性疾病都有望被消除或基本消除。中国公共卫生实践取得世界瞩目成就。

公共卫生政策发展与法治建设不断健全。1989年我国《中华人民共和国传染病防治法》的修订颁布实施,标志着公共卫生法治建设进入了一个新的时期。此后,我国陆续制定和颁布了《中华人民共和国红十字会法》《中华人民共和国母婴保健法》《中华人民共和国食品卫生法》《中华人民共和国基本医疗卫生与健康促进法》等公共卫生法律。2004年国家修订了《中华人民共和国传染病防治法》,陆续出台了《中华人民共和国突发事件应对法》《突发公共卫生事件应急条例》以及配套预案,为疫情处置工作提供了法律遵循。公共卫生立法和修订工作的不断深入,健全权责明确、程序规范、执行有力的疫情防控执法机制,进一步从法律上完善重大新发突发传染病防控措施,明确中央和地方、政府和部门、行政机关和专业机构的职责,有助于普及公共卫生安全和疫情防控法律法规,推动全社会依法行动。由全国人民代表大会审议通过颁布的法律共10余部,国务院发布或批准发布的法规近30个,国家卫生健康委员会颁布规章400多个,卫生标准近2 000个。

2020年初新型冠状病毒疫情暴发,公共卫生再次引起政府和全社会的重视。2020年,我国法定报告和管理的传染病已增加至40种。2021年国家疾病预防控制局成立。

我国公共卫生事业处于两次卫生革命的交叉路口。全球化、工业化、城镇化、人口老龄化进程加快,疾病谱、生态环境、生活方式不断变化,我国面临多重疾病威胁并存、多种健康影响因素交织的复杂局面。例如,已控制的传染病卷土重来,新发传染病不断增加,慢性非传染性疾病的疾病负担跻身前茅,伤害和精神疾病成为持续性公共卫生问题,等等。

进入21世纪,公共卫生教育迎来发展的契机,高层次公共卫生与预防医学人才的培养规模逐步扩大,预防医学教育在培养目标、课程体系、教学方式等方面需逐步实现现代化与国际化。至今,我国逾百所大学公共卫生学院（系）开设5年制预防医学专业本科教育,45所大学或研究机构授予公共卫生专业硕士学位,13所大学设公共卫生与预防医学博士学位一级学科,我国公共卫生教育已建立起结构较为完善、层次多元的公共卫生专业人才培养体系,形成具有中国特色的公共卫生教育体制。

第二节　公共卫生的概念

公共卫生的概念和实践活动是在人类长期与疾病作斗争、追求健康和长寿的过程中逐渐形成的,并且不断地扩展。公共卫生活动是运用医学、工程学和社会科学等学科的成就,结合人群的人文、政治、文化背景,用以有效率并且可持续地改善和保障人群健康的实践。

一、公共卫生的定义

1920年,美国耶鲁大学公共卫生学院Charles-Edward A. Winslow教授在 *The Untilled Fields of Public Health* 文章中将公共卫生定义为:是全社会的公私机构、大小社群以及所有个人通过有组织的努力与知情选择,来预防疾病、延长寿命并促进健康的科学与艺术。

1952 年,WHO 对公共卫生的表述为:公共卫生是指通过有组织的社区力量,高效率预防疾病、延长寿命、促进心理和身体健康,并能发挥更大潜能的科学和艺术。其工作范围包括环境卫生、控制传染病、进行个体健康教育、组织医护人员对疾病进行早期诊断和治疗,发展社会体制,保证每个人都享有足以维持健康的生活水平和实现其健康出生和长寿。

1986 年 11 月 21 日,WHO《渥太华宪章》定义新公共卫生(the new public health)为:在政府的领导下,在社会的水平上,保护人民远离疾病和促进人民健康的所有活动。同时指出公共健康的基本条件是和平、住房、教育、食品、收入和稳定的生态环境、可持续的资源、社会的公正与平等。新公共卫生特别强调政府在卫生事业中的核心地位,其工作范围进一步扩大,涵盖了保护与促进健康的所有活动,更为重视社会科学对促进健康的作用,更加注重社会环境及慢性病、精神病等的预防与控制。西方的公共卫生史常把《渥太华宪章》作为“新公共卫生”正式建立的标志。

2003 年 7 月 28 日,全国卫生工作会议上首次提出了公共卫生的中国定义,即“公共卫生就是组织社会共同努力,改善环境卫生条件,预防控制传染病和其他疾病流行,培养良好卫生习惯和文明生活方式,提供医疗服务,达到预防疾病、促进人民身体健康的目的”。强调公共卫生建设需要国家、社会、团体和民众的广泛参与,共同努力。其中,政府的主要作用包括:①要代表国家制定相关法律、法规和政策,对社会、民众和医疗卫生机构执行公共卫生法律法规实施监督检查,维护公共卫生秩序,促进公共卫生事业发展;②组织社会各界和广大民众共同应对突发公共卫生事件和传染病流行;③教育民众养成良好卫生习惯和健康文明的生活方式;④培养高素质的公共卫生管理和技术人才,为促进人民健康服务。这是在中国刚取得抗击 SARS 疫情胜利的背景下,在总结既往得失成败的宝贵历史经验基础上,总结出的一个既与国际先进理念相符,又便于指导我国公共卫生实践的公共卫生定义,兼有历史性、现实性和前瞻性。

公共卫生服务是一种成本低、效益好的服务,但又是一种社会效益回报周期相对较长的服务。各国政府在公共卫生服务中起着举足轻重的作用,并且政府的干预作用在公共卫生工作中是不可替代的。许多国家对各级政府在公共卫生中的责任都有明确的规定,以有利于更好地发挥政府的作用,并有利于监督和评估。经济学家和政治家提到“公共卫生”一词时,并不完全是指“公共卫生”的医学内涵,而是指从经济学理论出发,应当由政府来实施的健康服务或者手段。

公共卫生定义的内涵外延界定主要有以下特点:①公共卫生是以保障和促进国民健康为宗旨,强调保障每个公民的健康权利,社会中的每个人都有获得与生俱来的健康和长寿的权利。②公共卫生是一项政府主导的公共事业,属于国家和全体国民所有,做好公共卫生工作需要国家和社会的共同努力。③公共卫生强调以保障公众健康与健康公平为导向,提供基本医疗卫生服务,培养和提高公众健康素养,全体社会成员参与共享,是人民对健康和美好生活的追求。④公共卫生强调社会协同,提倡并践行“健康入万策万行,万策万行为健康”的社会意识和行动,改善与健康相关的自然和社会环境。⑤公共卫生是体现健康国家(地区)的基础,具有特别重要的战略地位,最终理想是创建一个人人享有健康的社会,有深远的伦理学、法学和社会学的意义。

公共卫生与普通意义上的医疗服务是有一定差距的。就医学领域的分类而言,“公共卫生”一词的内涵是针对社区或者社会的医学措施,它有别于在医院进行的,针对个人的医疗措施。比如疫苗接种,健康宣教,卫生监督,疾病预防和疾病控制,各种流行病学调查研究等,所以并不是完全只对传染病而言的。

二、公共卫生职能、作用与组织

关于公共卫生基本职能和定位，《渥太华宪章》提出：①制定健康的公共政策和健康促进超越了保健范畴，它把健康问题提到了各个部门、各级领导的议事日程上，使他们了解决策对健康后果的影响并承担健康的责任。健康促进的政策由多样而互补的各方面综合而成，它包括政策、法规、财政、税收和组织改变等。②创造支持性环境。人类与其生存的环境是密不可分的，这是对健康采取社会 - 生态学方法的基础。健康促进在于创造一种安全、舒适、满意、愉悦的生活和工作条件。任何健康促进策略必须包含保护自然、创造良好的环境以及保护自然资源。③强化社区性行动。健康促进工作是通过具体和有效的社区行动，包括确定需优先解决的健康问题、做出决策、设计策略及其执行，以达到促进健康的目标。在这一过程中核心问题是赋予社区以当家作主和积极参与的权利。④发展个人技能。健康促进通过提供信息、健康教育和提高生活技能以支持个人和社会的发展，使群众能更有效地维护自身的健康和他们的生存环境，并做出有利于健康的选择。⑤调整卫生服务方向。卫生部门的作用不仅仅是提供临床与治疗服务，而必须坚持健康促进的方向。调整卫生服务方向也要求更重视卫生研究及专业教育与培训的转变，并立足于把一个完整的人的总需求作为服务对象。

公共卫生作用很广泛，并随时代的发展而不断增加，主要包括：①确定人群中疾病与健康状况的分布和影响因素及防治疾病的策略；②揭示自然环境、生活和工作环境因素对人群健康影响的发生发展规律，从而利用环境有益因素、控制有害因素；③明确外源性因素对人的健康的损害作用、生物学机制、安全性评价和危险性分析，以及制定相关管理措施和法律；④研究人体营养规律及改善措施，食品中可能存在的危害人体健康的因素及其作用机制，据此提出预防措施；⑤识别、评价、预测和控制不良劳动条件对职业人群健康的影响；⑥了解人类行为和生活方式与健康之间的相互联系及其规律，探索有效、可行、经济的干预策略、措施及评价方法；⑦探讨社会因素与人类个体和群体的相互作用规律及相应保护健康措施；⑧了解婴幼儿、儿童、青少年、妇女和老年人的身心特点、规律与卫生需求以及相应卫生措施；为居民提供高质量的计划免疫、妇幼保健、老年保健、消杀灭等公共卫生服务；⑨社会医疗保障规律、保险活动及相关关系；⑩公共卫生服务过程中的经济活动和经济关系，即卫生生产力和生产关系；⑪组织制定公共卫生相关政策、法律、法规、条例并加强监督执法；⑫开展卫生事业管理的理论、方法、政策、资源、组织、行政和绩效及其系统关系的研究；⑬公共卫生活动中数据的收集、分析、解释和表达的理论与方法；⑭研究公共卫生活动中信息管理的过程规律和方法；⑮研究与健康相关的化学物质的质、量的检测方法和理论；微生物与其环境相互作用的规律、对人类健康的影响以及应对策略；⑯开展公共卫生监测与分析；针对威胁人群健康的疾病及其影响因素开展流行病学调查；⑰针对公共卫生需求，组织实施疾病预防和健康管理相关项目；⑱应对处置突发公共卫生事件或重大疫情；⑲改善社区生产、生活环境；⑳通过健康教育和健康促进活动提高公众健康素养；㉑关注全球健康，服务外交政策等。

公共卫生的组织与机构按组织划分：①国际公共卫生组织：通过各个国家参加组织、加入协约与公约等形式，指导、监督、协调各个国家与地区的公共卫生工作。如 WHO 等。②国家或地区（及地方）公共卫生组织：作为政府行政管理机构，代表政府提供公共卫生服务，共同发挥支柱作用。如卫生部门、人力资源部门、社会保障部门、国土与环境部门、规划与发展部门等。

公共卫生的组织与机构按职能与职责划分：①直接提供医疗卫生服务，如疾病预防控制中心、医院、社区健康服务中心、精神卫生组织等，主要提供预防、诊断、康复和护理服务。②公共安全组织，如公安局、消防队，预防处理紧急伤害和公共卫生事件。③环境保护、劳动保护和食品安全机构，作为执法部门监督和保障安全的生存环境、保障人群健康。④文化、教育、体育机构，为社区提供促进健康的精神环境和物质环境等。

三、健康的内涵

（一）健康概念

WHO 宪章给出的健康概念："健康不仅是没有疾病和不虚弱，而且是身体、心理、社会功能三方面的完满状态。"1990 年 WHO 进一步对健康维度阐述为"在躯体健康、心理健康、社会适应良好和道德健康四个方面皆健全"。

躯体健康，即指躯体的结构完好和功能正常。

心理健康（精神健康），指人的心理处于完好状态，包括：①正确认识自我；②正确认识环境；③及时适应环境。

社会适应良好，是指人参与社会、融入社会的完好状态，每个人的能力应在社会系统内得到充分发挥，有效地扮演与其身份相适应的角色，行为与社会规范相一致。

道德健康，是不以损害他人利益来满足自己的需要，有辨别真伪、善恶、荣辱、美丑等是非观念，能按社会规范的准则约束、支配自己的行为，能为人的幸福做贡献。

WHO 认为影响健康的因素分为四类，即生活行为因素、环境因素、生物因素和卫生服务因素。

生活行为因素，是指在一定环境条件下形成的生活意识和生活行为习惯的统称。是人们受文化、民族、经济、社会、风俗、家庭和同辈影响的生活习惯和行为。危害健康的行为与不良生活方式，对健康和寿命的影响约占 60%。

环境因素，包括自然环境与社会环境，所有人类健康问题都与环境有关，对健康和寿命的影响约占 17%。

生物因素，包括由病原微生物引起的传染病和感染性疾病；某些遗传和非遗传的内在缺陷、变异、老化而导致的发育畸形、代谢障碍、内分泌失调和免疫功能异常等。在社区人群中，特定的人群特征如年龄、民族、婚姻、对某些疾病的易感性、遗传危险性等，是影响社区健康水平的生物因素，对健康和寿命的影响约占 15%。

卫生服务因素，是指卫生服务的范围、内容和质量直接关系到人的生老病死及由此产生的一系列健康问题，对健康和寿命的影响约占 8%。

健康的重要性：健康是人生的第一财富。健康是一种基本人权，也是社会可持续发展的要素之一。人们的需求从"避免疾病"发展成为"提高健康"。

公共卫生当前的目标：为健康服务、为公众服务。

健康 1.0 概念是预防保健服务为主（19 世纪末至 20 世纪），政府的公共卫生职能是建立预防保健服务体系、改善食品与饮用水安全、预防接种与传染病防治。健康 2.0 概念是公共卫生服务为主（20 世纪中至 21 世纪初），政府的公共卫生职能是评估、政策制定和保障，建设政府专业化的公共卫生机构。健康 3.0 概念是社区健康服务为主（21 世纪初至今），政府的公共卫生职能是改善健康的社会决定因素。健康 3.0 是今后全球发展的重要标志,要坚持全球健康和同一健康的理念,使得人和动物、人与自然环境可以和谐发展,而不同国家、种族、文化、制度的人群健康,都是人类要共同面对的问题,也是全球健康要面对的问题。

（二）医学模式转变

医学模式是人们对健康和疾病总体的认识和本质的概括,体现了一定时期内医学发展的指导思想,是一种哲学观在医学上的反映。医学模式转换即从传统生物医学模式（biomedical model）向生物 - 心理 - 社会医学模式（biopsychosocial model）转变。过去认为疾病是单纯躯体发生病理转变的一种表现。新医学模式理论则认为:人在社会中生存,会受到社会各种因素变化的影响,人的心理也会发生改变,疾病是二者共同作用于人体使机体产生一系列复杂变化后的一种整体表现。

医学模式转变的重要意义包括:①强调了生物、心理和社会因素在更高水平上的整合;②促进了对人类健康和疾病的全面认识和医学的全面发展;③促进了疾病治疗和预防的统一;④强调人的整体健康;⑤促进了公共卫生观念的进步和发展。

在新的医学模式下,人们认识到健康是由生物、社会和生态多种因素共同决定的（图 1-1）。我们周围的所有东西几乎都与健康有关,如果谈论健康问题时只是围绕医疗卫生打转,对一个健康社会来说还远远不够。其实,供水、排污、环保、垃圾处理、食品药品监管、卫生检疫、疫苗接种、医疗保险、卫生法、爱国卫生运动等,都是为了保护人的健康和生命而构建的社会机制和体系。健康涉及经济、文化、伦理、法律、科技等很多方面,需要全社会的参与和支持。

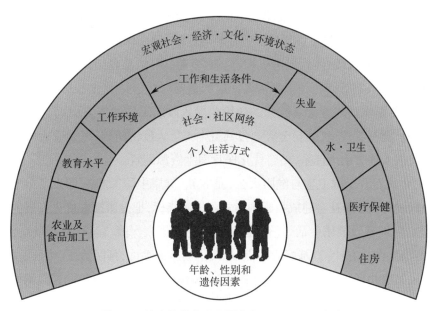

图 1-1 健康的社会决定因素（WHO,1991 年）

（三）我国的主要健康水平

人均预期寿命、孕产妇死亡率和婴儿死亡率是衡量一个国家居民健康水平的重要指标。从 2015 年到 2021 年年底,我国居民人均预期寿命从 76.3 岁提高到 78.2 岁,孕产妇死亡率、婴儿死亡率、5 岁以下儿童死亡率分别从 20.1/10 万、8.1‰、10.7‰ 降至 16.1/10 万、5.0‰、7.1‰,我国主要健康指标总体居全球中高收入国家第五名,并且被 WHO 评定为"全球十个妇幼健康高绩效国家之一"。《"健康中国 2030" 规划纲要》2020 年阶段性目标总体如期实现,健康中国行动 2022 年主要目标提前实现。我国用较少的投入获得了较高的健康绩效,创造了巨大的"健康红利"。

第三节　公共卫生的特征

一、公共性、公益性、公平性特征

1. 公共性　包含两层含义:①非排他性,就是一些人对于公共卫生产品的使用并不排除其他人对于此产品的同时使用;②非竞争性,就是一个人对公共卫生产品的消费并不减少其他人对这种产品的消费。

2. 公益性　就是对公众的有益性,加强公共卫生产品的生产和供给,改善公共卫生质量,会带来社会公众福利的普遍增加。

3. 公平性　就是每个公民都有平等的接受公共卫生保障的基本权益,人们对健康的需求是不断增长的,是无限的,社会资源、卫生资源是有限的,因此满足的是公共卫生保障的基本权益。

保障公众的健康并不是单靠一类机构或一类组织就能胜任的。从大健康的观念出发,必须扩展公共卫生在传统卫生领域之外的影响力,从而强化公共卫生体系的健康危险因素控制能力和健康促进能力。

"部门协作、社区参与"是1986年《渥太华宪章》对新公共卫生定义的核心要素。从广义上看,公共卫生目标的实现还涉及多部门和组织,包括环境保护、劳动保护、食品安全机构、警察和消防等公共安全组织、教育部门、民政、体育促进机构、商业、企业、媒体、慈善组织等。不同部门和组织间的权责与任务、统筹协调机制等问题是未来需要回应的重要课题,对"将健康融入所有政策""健康的共建共享"具有重要影响。改善公众健康的政策要融入政府工作的方方面面,如卫生立法、环境保护、野生动物疫情监测与管理、食品安全等。公共卫生与重大疫情防控,考验政府协调和社会精细化管理,公共卫生应纳入地方治理体系,整合优化医疗卫生资源配置。

2016年8月中央召开全国卫生与健康大会,提出了"健康中国"战略,印发了《"健康中国2030"规划纲要》。我国政府在小康社会建成目标中增加了健康指标,把健康摆在优先发展的战略地位。提出了五大工作内容:即普及健康生活、优化健康服务、完善健康保障、建设健康环境、发展健康产业。新时代卫生与健康工作总方针:以基层为重点,以改革创新为动力,预防为主,中西医并重,将健康融入所有政策,人民共建共享。2022年5月《"十四五"国民健康规划》发布,尤其强调把健康融入所有政策,全方位干预主要健康问题和影响因素包括重点传染病、地方病、慢性病综合防控、环境健康、食品药品安全等,完善政府、社会、个人共同行动的体制机制,形成共建共治共享格局。全面推进健康中国建设,加快实施健康中国行动,持续推动发展方式从以治病为中心转变为以人民健康为中心,为群众提供全方位全周期健康服务。充分体现政府部门汇聚全社会、各学科组织机构来共同参与,实现"大健康"。把健康融入所有政策,就是说健康不是医疗卫生部门一家的责任,而是全社会的责任。

二、政府主导全社会参与的特征

公共卫生是政府职能。公共卫生的内涵在不同的时期不同的国家有很大的区别。在我国,公共卫生是一个很大的范畴。2003年我国政府界定的公共卫生五大责任（制定相关法律法规和政策，执法监督，应对突发公共卫生事件和控制传染病流行，健康教育，公共卫生人才培养）是狭义的公共卫生概念。深化医疗卫生体制改革，健全基本医疗保障体系，合理配置医疗卫生资源，加强医疗机构运行管理，整顿药品生产和流通秩序，为群众提供优质价廉的医疗服务，发展社区卫生服务，加强农村医疗卫生设施建设，积极推行优生优育，提高人口素质，强化对食品药品餐饮卫生的监测等，所有这些都是公共卫生的职能。

建立有效率的公共卫生体系，是维持与发展公共卫生事业的基本保障，构建科学、有效的公共卫生工作体系与运行机制，这是政府的主体责任，更是公共卫生工作的基础。

公共卫生体系（public health system）是一个国家（地区）为了公众健康，由政府主导，相关部门、专业机构、社会组织等各尽其责、协作联动，综合运用法律规制、组织保障、管理机制、资源配置、技术支撑等措施，向全社会提供适宜的公共卫生服务的有机整体。维护公共卫生体系有效运行是政府的责任。公共卫生体系是一个三维立体结构：①纵向：按行政区划设置不同层级，如我国为国家、省、市、县及基层5个层级。②横向：按照解决不同问题划分子体系。③每一层级：均涉及政府及相关部门，即起主导作用的政府、履行职责的业务主管及职能保障部门；提供服务的专业技术机构，如直接提供服务的疾病预防控制中心、基层卫生机构等，以及补充提供部分服务或间接服务的相关协会、高等院校等其他组织。

公共卫生体系是一个以医务人员、医疗机构、疾病预防控制中心为主体，以卫生和相关社会政策为导引，以医药与健康产业为支撑，社会各界广泛支持参与，全面维护和促进公众健康的综合社会体系。其中医疗机构、疾病预防控制系统、医学教育机构、卫生与相关社会管理部门、医药与健康相关产业等都是公共卫生体系的有机组成，共同承担公共卫生责任。

各级政府在公共卫生工作中集中指导，分级管理。中央政府主要承担制定公共卫生任务和健康目标的职责；省级政府负责协调中央政府与地方政府关系，发现省内的主要卫生问题，为中央制定政策提供依据，同时指导地方政府的具体工作；地方政府负责具体实施公共卫生任务，提供卫生保健服务，满足区域内居民的卫生保健需要。

（一）我国公共卫生体系建设

我国公共卫生体系组织架构是一个纵横交织的网络结构。纵向按行政区划设置国家、省、市、县及基层5个层级。横向则包含公共卫生行政机构、专业公共卫生机构、基层医疗卫生机构与医院。

1. 公共卫生行政机构　公共卫生行政机构是国家行政体制的重要组成部分，是按照法律程序建立起来的国家行政组织，是在公共卫生工作方面行使国家政权的公务机构，执行国家卫生方针与公共卫生政策，对公共卫生事业进行规划、监督与管理，主管辖区公共卫生工作，在公务人员的集体意识支配下，经由职权、职责分配构成的具有层级与分工结构的组织。2022年2月16日，《中共中央办公厅 国务院办公厅关于调整国家卫生健康委员会职能配置、内设机构和人员编制的通知》发布，同日出台《国家疾病预防控制局职能配置、内设机构和人员编制规定》，我国公共卫生行政机构呈现出新的结构特征。地方性行政机构主要包括省（自治区、直辖市）级卫生健康委、市（地）级卫生健康委、县（区、市）级卫生健康委及下属的与国家公共卫生行政机构相对应的局、处、所、科（室）。地方各级公共卫生行政机构在同级人民政府领导下开展相关工作，同时接受上一级公共卫生行政机构的工作和业务指导或业务领导。

2. 专业公共卫生机构   2020 年 6 月 1 日《中华人民共和国基本医疗卫生与健康促进法》正式实施,其中明确规定,我国专业公共卫生机构是指疾病预防控制中心、专科疾病防治机构、健康教育机构、急救中心(站)和血站等。根据《中国卫生健康统计年鉴》细目划分,我国专业公共卫生机构还包括妇幼保健机构、卫生监督机构等共八大类专业技术机构。我国专业公共卫生机构主要提供传染病、慢性非传染性疾病、职业病、地方病等疾病的预防控制和健康教育、妇幼保健、精神卫生、院前急救、采供血、食品安全风险监测评估、出生缺陷防治等公共卫生服务。

3. 基层医疗卫生机构与医院   2009 年《中共中央 国务院关于深化医药卫生体制改革的意见》指出,我国公共卫生服务体系由专业公共卫生服务网络和以基层医疗卫生服务网络为基础的公共卫生服务功能组成。也就是说,除专业公共卫生机构以外,我国基层医疗卫生机构和医院也具备公共卫生服务功能,提供公共卫生服务。基层医疗卫生机构是指社区卫生服务中心(站)、卫生院、村卫生室、门诊部、诊所和医务室等,主要提供健康档案管理、健康教育、重点人群健康管理、传染病及突发公共卫生事件报告和处理等基本公共卫生服务。医院包括各级综合医院、中医医院、专科医院等,其公共卫生服务功能主要包括慢性病和重大疾病及突发公共卫生事件监测、报告、救治以及健康教育等。

(二)国外公共卫生体系组织架构建设

1. 美国   美国采取的是三级行政组织架构下的公共卫生体系,主要由联邦政府、各个州、地方性公共卫生部门组成。美国联邦政府的机构在公共卫生系统里扮演着顶层设计者的角色,各州和地方的公共卫生机构则是提供公共卫生服务的核心部门,其他政府机构和私人组织发挥辅助支撑的作用。美国联邦政府依据三权分立原则,在公共卫生事务领域由立法机构负责制定公共卫生政策和分配落实相关资源;行政机构中的公共卫生部门需在立法机构的授权下开展各项行政活动;司法机构则负责阐释法律和解决法律争端。美国联邦政府机构在公共卫生领域的职能划分为六个领域:制定政策、筹措资金、保护公众健康、收集和发布关于健康和医疗保健方面的信息、进行人口健康能力建设以及直接管理公共卫生服务。在联邦行政机构中,美国卫生与公众服务部主要承担与公共卫生活动相关的责任,包括与其他立法部门一起修订国家公共卫生体系法案,编制年度卫生财政预算,组织协调医学和生命科学的基础与应用研究,在突发事件应对中指挥和协调科研部门、医院以及社会其他部门。其下设业务部门主要有疾病预防与控制中心、国家卫生研究院、食品药品管理局、卫生资源和服务管理局。其他参与公共卫生治理的联邦行政机构还有国土安全部、环境保护署、国防部以及退伍军人事务部等。美国各州都设有卫生管理机构及公共卫生部门,与卫生与公众服务部之间是协作关系,属于州政府的公共卫生职能机构。州政府在提供公共卫生服务方面具有相当大的自主权,有权办理专业执照、实行隔离检疫、接触追踪、强制疾病报告等。州政府提供的公共卫生服务可大致分为传统的公共卫生服务(如食品检验等)和个人卫生服务两类。美国各地方都建立了公共卫生职能机构、卫生委员会和专业医疗部门,负责社区疾病的治疗和预防工作,包括临床医疗、卫生保健、传染病防治、食品安全、卫生系统监测等。地方性公共卫生机构组织是美国公共卫生系统的核心。美国公共卫生体系的组织类型主要有 5 类卫生机构:分别是公共卫生机构、医院、大学与医学院、保险商和卫生维护组织(HMO),其中公共卫生机构与医院是主体部分,两者在体系中各占约 36% 的数量份额,大学约占 23%,部分对公共卫生事业感兴趣的社团和基金组织也是美国公共卫生事业的参与者。近几年社会团体参与公共卫生事业的趋势越来越明显,而且美国国内不少声音认为,社会团体的参与有利于整个体系更加有效地运作,有利于许多措施更加快速有效地在公众中得以实施。

2. 日本 日本的公共卫生体系主要由三大子体系组成:公共卫生信息管理体系、公共卫生资源保障体系和全民公共卫生知识及应急教育体系。①日本公共卫生信息管理体系的作用主要表现在公共卫生应急、灾害信息共享及灾后处理等三个方面,针对不同公共卫生疫情制定详细的疫后处理情报运行机制,不但能提高政府及地方的抗疫效率,同时也能大大降低疫情所造成的损失。②日本公共卫生资源保障体系是整个公共卫生体系运行的基础,主要包括三个要素即资金、人力及物资保障。日本政府通过财政融资政策,确保多种资金来源支持公共卫生系统的基础运行费用;通过法律制定公共卫生财政政策,明确公共卫生支出上政府及地方所担任的角色和责任,明确公共卫生财务管理、监督部门和整个过程,以及完善的公共卫生信息基础和技术能力的支持。③公共卫生体系人力保障方面主要取决于两点,即专业人才的培养和管理、服务及救援队伍的建设。日本建立了较为完善的全民公共卫生知识及应急教育体系。政府部门及社会团体通过各种形式的科普宣教工作,如防灾演练、公共卫生知识宣教,通过印制应急手册及制作多媒体等多种方式,向公众宣传公共卫生及防灾、避灾知识,增强公众的危机意识。

三、促进全民健康和全生命周期健康的特征

全民健康是建设健康中国的根本目的。立足全人群和全生命周期两个着力点,提供公平可及、系统连续的健康服务,实现更高水平的全民健康。要惠及全人群,不断完善制度、扩展服务、提高质量,使全体人民享有所需要的、有质量的、可负担的预防、治疗、康复、健康促进等健康服务,突出解决好妇女儿童、老年人、残疾人、低收入人群等重点人群的健康问题。要覆盖全生命周期,针对生命不同阶段的主要健康问题及主要影响因素,确定若干优先领域,强化干预,实现从胎儿到生命终点的全程健康服务和健康保障,全面维护人民健康。核心是以人民健康为中心,坚持以基层为重点,以改革创新为动力,预防为主,中西医并重,把健康融入所有政策,人民共建共享的卫生与健康工作方针,针对生活行为方式、生产生活环境以及医疗卫生服务等健康影响因素,坚持政府主导与调动社会、个人的积极性相结合,推动人人参与、人人尽力、人人享有,落实预防为主,推行健康生活方式,减少疾病发生,强化早诊断、早治疗、早康复。

关注全生命周期健康是指所有人,特别是高危人群,都能在生命中的每一阶段尽可能地达到最理想的健康状况。生命全过程的健康就是健康一生。包括:①良好的开端(婴幼儿0~3岁):保护婴幼儿健康(包括生命孕育期),为一生打下良好基础。②安全的成长(儿童4~11岁):保护儿童健康,使其安全成长,为入学做好准备。③健康的青少年(青少年12~17岁):帮助青少年充分做好进入社会的准备,使其健康、安全、独立地成为有用人才。④健康、有意义及满意的生活(成年人):保护成年人健康,使其能完全参与到各项生命活动中,并以理想的健康状况步入生命的下一阶段。⑤健康的长寿(老年人):提高老年人生活质量,使其生活自理、老有所为。

国家基本公共卫生服务项目,是促进基本公共卫生服务均等化的重要内容,是我国政府针对当前城乡居民存在的主要健康问题,以儿童、孕产妇、老年人、慢性疾病患者为重点人群,面向全体居民免费提供的基本的公共卫生服务。开展服务项目所需资金由政府承担,城乡居民可免费受益。依据《中华人民共和国基本医疗卫生与健康促进法》以及国家卫生和计划生育委员会颁布的《国家基本公共卫生服务规范(第三版)》,目前在国内展开的基本公共卫生服务为十四类80项。

四、与经济社会文化水平相适应的协调发展的特征

以社区为基础的初级卫生保健服务在促进公共卫生服务中具有决定性作用。一个社区的健康状况既取决于个人的选择，也是制度性的政策和实践的结果。公共卫生服务可保护公众健康和减少人群健康的差异。一个适当的公共卫生政策，应该考虑到政治的、社会的、经济的、技术的可及性，考虑到社会和文化可接受度、可推广性，考虑到利益相关各方利益、合作共赢。

现代医学构建的整体和宏观层面存在许多问题，限制着世界各国医疗卫生服务的质量、效率和公平性。这些问题本质上不是简单的医学问题，解决这些问题需要社会、政治、法律、经济、伦理等很多层面的考量，需要社会各界的支持和参与。必须重视在群体和社会层面认识和解决重大医学问题，才能够更好地促进我国公共卫生健康地发展。

事实本身不等于决策，有了事实不等于就有了合理的决策。科学家提供的是证据不是决策，而公共卫生决策是一个政治行为，尤其是制订涉及多个社会领域的决策时，决策者必须知道各种行动选择在医学之外的利弊平衡，必须兼顾可用的资源和平衡社会不同群体的价值取向。这就是为什么世界各国面对同一种病毒、同一个疫情、同样的事实，采取的行动却大相径庭。所谓循证公共卫生的观点，也不是仅靠遵循生物医学证据，更重要的是遵循文化伦理背景下的可操作性的支撑。例如戒烟、减肥、膳食结构、疫苗接种等公共卫生活动，在不同文化的人群、在不同经济社会的人群中获得的公共卫生成效差距甚远。

五、重视同一健康和全球公共卫生的特征

同一健康（one health）是针对人类、动物和自然生态环境的相互关系开展跨学科协作和交流，共同应对环境的可持续发展。为了在全球进一步促进健康可持续发展，WHO、联合国粮食及农业组织（Food and Agriculture Organization of the United Nations，FAO）、世界动物卫生组织（World Organization for Animal Health，OIE）与联合国环境规划署（United Nations Environment Programme，UNEP）在 2021年 12 月正式发布了"同一健康"操作定义，即是一种综合的、增进联合的方法，旨在可持续地平衡和优化人类、动物和生态系统的健康。该定义认为人类、家畜和野生动物、植物以及更广泛的环境（包括生态系统）健康是紧密联系和相互依赖的，需要动员多个部门、学科和社区共同努力，促进福祉，应对健康和生态系统面临的威胁，同时满足对清洁水、能源和空气、安全和营养食品的共同需求，采取应对气候变化的行动，促进可持续发展。

21 世纪以来，新发突发传染病不断出现、抗生素大量不合理应用、环境污染和食品污染广泛存在等，人类健康面临更加复杂的局面和严峻的挑战。因此，同一健康的现实意义是通过跨学科、跨部门、跨区域的协作，进行联合行动，做好疾病的风险评估和应对设计，增强全球应对疾病暴发的能力，积极构建人类命运共同体。

同一健康重点围绕"分担责任，协调全球活动，应对人类、动物、生态系统的卫生风险"开展应用性研究。为此，在全球层面上主要以倡导、动员、筹集资源为主；在国家层面上，主要以高效治理、有效协调、及时处置为主；在基层层面以实时推进、低成本高质量产出为主。同一健康涉及卫生组织、医疗部门、食品部门、环境监测部门、各类学术研究中心，各个相关部门共同努力构建人类、动物和自

然环境三者的最佳健康状态。

研究重点领域：①基于数据共享机制的政府治理范式，提高全球防控重大传染病的能力。②基于技术共享机制的新发、突发人兽共患病处置，以开发更快、更丰富的证据来预测趋势并指导紧急情况下的决策。③基于监测响应机制的粮食安全和食品卫生监控，利用监测数据做好安全预警。④基于全球化机制多部门合作的气候变化应对：全球气候变化是病毒跨种传播加剧的重要独立原因。气候变化不仅影响人类健康，还影响动物、植物和生态系统整体的健康。通过数据建模进行预测和风险评估，从而采取快速应对措施。⑤基于系统合作联动机制的微生物耐药控制：抗微生物药物耐药（antimicrobial resistance, AMR）是当前全球公共卫生最复杂的威胁，*Lancet* 近期发表了一项由全球多中心研究人员合作开展的系统分析，报告结果显示 2019 年全球 495 万人的死亡与 AMR 有关，其中 127 万人直接死于 AMR。了解 AMR 的负担以及导致这种负担的主要病原体 - 药物组合，对于做出知情的、因地制宜的决策至关重要，特别是在感染预防和控制规划、获得基本抗生素以及新型疫苗和抗生素的研发方面。

全球卫生（global health）是指在促进全人类健康、保障健康公平性领域进行的研究和实践，关注跨越国界和地域的健康问题，促进健康科学领域内部和外部的多学科合作，将群体预防和个体诊疗有机整合起来，为促进全人类健康服务。特别关注利用公共卫生的原则来解决中低收入国家面临的健康问题和挑战，包括城市化、人口迁移、信息技术发展、公共卫生系统、脆弱人群等。

六、显著和深刻的预防医学特征

公共卫生具有显著的预防医学思维方式和研究范式。例如，群体的观点、社区诊断与社区干预的方法、探讨病因和识别危险因素的思路、卫生资源配置与健康促进效益最大化的追求，社区为本的初级卫生保健促进卫生服务的路径，依靠预防医学科学发展成果的助力，等等。

当下公共卫生与预防医学都处于思想观念和体制机制现代化的变革之中。坚持"预防为主"的卫生工作方针，实现"以疾病为中心"向"以健康为中心"的转变；明确疾病预防控制体系的行政管理和技术服务双职能，分级分类建设与完善公共卫生与疾病防控的专业机构；建设临床医学、疾病预防控制与科研三位一体的协同机制；加强公共卫生在职培训，提高岗位胜任力等，这些改革发展的实践都是建立在预防医学学科群基础上的。

第四节 当代公共卫生的机遇和展望

一、健康入万策，弥合人民健康需求与社会经济发展之间的裂痕

1978 年国际初级卫生保健大会《阿拉木图宣言》提出初级卫生保健（primary health care, PHC）是实现人人享有卫生保健的必由之路，指出健康是世界范围内重要的社会经济发展指标，该目标的实现不仅需要卫生部门的努力，也需要其他社会经济部门参与。2013 年第八届全球健康促进大会通过了《赫尔辛基宣言》，正式提出"将健康融入所有政策"（Health in All Policies, HiAP），该宣言指

出 HiAP 是实现联合国可持续发展目标的重要组成部分,为全球慢性病综合防控政策的制定奠定了基础。2018 年全球初级卫生保健会议上,WHO 的 197 个成员国一致通过新的《阿斯塔纳宣言》,进一步为全民健康覆盖提出行动方向,提出加强卫生保健是实现全民健康覆盖和实现可持续健康目标的基石。任何部门在制定公共政策时都有可能对公众健康造成影响,公众健康也不能只依赖卫生部门来维护和提高,要创造一个"政府主导、多部门协作、全社会参与、群防群控、联防联控,形成一个促进和维护健康的环境"的社会氛围。早在 2011 年 WHO 即提出慢性非传染性疾病的 16 项综合干预措施,包括跨部门政策、社区环境干预以及公共卫生措施等,以预防更严重的疾病或并发症。虽然每项干预措施都可以单独实施,但如果同时实施,效果会更强,并产生更大的投资回报。慢性非传染性疾病的预防和综合管理行动需要发挥政府主导作用,各部门协调合作,将健康融入所有政策。

二、数字公共卫生与精准公共卫生的兴起

习近平总书记在中央全面深化改革委员会第十二次会议上明确指出"要鼓励运用大数据、人工智能、云计算等数字技术,在疫情监测分析、病毒溯源、防控救治、资源调配等方面更好发挥支撑作用"。充分运用大数据技术和方法,对于加快健全与完善我国公共卫生体系意义深远。

大数据能够增强公共卫生监测、预警的准确性与科学性;能够增强公共卫生工作的溯源、追踪、防控能力;能够促进公共卫生领域救治与研发的智能化;能够优化公共卫生资源配置,提高资源调配效率。

日新月异的数字技术重塑了各行各业,数字公共卫生(digital public health)应运而生。英国公共卫生局于 2017 年在《数字优先的公共卫生:英国公共卫生局的数字战略》报告中将数字公共卫生描述为:利用新的工作方式重新构想公共卫生,将现有的公共卫生理论和知识体系与新的数字概念和工具结合,探索使用数字技术的公共卫生新模式,开展更具灵活性、韧性的高效而精准的公共卫生实践,改善群体健康。数字公共卫生是随公共卫生和数字技术发展起来的新技术、新数据类型和新工作方式的实践,强调通过整合数字技术实现公共卫生目标。

数字公共卫生属于数字健康(digital health)。数字健康的概念起源于电子健康(eHealth),WHO 将电子健康定义为"以具有成本效益和安全的方式使用信息和通信技术支持卫生和卫生相关领域,包括卫生保健服务、监测、健康素养以及健康教育、知识和研究"。其概念涵盖利用信息和通信技术交流有效信息、提供卫生保健服务、实现对疾病和伤害的诊断、治疗和预防、研究和评估、对卫生保健工作者的继续教育,目的在于促进个人和社区健康。数字健康扩展了电子健康的概念,包括了数字消费者(digital consumer)、涉及更广泛的智能设备和互联设备,还包括其他在卫生领域应用的数字技术,如物联网、高级算法、大数据分析、人工智能和机器人技术。

数字技术在疾病监测、疫情防控和突发公共卫生事件预测、公共卫生策略制定、效果评价、卫生资源配置中具有广泛的应用前景;在公共卫生科学研究和教育培训中具有升级换代和跨越时空的强大能力;在公共卫生和医疗服务中,多源数据整合促进生命全程预防策略推进,使开展大规模真实世界研究成为可能,具有透明、不可更改和去中心化等众多优势的区块链技术在健康医疗数据管理、共享和应用中大有可为。

2013 年 Richard Horton 提出精准公共卫生(precision public health),"精准的公共卫生是指使用最好的可用数据,更有效、更高效地针对最需要的人群采取各种干预措施"。也有人定义为"在正确

的时间向正确的人群提供正确的干预措施"。这绝不是人群层面的"精准医疗"版本,不应该转移人们对健康的社会决定因素的关注。COVID-19 大流行进一步实践和强调了精准公共卫生的重要性,例如,通过对感染者和高危人群进行检测和监测,向最需要的人群提供正确的干预措施。

我国公共卫生监测早已开展数字化转型,例如,无纸化疾病和死亡登记报告系统,药品、食品安全监测系统,重点环境污染因素监测,家禽家畜重点传染病监测等,这些都属于广义的数字公共卫生监测(digital public health surveillance)。当然,数字公共卫生监测和精准公共卫生监测由于会受到较多噪声干扰,它的及时性、准确性、真实性和可靠性仍有待研究,因此目前数字公共卫生监测更多被认为是传统公共卫生监测的补充而不是替代。中国在精准公共卫生研究和实践方面有着巨大的需求和发展潜力。

我国在 2021 年先后颁布了《中华人民共和国数据安全法》与《中华人民共和国个人信息保护法》,为保障数据安全和居民隐私提供了良好的法律保障,在保障数据安全同时,促进公共卫生的数字化转型。公共卫生数字架构必须纳入政府的数字议程,构建公共卫生架构应同时考虑卫生、社会、经济、法律等多领域的规划和工作流程,从而推动"大卫生"的实现。

三、积极应对气候变化与大健康愿景

气候作为人类赖以生存的自然环境的一个重要组成部分,气候变暖对人类的影响是全方位的,多层次的。既有正面影响,也有负面影响,但目前它的负面影响更受关注。人类有很强的适应气候变化的能力,这种适应能力是经数千年时间形成的,当前及未来气候变化的速率表明,人类适应的代价是昂贵的。WHO 指出:每年因气候变暖而死亡的人数超过 10 万,如果世界各国不能采取有力措施确保气候正常,到 2030 年,全世界每年将有 30 万人死于气候变暖。

气候变暖对人类健康的最直接影响是使热浪冲击频繁或严重程度增加,热浪、高温导致心脏、呼吸道系统等疾病的发病率和死亡率增加。这种影响对老年人、儿童及贫穷的群体尤为显著。据 WHO 报告,2020 年全球死于酷热的人数增加了 1 倍。人们对气候变暖与死亡率变化做了多方面的研究,提出了"热阈"的概念,当气温升高超过"热阈"时,死亡率显著增加。例如,2022 年 6—8 月份,欧洲多国、美国多地、印度多地极端高温造成了超额死亡。美国洛杉矶在受热浪袭击期间,85 岁以上老年人的死亡率是平常的 8 倍。热浪对人类健康的影响城市大于农村。由于热岛效应,城市市区的高温不但数值高,而且持续时间长,对人体健康危害大。

许多病原性媒介疾病属于温度敏感型疾病,气候变暖引起气候带的改变,热带的边界扩大到亚热带,会引起虫媒疾病传播的地理分布扩大,使发病区向北推移。例如我国江南一带的恙虫病流行区已经向北推移 4 个纬度。气候变暖及其引起的环境变化,助长动物传媒疾病的病原体变异。病原体将突破其寄生、感染的分布区域,形成新的传染病,或是某种动物病原体与野生或家养动物病原体之间发生基因交换,引起新的传染病传播。据 WHO 报告,在过去 20 年至少出现了 30 种新的传染病。各种新传染病病毒的出现都是人类活动破坏生态环境的结果,一些原本寄居在野生动物上的未知病原体转而侵袭人类。

需要制定、完善相关政策、法规、措施,减排二氧化碳、增加碳汇,从源头减缓气候变暖。通过经济等手段,改善公共卫生基础设施;也要从生态系统恢复及保护气候上采取共同行动。积极开展气候变暖对疾病发生规律的综合研究;加强对主要传染病的气候风险评估和气候区划研究;应用地理信息系统技术,建立健康、气候变化数据库;研究应对气候变暖的技术等。建立集气象、环境和疫情系统为一体的综合监测业务系统。

四、健康中国建设的宏大蓝图

建设健康中国的战略主题是"共建共享、全民健康",基本原则如下。

1. 健康优先　把健康摆在优先发展的战略地位,立足国情,将促进健康的理念融入公共政策制定实施的全过程,加快形成有利于健康的生活方式、生态环境和经济社会发展模式,实现健康与经济社会良性协调发展。

2. 改革创新　坚持政府主导,发挥市场机制作用,加快关键环节改革步伐,冲破思想观念束缚,破除利益固化藩篱,清除体制机制障碍,发挥科技创新和信息化的引领支撑作用,形成具有中国特色、促进全民健康的制度体系。

3. 科学发展　把握健康领域发展规律,坚持预防为主、防治结合、中西医并重,转变服务模式,构建整合型医疗卫生服务体系,推动健康服务从规模扩张的粗放型发展转变到质量效益提升的绿色集约式发展,推动中医药和西医药相互补充、协调发展,提升健康服务水平。

4. 公平公正　以基层为重点,推动健康领域基本公共服务均等化,维护基本医疗卫生服务的公益性,逐步缩小城乡、地区、人群间基本健康服务和健康水平的差异,实现全民健康覆盖,促进社会公平。

战略目标是:到 2030 年,促进全民健康的制度体系更加完善,健康领域发展更加协调,健康生活方式得到普及,健康服务质量和健康保障水平不断提高,健康产业繁荣发展,基本实现健康公平,主要健康指标(表 1-1)进入高收入国家行列。

表 1-1　健康中国建设的主要指标

领域	指标	2015 年	2020 年	2030 年
健康水平	人均预期寿命 / 岁	76.34	77.3	79.0
	婴儿死亡率 /‰	8.1	7.5	5.0
	5 岁以下儿童死亡率 /‰	10.7	9.5	6.0
	孕产妇死亡率 /(1/10 万)	20.1	18.0	12.0
	城乡居民达到《国民体质测定标准》合格以上的人数比例 /%	89.6(2014 年)	90.6	92.2
健康生活	居民健康素养水平 /%	10	20	30
	经常参加体育锻炼人数 / 亿人	3.6(2014 年)	4.35	5.3
健康服务与保障	重大慢性病过早死亡率 /%	19.1(2013 年)	比 2015 年降低 10%	比 2015 年降低 30%
	每千常住人口执业(助理)医师数 / 人	2.2	2.5	3.0
	个人卫生支出占卫生总费用的比重 /%	29.3	28 左右	25 左右
健康环境	地级及以上城市空气质量优良天数比例 /%	76.7	>80	持续改善
	地表水质量达到或好于Ⅲ类水体比例 /%	66	>70	持续改善
健康产业	健康服务业总规模 / 万亿元	—	>8	16

五、加强医防协同，推进医防融合整体发展

新冠疫情及其应对加快了"医防融合"体系建设、能力建设和服务扩展，这也是我国实施健康中国战略，从"以治病为中心"转为"以人民健康为中心"的基础保障。

疾病预防控制系统和医疗保健机构是"医防融合"的重要着力点和落脚点。前者具有高效率的社会动员和人群组织能力，对于社区健康诊断和社区健康处方具有高度专业性，在判断群体的健康风险因素上具有高度敏锐性；后者在"防病"方面有着天然的资源优势，比如医学的专业能力、科普能力、筛查能力等。随着国家对预防的重视，把健康"战略关口前移"，是健康行业发展的大趋势，未来医院的"医防融合"能力将成为一项重要的发展能力和竞争力。

疾病预防控制系统和医疗保健机构需要联动起来，在体系完善、能力建设、知识更新等方面都要围绕着服务人民全生命周期健康的大目标。现在的问题是如何更快地将医疗保健与公共卫生工作结合在一起，使其不再是相互孤立的系统，相关信息也不再是周期性单向静态报告，而是一个更加动态的生态系统。对于两个系统的专业工作人员也可以交叉培训，例如，为疾病预防控制中心和基层医疗机构提供临床治疗培训；派临床医护人员去疾病预防控制中心学习疾病预防控制知识。

医疗卫生信息化与公共卫生信息化联手是助推"医防协同""医防融合"的有效途径。只有把医疗融入公共卫生，通过信息化手段全面融合，基于医疗卫生信息化的公共卫生才可以获得更"鲜活"的数据，从而为公共卫生预警、应急响应、管理和决策分析提供强大的第一手数据支撑。促进医院临床的电子病历系统和基层卫生服务中心的居民健康档案系统互联共享，配合公共卫生监测系统，提升公共卫生应用效率，实现智慧的公共卫生管理。

第二章　公共卫生与健康研究方法

要解决公共卫生与健康的问题,就必须要掌握科学的研究方法。流行病学是在人类与疾病作斗争的过程中形成和发展起来的一门兼顾理论和应用的学科,其在探索疾病病因、预防控制疾病、制定和评价公共卫生策略措施,以及改善人群健康等诸多方面扮演着重要的角色。随着人类疾病谱的变化和医学模式的转变,流行病学的应用范围也不断扩大,已由传染性疾病扩展到慢性非传染性疾病、伤害和健康相关领域等,其理论和方法也日趋完善成熟。流行病学已经成为公共卫生的基础学科和现代医学的骨干学科,被誉为"公共卫生之母"。据 WHO 报告,20 世纪全球公共卫生的十大成就包括疫苗、安全工作场所、安全和健康的饮食、机动车安全、传染病控制、降低心脑血管病死亡率、计划生育、控烟、母婴保健以及饮水加氟。这些成就的取得都直接或间接地与流行病学研究有关。

但是,人类健康不仅受生物学因素、自然环境和生态因素的影响,而且和社会因素息息相关。健康的社会决定因素(social determinants for health)是指对健康产生影响的人们居住和工作环境中的社会基本结构和社会决定性条件。公共卫生关注群体的疾病和健康问题,社会因素对公共卫生的决定性影响至关重要。在公共卫生领域,不仅研究社会因素对公共卫生的作用有着重要影响,采用社会学方法研究公共卫生问题,同样能够提供科学手段和扩展研究领域,对促进公共卫生事业可持续发展具有重要意义。

本章将从流行病学、社会学以及项目管理等多方面对公共卫生与健康研究的理论和实践方法进行介绍。

第一节　流行病学方法

一、流行病学的定义

流行病学(epidemiology)的思想萌发于 2 000 多年前,但是学科的基本形成不过百余年。在不同的时期,由于人类面临的主要疾病和健康问题不同,学科的发展水平和人们认识问题的深度不同,流行病学的研究范围和主要目标在不断发展,定义也在不断发展和完善。

1931 年,Stallybrass 就提出"流行病学是研究传染病发生的原因、传播的过程以及如何预防的学科"。从该定义可以看出,流行病学的早期研究内容主要是针对传染性疾病。随着人类疾病谱从传染性疾病到慢性非传染性疾病的转变,流行病学的任务也随之扩展。1970 年,MacMahon 提出"流行病学是研究人类疾病频率的分布及疾病频率决定因子的科学"。这一描述中的"人类疾病"不再局限于传染病,也包括了非传染性疾病,反映了流行病学划时代的进步。1983 年,Last 在其主编的《流行病学辞典》中将流行病学定义为:在特定人群中研究健康有关状态和事件的分布及其决定因素,以及应用该研究来处理健康问题。随后各学者提出的定义基本上是对 Last 定义的补充和完善。

目前我国对于流行病学的定义基本为:"流行病学是研究人群中疾病与健康状况的分布及其影响因素,并研究防治疾病及促进健康的策略和措施的科学"。

二、流行病学的特征

(一)群体性特征

流行病学是从群体的角度,研究疾病与健康状态在群体中的现象,即从人群的各种分布现象入手,将分布作为研究一切问题的起点,其重点不是考虑个人的患病与治疗问题,更不是考虑疾病如何在器官甚至分子等微观水平上变化。流行病学的基本原理是疾病和健康状况改变在个体中看来是偶发事件,但在群体中是有规律性的。由于规律性的出现总是与某些因素有联系,只要掌握了它的规律,就能够找出其发生的原因。

流行病学中的人群(population)指的是特定具体的由(彼此有关系的)自然人个体组成的群体。人群是流行病学认识和解决疾病与健康问题的基本单位。社会自然状态下的人群可以按行政区划(社会治理)、地理区域(自然环境)等划分。通常指公共卫生、医疗服务实践的组织结构单位,例如监测数据收集、医疗服务的组织、资源配置都是按地理行政区划确定的人群。

在研究分析意义上,人群指由研究需要定义的具备某种共同特征的群体,例如老年人、高血压患者、吸烟人群、白种人。这个意义与统计学中的总体概念有关。总体是根据研究目的确定的同质研究对象的全体。例如,一个国家的所有成年人,某地的所有小学生。样本是指从研究总体中抽取的一部分有代表性的同质的观察单位或个人。研究者通常难以对整个总体进行研究,而是通过研究样本数据统计描述的信息来推断总体的特征和规律。

(二)对比性特征

科学的基础是比较,在流行病学研究中自始至终贯穿着对比的思想,对比可被认为是流行病学研究方法的核心。只有通过对比调查、对比分析,才能从中发现疾病发生的原因或线索。例如,通过对比吸烟组和非吸烟组的肺癌发病率,评价吸烟是否影响肺癌发生;对比肝炎疫苗接种组和非接种组肝炎发病率的高低,确定疫苗接种是否可以有效预防肝炎。同时,流行病学研究也可以对比疾病人群与正常人群或亚健康人群某些特征的差异,去识别影响疾病发生的潜在危险因素。

"对比"除了具有探索"差异"的作用,也可以评价"相关"情况。比如评价两种检测手段检测结果的一致性也是"对比"的结果。

需要强调的是,流行病学研究中的对比非常强调"可比性原则",即要求非常注重比较组之间的可比性。所谓可比性,是指比较组之间的与所比较的因素有关联的其他因素的分布相近。如果要对两人群进行发病率的比较,就要求对照组人群在年龄、性别以及所处的环境等基本因素方面应基本相同。例如,将某地区中小学生的高血压患病率与该地区的企业职工的高血压患病率作比较,以了解两种职业与高血压患病之间的联系,这种比较是不合适的,因为高血压患病率与年龄有很大的关系,常见于 40 岁以上的人,而这两组人群的年龄分布是相当不均衡的,也就是说两组人群之间没有可比性。比较的思维方式是严密的逻辑思维方式的一种具体体现。

（三）统计学特征

流行病学与统计学可以被称为"孪生"学科。任何流行病学研究设计收集的数据都需要统计学进行分析。不同流行病学研究设计所需要的统计学方法相对固定，但是，越严谨的研究设计和越完善的研究过程，所需要的统计学方法相对越简单。

（四）社会心理特征

疾病和健康状态不仅和生物遗传因素相关，还受到研究对象的心理状态、社会行为及生活环境等多方面的影响。因此，在研究疾病的病因或危险因素时，应该全面考虑研究对象的社会心理特征。

（五）发展性特征

纵观流行病学的发展历史，随着社会经济的发展和医学科学技术手段的不断更新，人类面对的健康问题是不断变化的。这就要求流行病学的研究内容和方法不断更新和变化。

三、流行病学研究方法

流行病学作为一门医学科学和公共卫生的方法学科，主要以观察法、实验法和数理法为基本。根据研究手段及研究设计的不同，流行病学研究又可分为描述流行病学、分析流行病学、实验流行病学和理论流行病学四大类，每种类型又包括多种研究设计（图2-1）。

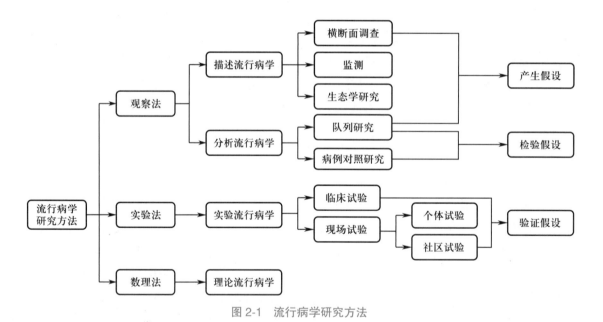

图 2-1 流行病学研究方法

（一）描述性研究

描述流行病学（descriptive epidemiology）是指利用既往已有的资料或开展调查获取的资料，按不同地区、不同时间及不同人群特征分组，描述疾病或健康状态或暴露因素的分布情况，将发生、发展规律真实地展现出来。通过比较分析导致疾病或健康状态分布差异的可能原因，提出进一步的研究方向或防治策略的设想。

描述性研究主要包括历史或常规资料的收集和分析、个案调查、病例报告、现况研究和生态学研究。

常用的基本资料包括：人口统计资料、疾病资料、死亡资料以及相关的自然环境和社会环境资料。

其特点包括：①收集的往往是比较原始的或比较初级的资料，影响因素较多，分析所得出的结论一般只能提供病因线索或为进一步的研究指导方向；②一般不需要设立对照组，仅对人群疾病或健康状态进行客观的反映，一般不涉及暴露和疾病的因果联系的推断；③有些描述性研究也可在自然形成的人群中将具有不同特征或不同健康状态的人群进行分组比较分析，以提供病因线索。但是需要注意的是，由于研究因素和疾病状态是在同一时点进行收集的，因此，描述性研究的结果无法用于进行因果推断。

1. 现况研究 现况研究又称为横断面研究（cross sectional study），是对一个特定时点或短时期内，通过普查或抽样调查的方法，对特定范围内的人群中某种（些）疾病或健康状况以及相关因素进行调查的一种方法。可以将该方法简单地理解为给某一特定人群拍了一张照片，从照片中识别出具有某一特征或者疾病或健康状态的对象，计算该指标在人群中所占的比例（率）（图 2-2）。

现况研究的主要用途包括：①描述疾病或健康状态或暴露因素的三间（人间、时间、空间）分布情况；②描述某些因素或特征与疾病或健康状态的关联，为病因学研究提供线索或建立病因假设；③评价防治措施的效果；④用于疾病预防；⑤为疾病监测或其他流行病学研究提供基础资料。

2. 个案研究 个案研究（case study）又称个案调查，是指到发病现场对新发病例的接触史、家属及周围人群的发病或健康状况，以及可能与发病有关的环境因素进行调查，以达到查明所研究病例的发病原因和条件，控制疫情扩散及消灭疫源地，防止再发生类似疾病的目的。

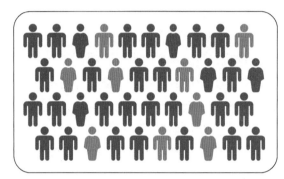

图 2-2 现况研究示意图

假设图中橙色人为糖尿病患者，可以计算该人群中糖尿病的患病率；可以比较不同特征（例如，胖、瘦）的人的患病率。

个案研究的对象一般为传染病患者，但也可以是非传染病患者或病因未明的病例等。个案研究是医疗卫生及疾病预防部门日常处理疾病报告登记工作的组成部分，具体调查内容由当地卫生部门规定。通过报告、登记和个案调查，可以得到有关疾病发病的第一手资料，既为地区疾病控制提供了分析基础，也为探索病因提供线索。

3. 病例报告与病例系列研究 病例报告是有关单个病例或 10 个以下病例的详尽临床报告，包括临床表现（症状、体征和实验室检查结果）、治疗及其反应与结局，对病因、发病和治疗及其效果评价的经验性分析。病例系列研究（case series study）与病例报告相似，但报告的病例数更多（多在 10 例以上），且常是连续性病例。病例系列研究可应用于对多年积累的病例的总结，对疾病的诊断和治疗具有重要的参考价值。

4. 监测 公共卫生监测（public health surveillance）是指长期、连续、系统地收集有关健康事件、卫生问题的资料，经过科学分析和解释后获得重要的公共卫生信息，并及时反馈给需要这些信息的人或机构，用以指导制定、完善和评价公共卫生干预措施与政策的过程。

随着公共卫生活动的发展，公共卫生的种类和内容不断丰富。目前公共卫生监测的种类主要包括疾病监测与死因监测、症状监测、行为及危险因素监测以及环境监测、食品与营养监测、学校卫生监测、药物不良反应监测等其他公共卫生监测。

5. 生态学研究 生态学研究（ecological study）是以群体为观察、分析单位，描述不同人群中某因素的暴露情况与疾病的频率,从而分析暴露与疾病关系的一种流行病学研究方法。其特点是收集疾病或健康状态以及某些因素的资料时,以群体而不是个体作为分析单位。如收集多个城市的空气质量水平及这些城市儿童出生缺陷的发生率,评价空气质量与儿童出生缺陷之间的关联。

生态学研究的主要用途包括:①被广泛应用于对慢性非传染性疾病的病因学研究,提供与疾病分布有关的线索,为病因学研究提供病因假设。②用于探讨某些环境变量与人群疾病或健康状态的关系。③用于评价人群干预试验或现场试验的效果。例如在某人群中推广低钠盐,然后比较推广低钠盐前后人群平均钠摄入水平的变化与人群平均血压值的变化趋势,以评价低钠盐干预的效果。④在疾病监测工作中,应用生态学研究可估计某种疾病发展的趋势,为疾病控制或制定促进健康的对策与措施提供依据。

(二)分析性研究

分析流行病学(analysis epidemiology)主要用于检验和验证某些因素与某种疾病或健康状态之间的关联性或因果关系,是病因研究的主要方法。主要包括队列研究和病例对照研究及其衍生研究。

1. 队列研究　队列研究(cohort study)的基本原理是在一个特定人群中选择所需的研究对象,根据目前或过去某个时期是否暴露于某个待研究因素,或其不同的暴露水平,而将研究对象分成不同的组,随访观察一段时间,检查并登记各组人群待研究的预期结局发生情况(如疾病、死亡或其他健康状况),比较各组结局的发生率,从而评价和检验研究因素与结局的关系(图2-3)。如果暴露组某结局的发生率明显高于非暴露组,且研究中无明显偏倚,则可推测暴露与结局之间可能存在因果关系。暴露通常是该结局发生的危险因素。在队列研究中,所选研究对象在随访开始时必须是没有出现所研究的结局,但在随访期内有可能出现该结局(如疾病)的人群。前面,将现况研究(横断面研究)比作给研究人群拍了张照,那么相对应地,可以认为队列研究是为研究人群录了一段"录像",去追踪他们的结局。

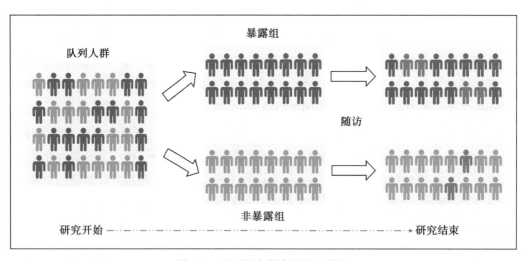

图2-3　队列研究基本原理示意图

根据研究对象进入队列的时间及终止观察的时间不同,可将队列研究分为前瞻性队列研究(prospective cohort study)、历史性队列研究(historical cohort study)和双向性队列研究(ambispective cohort study)三种(图2-4)。

队列研究的用途包括:①检验病因假设。由于队列研究检验病因假设的能力较强,因此深入检验病因假设是队列研究的主要用途和目的。通常一次研究只检验一种暴露与一种疾病的因果关联。

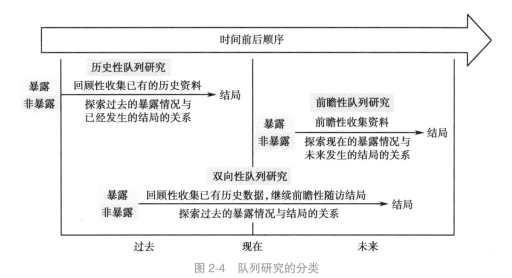

图 2-4 队列研究的分类

队列研究也可同时检验一种暴露与多种结局之间的关联,即检验多个假说,如可同时检验吸烟与肺癌、心脏病、慢性支气管炎等的关联。②评价预防和治疗效果。如果预防和治疗措施不是按实验的方式人为给予的,可把接受这种预防或治疗者视为暴露组,没有选择这种预防或治疗者视为对照组,从而可评价这些措施的效果。这一类研究可被归类为真实世界研究范畴。③研究疾病自然史。临床上观察疾病的自然史只能观察单个患者从起病到痊愈或死亡的过程,而队列研究可以观察人群从暴露于某因素后,疾病逐渐发生、发展,直至结局的全过程,包括亚临床阶段的变化与表现。这个过程常受到各种自然和社会因素的影响,队列研究不但可以了解个体疾病的全部自然史,而且可以了解全部人群疾病的发展过程。

队列研究提供了有助于了解多种疾病及其危险因素的重要发现,如弗莱明翰心脏研究(Framingham heart study)对心血管病领域的重大贡献(表 2-1)。

表 2-1 弗莱明翰心脏研究的重要成果

年份	重要成果
1957	发表首篇冠心病发病率论文,并将高血压定义为≥160/95mmHg
1960	吸烟被发现增加心脏病风险
1961	高血压、高胆固醇水平和心电图异常被发现是心脏病的危险因素
1967	发现体力活动会降低心脏病风险,而肥胖会增加风险
1970	高血压被发现会增加脑卒中风险;房颤会增加 5 倍的脑卒中风险
1971	制定心衰临床诊断标准,沿用至今
1976	建立了首个冠心病评分工具
1978	心理因素被发现影响心脏病的发生风险
1988	高密度脂蛋白胆固醇水平较高会降低死亡风险
1989	父母冠心病死亡史(冠心病家族史)被认为是子代冠心病的重要预测因素
1998	建立冠心病 10 年风险评分工具
2009	建立心血管病 30 年风险预测计算器,实现远期风险评估
2015	开展了一项电子健康试点研究,作为健康电子心脏研究(Health eHeart Study)的一部分,使用智能手机和可穿戴数字技术收集数据,以调查心血管疾病及其风险因素

目前,全球各国/地区已建立了多项具有代表性的队列研究,为人群多种疾病的防治提供了重要证据(表 2-2)。

表 2-2 经典队列研究举例

队列名称	开始时间	研究对象	国家	主要研究内容
Framingham heart study	1948	马萨诸塞州东部城市 Framingham 小镇的 5 209 名 30~62 岁的男女居民	美国	探索心血管疾病的危险因素
British doctors' cohort study	1951	34 439 名男性医生	英国	评估吸烟导致的危害(肺癌)
Whitehall study Ⅰ	1967	19 019 名年龄 40~69 岁男性公务员	英国	评估健康的社会决定因素;社会经济、行为和代谢特征与前列腺癌死亡风险的关系;评估与中年记录的心血管危险因素相关的预期寿命
Nurses' health study	1976	121 701 名注册女护士	美国	主要目的是评估口服避孕药的长期影响,尤其是其与乳腺癌风险的潜在联系
Whitehall study Ⅱ	1986	10 308 名 35~55 岁的公务员(男性 6 895 人,女性 3 413 人)	英国	评估社会决定因素对疾病和死亡的影响;评估工作环境对健康和疾病的影响,社会支持对这些关系的调节作用,以及慢性疾病病因中社会心理因素的相互作用
Atherosclerosis Risk in Communities Study(ARIC)	1987	15 792 名 45~64 岁成年人(男性 7 082 人,女性 8 710 人)	美国	探究动脉粥样硬化的病因;同时探索人口学特征与其他心血管疾病风险因素、医疗护理之间的相互作用
European prospective investigation into cancer and nutrition(EPIC study)	1992	521 457 名成年人	欧洲 10 国	评估膳食与恶性肿瘤之间的关系
中国多省市心血管病队列研究 Chinese Multi-Provincial Cohort Study(CMCS)	1992	覆盖全国 8 省市,21 949 人(35~84 岁人群:1992 年及 1996—1999 年,纳入 35~64 岁人群,2002 年纳入 35~84 岁人群)	中国	获得人群心脑血管病流行特征、长期和近期变化的规律和危险因素新的流行特征;建立个体心脑血管病发病风险的评估方法并用于指导高血压、血脂异常和糖尿病患者的临床实践;确定我国心血管病一级预防(防发病)中的防控重点,预测防治策略实施后的效果
开滦队列研究 Kailuan Cohort Study	2006	开滦集团 15 万职工及其家属的健康体检数据,18~98 岁,男性约 80%,随访间隔 2 年	中国	探讨心脑血管疾病和其他非传染性疾病的遗传和环境(例如空气污染、生活因素和压力)危险因素及干预研究
中国健康与养老追踪调查 China Health and Retirement Longitudinal Survey(CHARLS)	2008	2008 年浙江、甘肃两省预调查;2011、2013、2015 和 2018 年全国调查:总计 1.24 万户家庭中的 1.9 万名 45 岁及以上受访者	中国	收集一套代表中国 45 岁及以上中老年人家庭和个人的高质量微观数据,用以分析我国人口老龄化问题,推动老龄化问题的跨学科研究,为制定和完善我国相关政策提供更加科学的基础

2. 病例对照研究 病例对照研究（case control study）的基本原理是以当前已经确诊的患有特定疾病的一组患者作为病例组，以不患有该病但具有可比性的一组个体作为对照组，通过询问、实验室检查或复查病史，搜集研究对象既往各种可能的危险因素的暴露史，测量并比较病例组与对照组中各因素的暴露比例，经统计学检验，若两组差别有意义，则可认为因素与疾病之间存在着统计学上的关联（图 2-5）。在评估了各种偏倚对研究结果的影响之后，再借助病因推断技术，推断出某个或某些暴露因素是疾病的危险因素，从而达到探索和检验疾病病因假说的目的。这是一种回顾性的、由结果探索病因的研究方法，是在疾病发生之后去追溯假定的病因因素的方法，是在某种程度上检验病因假说的一种研究方法。

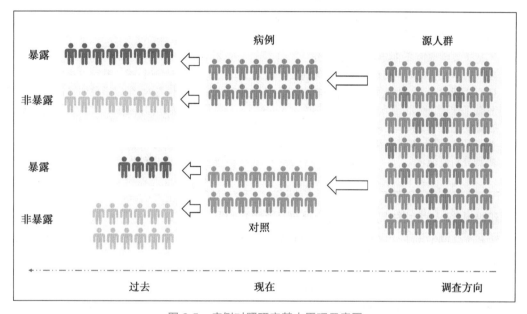

图 2-5 病例对照研究基本原理示意图

病例对照研究现已广泛应用于探索病因、公共卫生和医学实践中的暴发调查、干预措施的评价以及项目评价等。①用于疾病病因或危险因素的研究。病例对照研究最常被用于疾病病因或危险因素的研究，特别适合于研究某些潜伏期长以及罕见的疾病。可以广泛探索病因或危险因素，也可在描述性研究或探索性病例对照研究初生形成病因假说的基础上检验某个或某几个病因假说。②用于疾病预后因素的研究。病例对照研究也可用于筛选和评价影响疾病预后的因素。以同一疾病的不同结局，如死亡与痊愈或并发症的有无，分为"病例组"和"对照组"，做回顾性调查，追溯产生某种结局的有关因素，如曾经接受的各种治疗方法以及其他诸如病期、病情及年龄、社会经济水平等因素，通过对比分析发现影响疾病预后的主要因素，指导临床实践。

3. 病例对照研究与队列研究对比（表 2-3）

（三）实验性研究

观察与实验是医学科学研究的基本方法。所谓"观察"是在不干预、自然的情况下认识自然现象的本来面目，描述现状，分析规律；而"实验"则是在研究者的控制下，对研究对象人为施加或去除某种因素，进一步观察研究对象发生的改变，由此评价这些人为措施的效果。实验流行病学（experimental epidemiology）是指研究者根据研究目的，按照预先确定的研究方案将研究对象随机分配到试验组和对照组，对试验组人为地施加或减少某种因素，然后追踪观察该因素的作用结果，比较

表 2-3　病例对照研究与队列研究的优缺点比较

比较	队列研究	病例对照研究
优点	研究对暴露资料的收集往往在结局发生之前,一般不存在回忆偏倚 由于暴露在前,疾病发生在后,因果时间顺序明确,加之偏倚较少,故检验病因假说的能力较强 能对一种暴露因素所致的多种疾病同时进行观察,分析一种暴露与多种疾病的关系 在随访观察过程中,有助于了解人群疾病的自然史,一般可证实病因联系 可以直接获得暴露组和对照组的发病率或死亡率,可直接计算相对危险度和绝对危险度等反映暴露与疾病关联强度的指标	特别适用于罕见病、潜伏期长的疾病的病因研究 可以同时研究多个暴露与某种疾病的联系,适合于探索性病因研究 相对节省人力、物力、财力和时间,并且较易于组织实施
缺点	不适于发病率很低的疾病的病因研究 随访时间较长的队列可能产生失访偏倚 研究耗费的人力、物力、财力和时间较多,其组织与后勤工作较为艰巨,不易实施 在随访过程中,未知变量引入人群,或人群中已知变量的变化等,都可使结局受到影响,使资料的收集和分析复杂化	不适于研究人群中暴露比例很低的因素 选择研究对象时,难以避免选择偏倚 获取既往信息时,难以避免回忆偏倚 暴露与疾病的时间先后常难以判断,论证因果关系的能力没有队列研究强 不能测定暴露组和非暴露组疾病的发病率,不能直接分析相对危险度,只能用比值比来估计相对危险度

和分析两组或多组人群的结局,从而判断处理因素的效果。为了确保研究的真实性和可靠性,研究者必须预先做好试验设计,以保证研究过程和研究结果的科学性。实验性研究根据研究目的、研究对象和干预措施施加的方式不同又分为临床试验、现场试验。

1. 临床试验　临床试验又称为随机对照试验(randomized controlled trial,RCT),强调以患者个体为单位进行试验分组和施加干预措施,可以是住院和未住院的患者。通常用于对某种药物或治疗方法的效果进行检验和评价。在临床试验时,首先从具有临床症状的患者中选出合适的研究对象,然后将研究对象分为二组:一组为试验组(treatment group),给予某种干预措施(新药或新疗法),另一组为对照组(comparison group),给予安慰剂或传统疗法;然后观察两组的治疗效果及转归,比较两组的治愈率、好转率、病死率等指标,从而评价临床治疗措施的效果(图 2-6)。

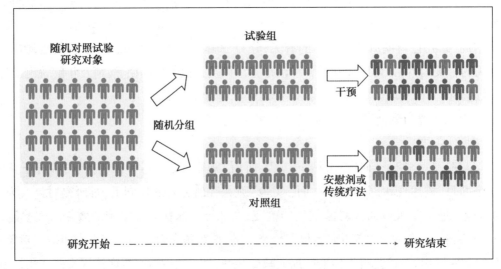

图 2-6　临床试验基本原理示意图

随机对照试验应遵循随机、对照和盲法三项基本原则。①随机化原则：临床试验中的随机化指随机分组，即样本中的每个研究对象有同等的机会被分配到试验组或对照组，从而保证两组的可比性或均衡性。②对照原则：设置对照的目的是排除非研究因素的干扰，使得试验组和对照组的研究对象具有可比性。即除了给予不同干预措施外，其他特征如年龄、性别、居住环境、身体状况、疾病严重程度等应尽可能一致。③盲法（blinding）原则：在从事临床试验研究工作的过程中，由于研究对象和研究者的主观心理因素影响，在临床观察、资料收集或分析阶段容易出现信息偏倚。为避免这种偏倚，在设计和实施时可采用盲法，研究者或研究对象预先不知道干预措施的分配，从而使研究结果更加可靠、真实。盲法包括单盲、双盲和三盲，如表 2-4 所示。

表 2-4 盲法及设盲对象

盲法	设盲对象		
	受试者	研究者	结局评估或数据分析者
非盲	×	×	×
单盲	√	×	×
双盲	√	√	×
三盲	√	√	√

临床试验主要用途包括：①新药临床试验。新药在取得新药证书前必须经过临床试验，确定安全有效后，才能被批准进行批量生产，进入市场广泛应用。②临床上不同药物或治疗方案的效果评价。通过临床试验选择有效的药物或治疗方案，提高患者的治愈率，降低致残率和病死率，延长患者的寿命及提高患者的生存质量。

2. 现场试验 现场试验（field trail）也叫人群预防试验（prevention trail），是以尚未患病的人作为研究对象。根据其随机分组的单位为个体还是群组（cluster）可将其分为个体试验和社区试验。

（1）个体试验：与临床试验一样，现场试验中接受处理或某种预防措施的基本单位是个体，而不是人群。其研究设计的基本原则同临床随机对照试验（图 2-7）。

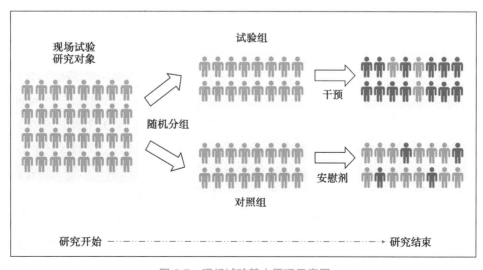

图 2-7 现场试验基本原理示意图

现场试验通常具有如下特点：①研究对象通常为非患者；②研究地点为社区、学校、工厂等现场；③多为预防性试验；④通常需要较多的研究对象；⑤需以个体为单位随机分配措施；⑥尽可能应用盲法。

因此，现场试验多为预防性试验，多用于极常见和极严重的疾病的预防研究，主要用途包括：①评价疫苗、药物或其他措施预防疾病的效果；②评估病因或危险因素等。

（2）社区试验：社区试验（community trial）是以人群作为整体进行试验观察，常用于对某种预防措施或方法进行考核或评价（图2-8）。整体可以是一个社区，或某一人群的亚人群，如某学校的班级、某工厂的车间或某城市的街道等。

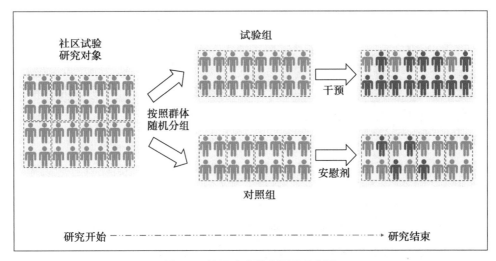

图 2-8　社区试验基本原理示意图

社区试验的特点如下：①研究场所为社区；②以社区人群或某类人群组/亚组为单位分配干预措施；③常用于对某种预防措施或方法进行考核或评价；④一般采用整群随机分配措施的方法，保证比较组之间尽可能具有可比性；⑤如果研究只包含两个社区，则要求干预社区与对照社区间基线特征有类似的分布。

社区试验的主要用途包括：①评价健康教育等其他群体措施预防疾病的效果；②评价卫生服务措施的质量；③评价公共卫生策略，如对某地区进行减盐研究。

四、偏倚的识别与控制

进行流行病学研究时，不论采用何种研究方法，仍有许多因素可影响结果准确性，使研究结果与真实情况之间存在偏差。造成这种偏差的原因可以简单划分为两类：一是随机误差（random error）；二是系统误差（systematic error），即偏倚（bias）。无论在何种情况下，研究者都应尽可能地采取措施减少这两类误差的发生。但是，实际情况下，随机误差不能完全避免，只能通过科学的设计、严格的实施来减少，并可通过统计学估计随机误差的大小及其影响，将其控制在可接受的范围内。随机误差的来源包括：①测量方法和测量工具本身产生的随机变异；②个体生物学变异，例如，同一天内不同时点，同一个体测量的血压值也存在波动；③不同个体之间的差异。偏倚是随机误差以外的、可导致研究结果与真实情况差异的系统误差，可发生于研究的各个环节，有方向性，理论上可以避免。偏倚的种类很多，一般将其分为三类：①选择偏倚（selection bias），主要发生在研究的设计、抽样及纵向研究的随访阶段；②信息偏倚（information bias），主要发生在研究资料的收集、分析、解释和研究结果的发表阶段；③混杂偏倚（confounding bias），主要发生在研究设计、资料分析和结果解释阶段。

（一）选择偏倚

选择偏倚是在确定研究对象时出现的系统误差，使研究样本不能代表目标人群。其来源主要包括三方面：①抽样偏倚（sampling bias），由于研究者没有按照随机抽样原则选择样本，致使研究对象不具有代表性。该类误差常来自方便样本、偶然样本，或其他偏离随机抽样的方案。②参与者偏倚（participant bias），由于研究对象的选择性参与或失访（无应答）导致的误差。常见的有无应答偏倚、志愿者偏倚、失访偏倚、生存偏倚。③确认偏倚（ascertainment bias），是在确认研究对象身份或结局时发生的误差。常见的有入院率偏倚、新发病例 - 现患病例偏倚、检出症候偏倚、时间效应偏倚、领先时间偏倚等。

控制选择偏倚主要通过科学合理的设计、严格按设计实施、正确的分析等来实现。在设计阶段，应清楚确定研究人群的标准、病例诊断标准、暴露及混杂因素的分类标准、合适的纳入及排除标准。研究结果的外推，应与纳入、排除标准相对应；考虑尽可能选择应答率高、流失率低的人群作为研究对象。充分考虑抽样实施的可行性，制定切实可行的抽样方案。或采用多种对照，例如，病例对照研究可同时选用医院对照及社区对照，队列研究可采用内参照和外参照，实验研究可同时设立空白对照、阳性对照。如不同对照所获得的研究结果一致，说明存在选择偏倚的可能性较小。

（二）信息偏倚

信息偏倚是指在研究的资料收集、整理、编码、分析过程中出现的系统误差。信息偏倚在各类流行病学研究中均可发生，可来自研究对象、调查者，也可来自用于测量的仪器、设备、方法等。包括回忆偏倚、报告偏倚、暴露怀疑偏倚、诊断怀疑偏倚、测量偏倚等。

控制信息偏倚的方法主要包括：①校准测量工具：在调查或测量前，应评价或验证调查问卷的效度、仪器的准确性和精确性是否符合测量要求。②统一资料收集方式及标准：制定变量说明表，所有变量均应有统一、明确的定义、分类或诊断标准；调查员应经过严格的培训，能正确理解及表达调查表的含义，采用统一、中性、客观的态度进行调查；对所有研究对象应采用相同的调查工具、用相同的调查方法进行调查；在资料收集过程中，应制定有效的质量控制措施，对所收集的资料应及时进行复核，确保资料的真实性。③采用盲法：根据研究设计类型，在收集和处理资料过程中，对研究者及被研究者实施盲法。④尽量采用客观指标来收集资料：尽可能利用实验测量方法获得客观数据，减少主观因素的影响。⑤提高调查技巧：对一些敏感问题，可采用随机应答技术、匿名调查等方法以提高应答率及应答真实性。为减少回忆偏倚，在设计时应适当编排需调查的问题，或提供相关实物、模型或图片以帮助研究对象回忆，提高应答的准确性，减少回忆偏倚。

（三）混杂偏倚

混杂偏倚或称混杂（confounding），是指在流行病学研究中，由于一个或多个潜在的混杂因素（confounding factor）的影响，掩盖或扩大了研究因素（暴露）与研究结局（疾病）之间的联系，从而使两者之间的真正联系被错误地估计的系统误差。一个因素被判断成为混杂因素，需具备三个基本条件：①与所研究的结局有关；②与所研究的因素有关；③不是研究因素与研究结局因果链上的中间变量。

如何有效地控制混杂而无偏地估计研究因素与研究结局之间的关联,是所有流行病研究都必须要阐述清楚和解决的重要问题。在研究过程中需要通过科学严谨的设计、合理的统计分析来控制混杂因素对研究结果的影响,包括在设计阶段的研究对象随机化分组、限制、匹配,在数据分析阶段的分层分析、标化(调整)及多因素分析。

（四）因果推断

爱因斯坦认为:"西方科学是建立在以因果律为基础的形式逻辑之上。" 2021 年,加州大学伯克利分校的 David Card、麻省理工学院的 Joshua D. Angrist 和斯坦福大学 Guido W. Imbens 共同获得了诺贝尔经济学奖,以表彰他们在劳动经济学和从自然实验中分析因果关系方面做出的贡献。可见,因果(causality)与因果推断(causal inference)一直是科学研究的核心问题。

流行病学是以观察性研究为主的理论体系,其病因推断的理论基础是科学归纳法。归纳推理是由 Bacon 和 Mill 所创立的逻辑学。1856 年,Mill 在其所著的《逻辑系统》中提出了著名的 Mill 准则(Mill's canons),即:求同法、求异法、同异并用法、共变法和排除法。1964 年,美国 "吸烟与健康报告" 委员会最早提出病因推断的五条标准。1965 年,Hill 等将其增加为 8 条,形成了目前较为公认的病因推断的基本准则——Hill 准则(Hill's criteria)。

1. 关联的时序性(temporality) 指因果出现的时间顺序,有因才有果,研究因素的暴露应在疾病发生之前,这是病因判断的必要条件。在病例对照研究或现况研究中,对一些慢性病来说,因素与疾病之间的时间顺序常常难以确定,如肥胖与糖尿病;而队列研究往往能提供前因后果的证据,此时仍需要注意研究对象在队列起始时疾病尚未发生,而且在暴露因素之后出现的疾病,其时间间隔应与该疾病发生的潜隐期相吻合。例如,致癌物暴露到发生实体性肿瘤一般需要若干年,若某人入住新装修的房屋数月后即发生肿瘤,据此则很难将肿瘤的发生归因于装修建材所含致癌物质。

2. 关联的强度(strength) 指暴露因素与疾病之间关联程度的大小,常用相对危险度(RR)、比值比(OR)、标化死亡比(SMR)等值来描述,也是因果推断的必备条件。在除外偏倚和随机误差的条件下,关联强度可作为判别因果关系和建立病因假说的依据。因素和疾病之间的关联强度越大,存在因果关联的可能性越大,即使存在偏倚所致的效应夸大或缩小,均难以从本质上改变这种强关联的大小和方向。当出现弱关联时,需要考虑偏倚作用的可能性,因果推断需更谨慎。

3. 关联的可重复性(consistency) 指某因素与某疾病的关联在不同人群、不同时间、不同地点、不同研究者用类似的研究方法均可获得类似的关联现象。重复出现的次数越多,一致性越高,因果推断越有说服力。

4. 关联的特异性(specificity) 特异性原本指某因素只引起某种特定的疾病,也就是说某种疾病的发生必须有某种因素的暴露才会出现。随着人们对疾病病因认识的不断深入,对该标准的应用有所扩展。如当多种因素均与一种疾病有关或当一种因素与多种疾病有关时,若某因素与某一疾病的联系强度越大,可认为该因素与该疾病之间联系的特异度越强。当关联具有特异性时,可增强病因推断的说服力,关联的特异性越强,则因果关系的可能性越大。但当不存在特异性时,并不能因此而排除因果关联的可能。

5. 剂量 - 反应关系(dose-response relationship) 指某因素暴露的剂量、时间与某种疾病的发生之间存在的一种阶梯曲线,即暴露剂量越大、时间越长则疾病发生的概率也越大。若研究因素与研

究疾病间存在剂量 - 反应关系,则因果关联的可能性越大。需要注意的是,有些因素的生物学效应存在剂量 - 反应关系,而有些则表现为"全有"或"全无"的形式。因此,当不存在剂量 - 反应关系时,不能否认因果关系的存在。

6. 生物学合理性(biologic plausibility) 指能从生物学发病机制上建立因果关联的合理性,即所观察到的因果关联可以用已知的生物学知识加以合理解释。一般来说,能被已知的生物医学知识解释的因果假设成立的可能性大。但是,在当前虽不能用已有的生物医学知识解释的因果假设,不一定没有成立的可能性,也可能在未来科学进步后被证实。例如,尽管从一些调查中发现了低水平铅(<100μg/L)暴露对儿童健康的影响,但由于潜在混杂因素的作用导致矛盾性的结果。最近研究采用了更加精确测量环境和人体中铅的工具,并结合基础医学、动物实验、环境流行病学研究资料,从生物学合理性角度支持了两者间仍然存在因果关联。

7. 关联的一致性(coherence) 指某因素与疾病之间的关联与该病已知的自然史和生物学原理相一致。例如,胃癌往往是从胃黏膜萎缩、肠化生和异形增生发展形成。而幽门螺杆菌可借助其鞭毛提供动力,穿过胃壁的黏液层到达上皮细胞表面,然后通过其细胞毒素相关基因致病岛(Cag-PAI)、空泡细胞毒素(VacA)和外膜蛋白 BabA 等的直接和间接作用,导致胃上皮细胞功能失调和基因突变。因此,提示幽门螺杆菌感染可能是胃癌发生的主要危险因素之一。有些学者认为该标准与前述的生物学合理性差异不大,故在实际分析时可以将该两条标准合并叙述。

8. 实验证据(experimental evidence) 指因素与疾病之间的关联可得到实验流行病学或实验室研究的支持。用实验方法去证实去除可疑病因可引起某疾病发生频率的下降或消灭,则表明该因果关联存在终止效应(cessation effect)。有实验证据存在,则因果关联的可能性增大。

流行病学研究中的因果推断是一个很复杂的论证和推理过程,不能仅根据与某一项或某几项标准的符合情况就得出推断。在因果关系的判定中,上述标准满足的条件越多,则因果关系成立的可能性越大,误判的可能性也越小。除了最重要的关联的时间顺序和关联强度必须具备外,并不一定要求满足其他的所有标准;同样,当满足的条件较少时,也不能因此排除因果联系。在因果关系的推论中,要认真考虑研究设计的科学性与合理性,以此判断研究结果的可靠性,当不同研究的结果出现矛盾时,尤其要考虑其研究设计效能。一个较好的研究设计类型除了能满足上述的时序性和可重复性,还能较好地控制各类偏倚的干扰,所获结论容易被后来的研究所再现。

流行病学研究中的因果关系有些是非常复杂的,对用于因果推论的研究证据,除在设计上尽可能科学、严谨,以保证每项研究的真实性和可靠性外,还应在处理资料时尽可能应用多因素分析和因素间的交互作用分析,以正确识别和评估混杂与交互作用。

需要注意的是,从预防控制疾病的角度出发,所探讨的疾病病因,并不需要详细区分必要病因和充分病因,也不需要等待致病机制的研究结果,就可以应用于疾病的预防与控制。如吸烟与肺癌的关系,虽然吸烟既不是肺癌的必要病因也不是充分病因,而且其致癌机制不甚明了,但根据流行病学观点,可以通过实施戒烟以减低肺癌的发病率或死亡率。

第二节　社会学研究方法

社会学研究的基本方法,是运用社会学的基本理论和方法,观察、描述、分析研究社会运动规律的科学程序,按照研究方法可以分为定量研究、定性研究和实验研究。定量研究和实验研究与流行病学研究方法思路基本一致,因此,本节对于定量研究和实验研究只进行简述和补充一些流行病学方法中未详述的内容,重点介绍定性研究方法。

一、定量研究

定量研究(quantitative study)是通过收集可量化的数据,并基于统计、数学或计算技术对现象进行的系统研究。在进行定量社会调查研究中,设计一份良好的问卷(questionnaire)调查表是关键。

问卷可以分为自填式问卷和访谈式问卷。自填式问卷,一般通过邮件发送或网络推送方式将问卷交到被调查者手中,让其自行填写。访谈式问卷,是一种面对面调查(face to face survey),由调查者将问题念给被调查者听,再根据被调查者的回答填写。相比于自填式问卷,访谈式问卷调查质量相对更高。

问卷设计的步骤主要包括:①明确研究目的;②建立问题库;③设计问卷初稿;④试用与修改;⑤效度和信度检验。

一份完整的问卷包括封面信、指导语、问题和答案四个部分。封面信即一封致被调查者的信,一般需要说明调查主办单位和调查者的个人身份、调查的目的和意义,并在结尾感谢对方的合作。指导语是告诉被调查者如何正确回答问卷,包括如何填写问卷即如何回答问题的说明,对问卷中某些问题的含义作进一步解释,对某些特殊或复杂的填写形式举例说明。问题和答案是问卷的主体,根据问题回答的方式可以将问卷设计区分为开放式问卷(unstructure questionnaire)和封闭式问卷(structure questionnaire)两种。开放式问题不需要为回答者提供答案,由回答者自由发挥;封闭式问题向回答者提问后给出两个或两个以上的有限的固定答案,回答者只能在其中做出选择。二者的优缺点如表 2-5 所示。常用的问题设计包括:填空式、二项选择式、多项选择式、图表式、排序式等。

问卷设计常见的错误:①双重装填:指一个问题中包含了两个或两个以上的含义,使回答者难以做出一种选择。②含糊不清:使用了一个含糊不清的词义,或使用了一些专业术语或地方俗语,使人们不易准确理解问题。有时可能使用了过多的修辞语,反而使问题的准确意思表达不清。③抽象提问:这类问题涉及幸福、爱、正义等一类抽象概念,往往难以回答。许多回答者一旦遇到这类问题时,可能发现自己从未思考过这类问题,问卷如果需要涉及这类问题时,每个问题最好给出一个具体的看法,让回答者表示赞成与否。④诱导性提问:这类问题人为地增加了某些倾向性回答的机会,存在诱导作用。带有诱导性的提问,容易使无知者和无主见者顺着提问者的意思回答问题。因此,诱导性提问是应该避免的。⑤敏感性问题:有些问题对于回答者而言属于敏感问题,如收入、性取向、流产史、吸毒史等。设计这类问题应十分慎重,否则将造成拒答或说谎。有时可在肯定存在敏感性问题的人群中作些恰到好处的诱导,不给予肯定或否定的答案。

表 2-5　开放式问题和封闭式问题的优缺点

比较	开放式问题	封闭式问题
优点	适用于不知道问题实际答案时,让回答者自由发挥,以便收集到生动的资料,甚至可得到意外的发现。另外,当一个问题可能会有多项答案时,若使用封闭式问题,回答者可能记不住那么多答案而难以做出选择,而且问题和答案太长容易使人厌倦。	封闭式问题容易回答,节省时间,回收率较高,不强调回答者的文化和知识水平的高低,因此,文化程度较低的对象比较适宜用这种问卷方式。封闭式问卷在测量一些等级问题方面有独特优势。这类问题一般必须列出一系列不同等级的答案供回答者选择。若采用开放式问卷,很难将五花八门的答案归纳为统一的等级。对于一些敏感问题,诸如经济收入之类,可采用分类方式供回答者选择,往往比直接回答开放式问题更能得到相对真实的回答。
缺点	开放式问题要求回答者有较高的知识水平和语言表达能力,能准确理解题意,思考答案,并能恰当表述出来。自填式问卷不提倡用开放式问题,否则回答者要花费时间独立思考,导致应答率降低。对开放式问题的答案,其统计处理较为困难,有时可能无法归类统计,有时可能出现一些与主题无关的信息。	某些问题的答案设置不易齐全,当答案超出设计的范围时,回答者往往无法填写或只能归于"其他"一类。假如回答者不同意列出的答案,也只能在已经列出的答案中任选一种,这样往往会掩盖回答者的原始想法。封闭式问卷还容易发生笔误,如答案圈错一个数字或符号,表达的意义就完全不同了。

　　问题的排列可以遵循以下原则:①先排列容易的问题,后排列敏感问题;②先排列封闭式问题,后排列开放式问题;③按一定的逻辑顺序排列问题;④检验信度的问题需分隔开来。

　　由于社会现象变化的多样性,在社会科学研究领域对测量误差的判断尤为重要。误差测量评价主要涉及效度(validity)和信度(reliability)。效度评价即是否测量了想要测量的事物。效度虽然会受研究对象多样性的影响,但主要涉及系统误差的问题,诸如抽样偏倚、资料收集过程缺陷、测量分析过程不够精确等。多数学者认为效度评价包括:内容效度(content validity)、准则效度(criterion validity)、结构效度(construct validity)、表面效度(face validity)、抽样效度(sampling validity)、一致效度(concurrent validity)和预测效度(predictive validity)等。信度测量是指使用同样的测量方法在对同一测量对象进行重复测量时得出结论的相关性,主要用于评估随机误差。例如患者满意度测量,对同一批患者在早上和晚上分别重复询问,两次询问结果高度相关,可以认为该询问方法的信度高。

　　信度是效度的必要条件,但非充分条件,即效度是信度的充分非必要条件。一个测量是有效的,它肯定是可靠的。二者的关系如表 2-6。

表 2-6　信度和效度的关系

比较内容	信度	效度
定义	关注同样的测量方法在同一测量结果中是否呈现出一致结果	关注测量方法是否反映了旨在测量的结果
测量误差类型	关注随机误差	关注系统误差
两者联系	信度对效度是必要的	效度对信度不一定是必要的
种类	测量者间、测量者内、复半间、折半、重测	表面、抽样、一致、预测和结构效度
误差来源	测量对象、测量者、状态、设备、过程	除信度误差来源外,还包括抽样和资料收集、管理和分析阶段
必要程度	取决于效度的要求,效度要求越高,可靠性的要求也越高	如评价结果仅用于内部改进,评价者可能对低效度也能接受;如评价结果需要推广扩大,则效度的要求就越高

二、定性研究

定性研究（qualitative study）是着重于阐述事物的过程特点及发生发展规律性的研究方法。其主要特点是：①注重事物的过程，而不侧重于结果；②对少数特征人群的研究，结果不能外推；③定性研究需要与研究对象保持较长时间的密切接触；④定性研究的结果很少用概率统计分析。定性研究常用的方法有观察法、访谈法和专题小组讨论等。

（一）观察法

观察法是社会调查研究的最基本方法之一。观察法就是用眼看，用耳听，以及应用其他手段有目的地对研究对象进行考察，以取得研究所需要的资料。具有下列特点：科学研究中的观察是在研究目的和假设指导下进行的观察，是为科学研究目的服务的；科学研究中的观察必须对观察项目、观察方法制订详细计划，进行系统设计，有系统、有计划地进行观察；科学研究中的观察必须是客观、能被检验和可用于分析的。观察法依观察者是否参与被观察对象的活动，可分为参与观察与非参与观察；依对观察对象控制性强弱或观察提纲的详细程度，可分为结构性观察与非结构性观察；依观察地点和组织条件，可分为实地观察和实验观察等。

1. 参与观察（participant observation）　是观察者直接参与被观察者的活动，作为其中一员并进行观察，从而系统地收集资料的方法。参与观察根据参与的程度又可分为完全参与观察和不完全参与观察两种。完全参与观察是指观察者隐瞒自己的真实身份和研究目的，自然加入被观察者群体中进行的观察。完全参与观察能深入地了解到被观察者的真实资料，但如果参与过深，又往往容易失去客观立场。不完全参与观察是指观察者不隐瞒自己的真实身份和研究目的，在被观察者接纳后进行的观察。不完全参与观察避免了被观察者的紧张心理的疑虑，可以进行自然的观察。但这种方法的缺点是被观察者容易出现不合作行为，或是隐瞒和掩饰对自己不利的表现，或是故意夸大某种表现，使观察结果失真。

2. 非参与观察（non-participant observation）　是观察者不直接参与被观察者的活动，以旁观者的身份对观察对象进行的观察。非参与观察的优点是能够不受被观察者的影响，进行比较客观的观察。但是这种观察方法不容易深入了解到被观察者的内部情况。

3. 结构性观察（constructed observation）　是指观察者根据事先设计好的提纲并严格按照规定的内容和计划所进行的可控性观察。它的特点是结构严谨，计划周密，观察过程标准化。但采用这种方法观察缺乏弹性，容易影响观察结果的深度与广度。

4. 非结构性观察（non-constructed observation）　是观察者预先对观察的内容与计划没有严格的规定，而是依据观察现场的实际情况所进行的观察。它的特点是观察时弹性大，随意性大，可根据实际情况随时调整观察的计划和内容。因而，这种观察方法的适应性强，而且简单易行。但是用这种方法收集的资料整理难度大，不容易进行定量分析。多用于探索性研究。

5. 实地观察（field observation）　是观察者有目的、有计划地运用自己的感觉器官或借助科学观察工具，能动地了解处于自然状态下的社会现象的方法。

6. 实验观察（laboratory observation）　按照实验环境的不同，可分为实验室实验和现场实验。实验室实验，就是在人工的"纯化了"的环境中进行的实验，实验者对实验环境实行完全有效的控制。现场实验，则是在自然的现实的环境中进行的实验，实验者只能部分地控制实验环境的变化。

（二）访谈法

访谈法是通过研究者与被研究者的直接接触、直接交谈的方式来收集资料的研究方法。访谈可以直接了解到受访者的思想、心理、观念等深层次内容，可以直接询问受访者本人对研究问题的看法，并提供机会让他们用自己的语言和概念来表达他们自己的观点。

1. 结构式访谈（structured interview）　又称标准化访谈，在技术上是访谈法和问卷法的结合。访谈时，访谈者必须依据事先设计好的标准化问卷或访问调查表进行访谈，尽量避免个人的自由发挥，在访谈方式、访谈内容和记录方式上都按统一规定进行。在访谈资料的记录方面，结构式访谈同样有严格的标准化要求。结构式访谈在某种程度上克服了访谈法中标准化程度较低的局限，使调查资料便于统计和对比。此外，结构式访谈还相对降低了访谈的技术难度，使调查较易于进行。但是结构式访谈调查内容受到限制，不能及时扩展和深化，访谈过程缺乏灵活性，调查容量有限。

2. 无结构式访谈（unstructured interview）　就是非标准化的访谈，即不严格要求问题统一、提问方式统一和答案记录统一的访谈方法。按照自由度的不同，无结构式访谈可分为半结构式和完全无结构式。半结构式访谈主要特点是：①有一个事先设定的包含了调查内容范围、提问方向和若干主要问题的调查提纲；②除了少数主要问题事先设定外，其他问题均不事先确定，而是要求在自由交谈中，边谈边形成问题；③除了少数问题可作事先的封闭式答案选择外，大部分问题都是开放性的，并且允许被访者有超出预想范围的回答；④提问方式上具有充分的机动性、灵活性，问题可随时增减。完全无结构式的访谈是事先不规定任何要问的问题，也不规定资料调查的大致范围，而仅仅确定一个资料搜集的主题或题目，使访谈者和被访者都可充分自由地、不受限制地交谈的方法。无结构式访谈具有充分的灵活性和适应性，能机动灵活地面对各种情况，最大限度地发挥访谈双方的主动性和创造性，使访谈能广泛深入地进行，并能随时随地对新问题、新线索进行追问。无结构式访谈的主要局限是它要求较高的访谈技术，因此对访谈员有很高要求；访谈过程更费时费力；并且调查资料较难标准化，不易作定量的分析。

3. 个人深入访谈（individual depth interview）　个人深入访谈是对访谈对象逐一进行单独访谈的方式，应用范围不是很广，但在某些情况下，其作用非常重要，如对重大决策者的访谈，对某一重大事件唯一知情人的访谈，其作用是不可代替的。

4. 焦点小组访谈（focus group discussion）　是调查者邀请若干被调查者，通过集体座谈方式或集体回答问题方式搜集资料的调查方法。焦点小组访谈一般由 8~12 人组成，男女同组，根据研究要求在同质性较强的人群中随机抽取。在事先安排好的地方进行访谈。访谈应以轻松、愉快的方式开始。访谈开始时，研究者可以对自己的研究项目做一个简短的介绍，包括研究单位、研究目的、结果处理方式、志愿原则和保密原则等。此后，研究者要表明集体访谈的基本原则，如：一次只允许一个人讲话，旁人不要"开小会"；所有的人都有机会也都要发言，不是让少数人统治会场；参与者可以自己组织讨论，不必等待研究者介入，发言要面对大家，不是只对研究者一个人；讨论问题要比较集中；每个人的意见都很重要，没有好坏之分。访谈结束时，研究者可以请每位参与者简要总结自己的看法，或者补充自己的观点。在焦点小组访谈中，要鼓励参与者相互之间进行交谈，而不仅仅是跟研究者对话，研究者可以将访谈本身作为研究对象，通过观察参与者之间的互动行为来了解他们在个别访谈中不会表现出来的行为。参与者通过在一个集体的环境内一起对研究问题进行思考，相互补充，相互纠正。

5. 座谈会（forum）　是一种集体访问的方法，即邀请一组调查对象在一起进行集体访问。座谈会的最大特点是访问者与被访问者之间的互动,而且也是被访问者之间的互动过程。要使座谈会成功,访问者要组织好两者之间的互动关系,这就要求访问者有熟练的访谈技巧及组织会议的能力。因此,座谈会是较个别访问层次更高、难度更大的调查方法。座谈会的上述特征使得这一方法常被用于验证调查行为及组织能力的一种衡量尺度。此外,典型调查也常采用这种方法,通过深入解剖一个典型,召集各种代表人物参加座谈,简便易行且收效明显。座谈会的人数以 5~7 人为宜,最多不超过 10 人,参加的人员根据不同目的而有不同选择。人员选择的一般原则是:①参加人员要有代表性;②选择了解情况的人参加座谈;③选择勇于发言者;④相互之间应有共同语言。访问前应事先将参加座谈的人员名单,访问的具体内容、要求与座谈地点、时间等通知访问对象。正式开会前,调查者应做好充分准备,拟定好询问提纲。

(三)头脑风暴法

在群体决策中,由于群体成员心理相互作用影响,易屈于权威或大多数人的意见,形成所谓的"群体思维"。群体思维削弱了群体的批判精神和创造力,损害了决策的质量。为了保证群体决策的创造性,提高决策质量,管理学上发展了一系列改善群体决策的方法,头脑风暴法(brain storm)是较为典型的一个。头脑风暴法可分为直接头脑风暴法(通常简称为头脑风暴法)和质疑头脑风暴法(也称反头脑风暴法)。前者是专家群体决策尽可能激发创造性,产生尽可能多的设想的方法,后者则是对前者提出的设想、方案逐一质疑,分析其现实可行性的方法。采用头脑风暴法组织群体决策时,要集中有关人员召开专题会议,主持者以明确的方式向所有参与者阐明问题,说明会议的规则,尽力创造融洽轻松的会议气氛。主持者一般不发表意见以免影响会议的自由气氛,由参与者"自由"提出尽可能多的方案。

(四)德尔菲法

德尔菲法(Delphi technique),又称专家调查法。20 世纪 60 年代美国 O. 赫尔默和 N. 达尔基在意见表决和汇总评述研究工作中首先提出这种方法,随即得到广泛应用,并出现了多种改进形式。该方法是当历史资料或数据不够充分,或者当模型中需要相当程度的主观判断时,采用问卷方式对选定的一组专家进行意见征询,经过反复几轮的征询使专家意见趋于一致,从而得到对未来的预测结果。现也广泛被用于进行评价、决策、沟通管理和规划工作。

(五)SWOT 分析

SWOT 分析,又称态势分析,就是将与研究对象密切相关的各种主要内部优势(strength)、劣势(weakness)和外部的机会(opportunity)、威胁(threats)等,通过调查列举出来,并依照矩阵形式排列,然后用系统分析的思想,把各种因素相互匹配起来加以分析,从而根据研究结果制定相应的发展战略、计划以及对策等。

三、实验研究

公共卫生领域的研究对象是人群和社会,要将社会比喻为一个实验室来进行研究,许多条件难以控制,但是将实验研究的原理移植到公共卫生领域是必要和可能的,而且已经越来越广泛普及了。许多社区人群的干预试验(intervention trial)都是实验研究原则的应用。

在自然科学及社会科学中,经典实验涉及 3 个原则:即自变量与因变量、前测(pre-testing)与后测(post-testing),以及实验组(experimental group)与对照组(control group)。基本上实验是考察自变量对因变量的影响。通常自变量是实验中的干预因素。在典型的实验模型中,实验者的目的就是要比较出现干预和不干预所导致结果的差异。自变量和因变量都要根据实验目的,设计可操作的方案,具备操作方案才能界定相应的观察指标和观察方法。先将受试者作为因变量进行测量,称为前测;接受干预后,作为因变量再次进行测量,称为后测。因变量前后测量之间引起的差异,被视为是干预产生的效果。在一组人群间单纯进行前后测量比较差异时,难以避免有混杂因素影响研究的结果,必须考虑采用对照组,即在假设不进行干预的条件下,社区实验前后是否也发生类似的变化。控制非干预影响的首要方法是设立对照组。实验室实验很少只观察接受干预的实验组,研究者常常设立一组未接受实验干预的对象作为对照组,社区实验同样需要设立对照组。

实验组与对照组的可比性,可以通过配对(matching)来实现。匹配因素的选择应当充分考虑可能影响干预效果的重要混杂因素,匹配的目的是使得实验组和对照组在混杂因素的分布上均衡可比,避免由于混杂因素的存在导致错误地估计了干预与结果之间的关联。同时,匹配的因素不宜过多,避免出现实验组和对照组难以匹配的问题。

第三节 公共卫生项目管理方法

一、项目管理概述

(一)项目的定义

卫生项目,是一个组织为实现既定的目标,在一定的时间、一定的人员和其他资源的约束下所开展的有一定独特性的、一次性的工作。卫生项目可以是建立一所医院、研发一种新药、组织一次培训,也可以是开展一项对社区卫生服务满意度的调查、某种疾病调查,组织一次健康教育活动等。可以是开发一种新技术、提供一项新的服务项目,也可以是建立一种制度、开展一项科研活动。只要是为特定的卫生产品或卫生服务而开展的一次性活动,均属于卫生项目的范畴。

(二)项目管理的职能及知识体系

通常,项目管理的知识体系主要包括9个部分内容,即范围管理、时间管理、成本管理、质量管理、人力资源管理、沟通管理、风险管理、采购管理及集成管理。项目管理涉及具体领域的专门知识、技能、方法和工具。

1. 项目范围管理　是指一个项目从立项到结束的全过程,对所涉及项目工作范围进行的管理和控制活动。一般包括项目起始、界定项目范围、确认项目范围、项目服务计划及项目范围变更控制等内容。

2. 项目时间管理　又称项目进度管理,是为确保项目按时完成所开展的一系列管理活动与过程。一般包括项目获得界定、项目获得排序、项目获得时间估算、制定项目时间计划,以及对项目进度进行管理与控制等内容。可以使用甘特图进行项目时间管理。

3. 项目成本管理　是在项目管理过程中,为确保项目在不超出经费预算的前提下完成项目全部活动所开展的管理工作。一般包括项目的资源计划、成本估算、成本预算、成本控制和成本预测等内容。

4. 项目质量管理　是指为确保达到项目质量目标要求而开展的项目管理活动,有项目工作质量管理和相关产出质量管理两个方面。一般包括项目质量规划、项目质量保障和项目质量控制等内容。

5. 项目人力资源管理　是指有效地利用项目的人力资源,通过开展有效规划、积极开发、合理配置、适当激励等工作,实现项目目标。项目的人力资源是指完成项目所需要的各种人力资源,也包括所有的项目利益相关者。一般包括项目组织计划、项目人员募集与配备、项目梯队建设三部分内容。

6. 项目沟通管理　是在项目执行过程中,由于项目各利益相关者的文化背景、工作背景、学术背景等方面有所不同,对同一问题的理解都会出现很大差异,只有在项目各利益相关者之间建立起有效的沟通机制,才能确保项目信息的共享和互通,保证项目工作的顺利进行。一般包括项目信息的沟通计划、信息传送、项目报告和项目决策信息与沟通管理等内容。

7. 项目风险管理　项目风险是指项目所处环境和条件的不确定性,以及不可预期的可能的影响因素,导致项目的最终结果与项目的利益相关者的期望和要求不相吻合,带来损失的可能性。项目风险管理是通过各种手段来识别项目风险,进而合理应对、有效控制,达到以最小成本实现项目目标的管理工作。一般包括项目风险的识别、风险的定量分析、风险的对策设计和风险的引导与控制等内容。

8. 项目采购管理　是指从项目系统外部获得项目所需产品或服务的过程。一般包括项目采购计划、采购过程、采购询价、资源供应来源选择、招投标、采购合同等内容。

9. 项目集成管理　是指为确保项目各项工作能够有机协调、配合所开展的综合性和全局性的项目管理工作,包括协调各种相互冲突的项目获得、选用最佳的项目备选方案、集成项目变更和持续改善项目工作等内容。项目的集成管理是以项目整体利益最大化为目标,以项目各专项管理如时间管理、成本管理、质量管理等的协调与整合为主要内容所开展的综合性管理活动。

（三）项目管理的生命周期

为了管理方便,可以将目标从开始到结束的整个过程分为若干阶段,这些不同的阶段构成了项目的生命周期。一般可以划分为需求识别阶段、设计阶段、实施阶段和结束阶段。图 2-9 显示了项目的生命周期,图中纵轴表示项目的资源投入水平,横轴表示项目及项目阶段的时间。

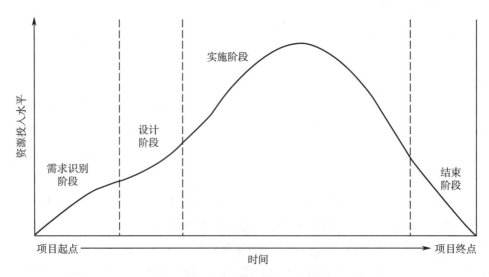

图 2-9　典型的项目生命周期示意图

项目需求识别阶段也是对项目的定义和决策阶段。各级各类卫生组织在实现组织战略目标过程中,会遇到各种问题和挑战,也会遇到很多机会。在这个过程中,能够产生应对各种问题的想法、建议和计划,从而形成项目的概念,通过对项目必要性和可行性的分析与论证,做出项目决策。这个阶段的主要工作包括:需求识别、提出项目建议书、开展项目可行性研究并做出项目决策。

项目的设计阶段是在项目可行性研究的基础上,提出具体的解决方案,并详细预算所需资源和种类、数量及所需花费的时间和成本。这一阶段的工作主要包括目标确定、范围界定、工作任务分解、活动排序、成本预算、人员分工、资源计划、质量控制及风险识别等,形成一份详细的项目计划书。项目计划书包括:项目总体计划和专项计划的制定、项目产出的设计和规定、项目工作的对外发包与合同签订。

项目的实施阶段是具体实施项目计划阶段,工作内容包括:制定详细的实施计划、严格执行计划、开展各种项目监督与控制工作。

项目的结束阶段也称完工与交付阶段,是提交项目结果和评估项目绩效的过程。在提交之前,要检查、测试项目的结果是否满足项目要求;进行绩效评估和经验总结,以便为今后执行相似项目积累经验。

（四）项目实施与监督

项目的实施与监督就是对一个项目从立项到结束全过程中涉及的项目工作的范围所进行的管理和控制活动。项目范围应包括完成该项目"必需"的全部工作,项目的工作范围既不应超出实现项目目标的需要,也不能少于这种需要。通过此工作的开展,就可以在项目实施前明确定义出一个项目所应开展的工作活动,为项目实施提供一个工作边界和任务框架。通过比较项目实际执行与计划的范围是否有偏差,决定是中止、调整项目还是采取纠偏行动和措施,以便对项目实施工作进行有效监督与控制。项目实施与监督的主要工作包括:编制项目计划、界定项目范围等。

二、项目管理活动内容

（一）编制项目范围计划

"编制项目范围计划"是描述项目任务范围和工作边界的文件,明确项目目标及项目任务的计划和安排,作为项目各阶段起始工作的决策依据。

编制项目范围计划的依据是项目起始工作中确定的项目总目标和项目目标,以及可行性分析中所明确和定义出的各种项目限制条件和项目的假设前提条件等方面的信息与资料。

编制项目范围计划的方法和工具包括项目产出物分析方法、收益/成本分析方法、专家判断法等;在编制项目范围计划时,需要提出各种各样的备选方案,可采用"头脑风暴法"和"横向思维法"等。

编制项目范围计划主要包括3份文件:一是项目范围主体计划,包括项目理由、项目内容、项目产出、项目目标等;二是项目范围支持计划,包括已识别的假设前提和限制条件,可能出现的项目变更等;三是项目范围管理计划,包括项目范围变更的可能性、频率和变更大小的估计,范围变更的识别、分类说明及管理安排等。

（二）界定项目范围与制定工作任务大纲

"界定项目范围"是指根据项目目标要求、限制条件与假设前提、相关历史项目信息等,全面界定项目的工作任务,应用项目工作分析结构技术,将项目细分为具体和便于管理的项目活动。项目范围定义的结果是产生项目的工作分解结构,其目的在于:提高对项目工期和项目资源需求估算的准确性;为项目的绩效度量和控制确定一个基准;便于明确和分配项目任务与责任。

工作分解结构(work breakdown structure,WBS)是在项目范围管理中的核心概念,它是由构成并界定项目总体范围的项目要素,按照一定的原则和分类编组所构成的一种树型图,以此定义项目的工作范围。工作分解技术是通过把项目目标逐层分解,把项目整体分解成较小的、易于管理和控制的若干子项目,直至最后分解成具体工作单元(工作包)的系统方法。它比较详细和具体地确定了项目的全部范围,给予人们解决复杂问题的清晰思路和广阔蓝图。随着管理层级的递进,WBS 也在不断地细化,每细分一层都是对项目更细致、更深入的描述,其中最底层的项目元素叫工作包。一个典型的工作包有一个开始时间、一个结束时间和某种形式的最终产品,并由一个组织具体负责。

很多公共卫生项目均涉及提供公共卫生服务的内容,而工作任务大纲(terms of reference)在公共卫生服务类项目活动管理中起着重要的作用。它是制定项目活动计划书的重要参考依据。工作任务大纲是由项目管理方负责准备的。工作任务大纲应根据开展活动的具体性质加以准备。有些公共卫生服务项目是以能力发展为主要内容的,工作任务大纲可以由管理人员和有关专家及相关政府部门的人员共同准备制定。工作任务大纲应明确规定工作任务的目标及范围,提供背景情况,并与现有的预算相对应,便于活动申请者准备计划书。有些项目涉及培训活动,就应该提出培训内容和培训人数等细节,以使项目实施单位能够较为准确地测算所需资源。

工作任务大纲应清楚地表明完成任务所必需的各项服务和预期的成果(如报告、数据等)。项目管理单位和项目活动实施单位的各自职责在工作任务大纲中也应明确规定。常见任务大纲的基本结构包括 6 个部分:背景、目标、任务范围、方法、主要活动的进度要求、报告的要求。

（三）确定实施机构

很多公共卫生项目是由公开招标和定向招标来确定项目的实施机构的。一般来说,公共卫生项目执行的基本原则都是公平竞争、选择最适宜机构开展活动。项目实施机构,包括单一来源和非单一来源两种。

（四）签订合同与支付费用

在发出中标通知后的几个工作日内签订合同。不论单一来源或通过竞争性招标选择的活动实施机构,都需要采用合同的方法进行管理。当中标者不能就合同与项目管理机构达成一致时,管理部门可以通过书面方式通知对方停止签订合同,邀请评标排名第二的机构谈判签订合同或重新招标或邀标。

一般来说,在签订合同后,管理机构将支付 40%~70% 的合同款(不同的机构、不同的项目支付比例不同)。在项目活动实施中期,实施机构要向管理机构提交中期项目进展报告。如果实施机构很好地履行合同条款,管理机构将再支付一定比例的合同款。如果实施方未能很好地履行合同,第二笔费用暂停拨付,同时通过上级部门加强督导,促其改进工作。实施方改进工作并履行了合同条款后,将补付合同款。项目合同结束,项目实施方需要提交项目完工报告和财务结算报告。经管理机构审核批准,管理机构将支付合同总额的尾款。

（五）督导、进展报告与验收

对于公共卫生项目来说,不同的管理机构采用不同的督导方式。例如,有的项目在项目执行期间,会选择适当时间对项目实施机构进行 2~3 次督导,要求项目实施机构每半年或一年提交 1 份项目进展报告。

实施方在项目活动完成后向项目管理机构提交项目活动完工报告和财务结算报告。提交报告后,项目管理机构就可以对项目活动进行验收。如果验收合格,项目管理机构将按照合同规定办法进行费用支付。如果验收的部分活动未完成或部分完成,也要按照合同的约定进行处罚。

三、项目评估

项目的评估就是对项目的目的、执行过程、产出、效益和影响,进行系统、客观的分析;通过项目活动的检查总结,确定预期目标实现程度,项目的主要效益指标是否实现;通过分析评估分析失败的原因,总结经验教训,并通过及时有效的信息反馈,为未来新的项目决策、提高项目管理水平提出建议,达到提高项目效率的目的。

项目评估是以项目计划要求为标准进行的评估,是项目计划的继承和发展。经过评估,既可以巩固已经取得的成效,也可以采取相应措施防止类似问题的发生。一项成功的评估必须与项目所制订的应该达到的目标相联系,目标说明得愈具体、愈明确,评估工作愈客观,工作的成效就愈大。

（一）项目评估的目的

项目评估的目的包括:①确定项目计划的适宜性与合理性。②确定项目计划中所开展活动的种类、数量,确定所开展的活动是否适宜目标人群,以及所开展的活动是否按照计划进行。③确定项目是否达到了预期的目标、存在的问题是什么,以及需要进一步改进的意见是什么。④向项目资助方提供评估报告,报告项目所取得的结果、存在的问题、得到的经验和教训,等等。

（二）项目评估的意义

项目评估的意义包括:①可以保证项目实施取得成功。②可以使项目更具有科学性。③可以提高项目的效率。④可以阐明项目的价值及其推广性。⑤评估项目目标的实现程度。⑥评估项目的进展。⑦对项目产生的社会和经济效益做出客观的评估。⑧评估项目的质量。

（三）项目评估的内容

项目的评估内容依据评估目的不同而有所不同,但总体上应当包含以下几个方面。①检查项目的适宜程度。②评估项目的质量:主要是评估项目的计划,检查项目计划的完整性、可操作性等。③检查项目的进度:将各项项目活动的投入执行情况与原计划的进度相比较。调查项目活动未按计划执行的原因,找出存在的主要问题或障碍及其主要的影响因素。④检查项目的效率。⑤评估项目的效果:衡量项目活动所期望的预定目标的实现程度,如是否达到了预期目标,是否解决了主要卫生问题,等等。⑥评估项目的效应:项目的效应是指项目对社会经济、公共卫生发展等所产生的影响,以确定所评估项目的长期影响和贡献。⑦评估项目的成败原因。

（四）项目评估的类型

按照项目周期分类可以分为:①过程评估:主要对公共卫生项目实施过程中的投入和产出进行评估。通过对实施过程加强监督、控制,分析卫生资源的利用程度、计划的进展程度等,及时发现执行过程中存在的问题,制定相应对策,加以解决,保证计划顺利执行。②效果评估:主要针对实施后的结局和影响进行的评估。效果评估对于长、中、短期的项目,可以细分为长期效应评估、中期效应评估和短期效应评估(图 2-10)。

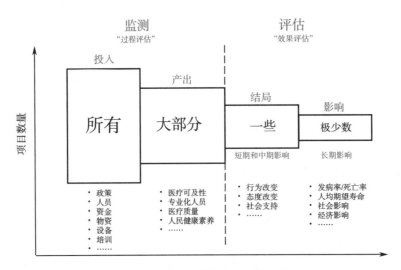

图 2-10 不同周期的项目评估工作

按照评估内容分类可以分为：①环境评估：这里所讲的环境是一个广泛的概念，包括政治的、社会经济的、人口的、文化的、地理的等许多方面的情况。项目的环境评估往往是项目正式开始之前的主要任务，它关注项目地区的社会经济发展有关的政策、制度、人口等状况对项目的影响。随着管理的进一步科学化，环境评估的重要性将越来越明显。在进行环境评估时，政策分析技术是较为常用的一种方法。②形成性评估：是指在项目实施过程中所开展的评估性研究。它主要是检查项目的干预措施或实施方案的有效性与可行性。③基线评估：又称为基线调查，即通过定性、定量相结合的方法收集项目实施之前的有关资料。明确有关指标的基准状况，为项目中期和终末性评估提供基础性的参考数据，以明确项目实际产生的成效。④预试验评估：在正式项目实施前，研究者往往会在一小范围内选择某个（些）单位进行试点，以评估项目设计的合理性、项目干预方案的可行性、项目的实施效果、研究对象的可接受性与满意度、进度安排的适宜性等。⑤财务评估：在项目实施后，会经常性地开展项目的财务评估工作，以检查项目资金是否按计划分配，配套经费是否到位，比较预算与实际费用开支的符合程度，计算投入产出比，了解资金是否满足公共卫生项目的需要，是否发挥了应有的作用等。⑥中期评估：当项目进行到一半时间时，往往会开展项目的中期评估工作。目的是综合检查项目设计的适宜性，并且提出项目后期的指导原则和有关的建议。⑦终末性评估：几乎所有项目在其结束时都需要开展终末性评估工作。它的重点是检查项目预期目标的达到程度，项目的成效（包括效果、效益与效用等），项目成效的可持续性、可推广性，以及必需的条件与范围等。

（五）项目评估的程序

一般来说，项目评估由确定利益相关者、明确不同利益相关者所关注的问题、确定评估目标、确定评估需要回答的问题、选择评估指标与标准、确定资料收集与分析的方法、明确评估结果利用者及其期望、撰写并提交评估报告等八个步骤组成。

1. 确定利益相关者 利益相关者，是指与项目设计、实施及效果有一定联系的机构、组织和人群等。它们的期望和态度对项目的开展与项目效果的扩散等都有一定的影响。

2. 明确不同利益相关者所关注的问题 对于同一个公共卫生项目，不同利益相关者所关注的问题不同，有时甚至完全相反。评估者必须首先明确它们对评估性研究的期望，从中确定谁是主要的利益相关者,根据其主要的期望设计评估方案。

3. 确定评估目标　在明确主要利益相关者及其期望的基础上,评估者应确立评估的目标。这个目标既包括总目标,又包括具体目标。总目标是总体上阐述项目工作应该达到的目的,能够说明总体的要求和大致的方向。具体目标是总体目标分解到各个主要环节上的目标,是对总目标的具体说明。制定目标应当遵循可实现性、可测量性、时间限制和具有挑战性等原则。

4. 确定评估需要回答的问题　通常需要对项目提出以下问题:哪种策略最有效,有无其他可替代方案;确定最有效的干预措施;确定最适宜的目标人群;确定干预是否施加于目标人群;干预是否按计划实施;干预措施是否有效;干预措施的费用如何;是否达到期望目标;问题概念是否可操作化;问题的分布和目标人群是否查明;项目设计是否紧扣目标;项目实施概率多大;费用 - 效益比如何;干预效果是否为项目所期望的;结果是否归于非项目的因素;是否为最有效率的项目。

5. 选择评估指标与标准　在明确了不同等级目标后,应再列出相应的评估指标。指标是指测定变化的工具,利用它可明确目标是否达到及达到的程度。指标确立的原则主要有:①客观性:指标体系的设计应该能够客观地评估总体目标,要求每项指标都与总体目标保持一致。②独立性:指标的独立性要求指标体系中同一层次的指标是相互独立的,不互相包含,也不存在因果关系,并且指标之间不存在矛盾之处。③可测量性:为了提高指标评估的准确性,凡是可以量化的指标,应尽可能量化测量。凡是不能量化的指标,应尽量有明确的观察结论,为数量化分析奠定基础。④可比性:公共卫生项目的评估是对客体的判断,要想做出正确的判断,必须保证质的一致性。因此,设计指标时应注意选择具有质的一致性的内容,以保证具有可比性。⑤简易可行性:要求指标便于实施、容易测量和得出结论。为了收集的方便,保证指标的准确可靠,应尽量简化测量的指标体系。⑥时间性:即指标要有时间限制。

6. 确立资料收集与分析的方法　评估资料的收集由一系列工作组成。包括:确定测量变量、选择测量方法、确定测量的真实性和可靠性、对测量的质量控制、记录并解释测量结果,等等。掌握及时、准确、可靠的信息是进行科学评估的基础,没有信息就没有评估工作。一般可以将资料的获取方法划分为:①询问表调查法:即根据调查目的拟订专门的调查表,由专门训练的调查员向被调查者询问来收集资料。询问调查一般采用抽样调查,要求样本有代表性。通过询问调查,既可以收集常规登记和报告所不能得到的资料,又能够核对其数据的准确性和完整性。②通信询问调查法:调查表采用通信邮寄的方式分发给被调查者,由被调查者根据调查表的填写说明填写。这种方法易于开展,但是其应答率较低。③观察法:分为两种。一种是直接观察,是指直接参与到研究对象的活动中,观察、收集、记录所需要的资料;另一种是非直接观察,调查者不参与研究对象的活动,只是记录观察的结果,然后进行分析。④健康检查法:采用健康检查和实验室辅助诊断等方法,找出可疑患者。该方法必须与询问相结合使用。

在收集信息过程中,一般要问的主要问题是:①要测量的变量是什么?②对于要测量的变量是否有现成的、公认的测量技术?③该测量技术是否在过去同本次测量类似的环境下使用过?④本研究是否具有足够的时间、资源和技术来创造新的测量技术?⑤被调查者是否乐于回答研究所提出的问题?⑥信息的收集是否符合伦理的要求?⑦所收集信息的可靠性如何?

将资料分析划分为两个阶段:调查资料的核对、整理与分析阶段;对取得的调查资料进行判断、推理,得出有规律性的结论。根据不同的资料选择相应的统计分析方法,对资料进行处理、分析时应该考虑:①要评估问题的特点是什么?②要评估项目成功的标准是什么?③所测量变量的性质是什么？④选择的调查样本量是否有代表性,是否足够？⑤所收集资料的真实性和可靠性是否令人满意？

7. 明确评估结果利用者及其期望 在完成以上六个步骤后,评估者已经掌握了有关项目的基本素材。紧接着就要了解谁将要利用本资料的问题。正如以上所述,不同的机构和人群对于评估性研究的期望是不同的,因此他们利用评估所得资料的角度和动机也是有差异的。由此可见,只有在清楚评估结果的利用者是谁及其期望之后,才能撰写并提交有针对性、有价值的评估报告。

8. 撰写并提交评估报告 评估报告是项目评估的书面总结,撰写评估报告是项目评估工作的重要组成部分,是评估性研究的最后一个环节,应以认真、严谨、求实的态度对待报告的撰写工作。评估报告是采用书面文字的形式,系统地介绍项目评估的目的、方法、过程、结果及结论的一种特殊文体。通常项目评估报告应包含如下主要内容:①回顾项目的历史,其中包括对项目计划的修改和变更。②主要成果的总结。③对比项目的计划目标和已实现的目标,分析其成败的原因。④项目总决算,并说明成本偏差的原因。⑤评估项目管理的得失。⑥研究需要继续调查的问题。⑦对未来项目管理的建议。

此外,一些大型公共卫生项目评估报告还包括如下内容:①对项目进程中所出现的问题、冲突及解决办法的总结。②项目阶段性总结,其中包括实际工期和原定进度的对比、实际成本和既定预算的对比等,为什么会出现偏差,程度多大,这些都应有详细的记载。③对需要增加资源的工作任务的记载。④对合作方支持方的总结,在未来的项目中,如何才能改善合作关系。⑤对项目中沟通的分析及提高沟通技巧的建议。⑥从总体上分析项目管理的流程。

第三章　公共卫生法——
公众健康的守护神

第一节　公共卫生与公共卫生法

一、瘟疫——人类社会必然面对的风险

人类社会的历史是一部不断与传染病斗争的历史。从迁徙狩猎到定居农耕,生活方式的改变推动了人类社会经济发展;同时人畜混居、群体聚居又带来了更多动物传人、人传人的传染病风险。此后工业化、城市化乃至全球化的浪潮高涨,进而席卷世界的每个角落,揭开了人类社会现代化的新篇章。但是,我们引以为傲的现代社会也同样是充满各种暗礁湍流的风险社会,其中一项最主要的风险就是新发突发传染病疫情的风险。

历史上反复出现的鼠疫、霍乱、天花,曾给人类社会带来巨大的灾难;近代以来,大流感、艾滋病(AIDS)、寨卡病毒病、埃博拉出血热等重大传染病轮番来袭,尤其是冠状病毒带来的呼吸系统综合征,包括严重急性呼吸综合征(SARS)、中东呼吸综合征(MERS)和新型冠状病毒感染(COVID-19),已经严重影响到人类社会的发展。

相对于频繁来袭的传染病而言,人类手中的应对武器则往往捉襟见肘。每当新发传染病尤其是呼吸系统传染病降临之际,人们常常发现缺乏应对的有效药物、疫苗和诊疗方法。尽管现代医学、药学发展突飞猛进,但在新发传染病面前,仍然是猝不及防,仅限于采用自古就使用的隔离、检疫和封锁等社会防制手段。不容否认的是,最终有效防控和终结疫情的手段是科技,例如天花在全球的灭绝,疟疾在我国的消灭。这使人们认识到,一方面,积极推动新型药物、疫苗和治疗方法的研发与普及是战胜疫情必不可少的决定因素;另一方面,人类社会在长期同传染病作斗争中积累的宝贵经验和有效社会措施仍然发挥着重大作用,绝不能因其古老就弃而不用。科技在与病毒赛跑,而各种社会层面的疫情防控措施则在为科技的发展赢得时间。

不论是医药科技还是社会防控,在重大突发传染病面前,尤其是在突发不明原因传染病面前,都存在明显的短板和遗憾,人类社会对于传染病带来的风险挑战不可掉以轻心。

二、法律——阻遏瘟疫蔓延的有力武器

传染病风险主要需要医药专业人员来应对,在传染病面前,法律既不能发现和消灭病毒,也无法提供治疗方法,似乎与之相隔甚远。实际上,这恰恰是一个人们视而不见的盲区。如前所述,面对重大突发传染病尤其是新发突发传染病,有效药物和疫苗的短缺或阙如是必须承认的现实状况,最有效的传染病防控措施是隔离等社会干预措施,而隔离非依法不能得到最有效的实施。因此自古以来法律就与传染病防控结下了不解之缘,成为防控瘟疫的有力武器。

在古罗马时期,由于帝国的扩张和城市的发展,人口剧增,密集聚居,公共卫生问题严重,从而催生了不少公共卫生立法,例如有关城市供水和排水系统,垃圾处理,皮革、印染、制铅等工业排污,公共浴室和厕所管理,殡葬管理等方面的法律;并设立了“营造官”“督察官”等职位,其中不少是专门负责建造公共卫生设施和监督公共卫生问题的卫生官员。在14世纪末期,随着商业发展,商客的踪迹随着货物流通遍布地中海沿岸和欧洲各地,在更大规模上带来了公共卫生风险。为了防范这些公共卫生风险,很多欧洲港口和城市制定了四十天隔离(quarantine)的防疫法律措施。这种检疫隔离措施成为公共卫生法一直采用的有效的手段。

随着“地理大发现”及随之而来的殖民主义的泛滥,欧洲殖民者在世界各地开疆拓土,征伐异族。16—17世纪,烈性传染病天花随着殖民者传入美洲大陆,天花病毒在毫无免疫力的印第安人中肆无忌惮地传播,黑奴贸易和部族群居的社会环境更是增强了其传染烈度,几乎给原住民带来了灭顶之灾。

人类文明推动了工业化和城市化到来,而工业化和城市化带来新的公共卫生风险,例如垃圾、废水、排泄物堆积,以及鼠疫、霍乱等传染病流行,对于城市垃圾的管理和传染病防控又进一步催生了现代公共卫生事业的发展。伦敦、巴黎等大城市很早就制定了垃圾处理、污水排放、街道清理等方面的法律,形成了现代公共卫生法律体系。

在我国,历史上较大规模的瘟疫层出不穷。在没有现代医药的情况下,隔离也是我们祖先总结并长期使用的防控疫情的措施。战国时期的《睡虎地秦简·法律问答》记载有“疠所”,即专门隔离传染病患者的场所。《睡虎地秦简·毒言》还记载,得知邻人患有“毒言”(瘟病),知情者和家人不与患者一起饮食,不用同一器皿。历朝历代也积累了烟熏、集中隔离、养内避外、提供汤剂、种痘等多种防疫方法,并成为典籍记载的制度,其中多种方法沿用至今。

古今中外,社会层面的防控措施都是人类智慧和经验的总结,而法律具有至上性、强制性和普遍适用性,因此社会层面的防控措施离不开国家法律来加以推广和落实。人类抗击疫情的历史已经揭示了法律的不可或缺性。

（一）医学与法学——以人为本的学科

经验不断被历史所验证。从最初被动的尝试到逐渐自觉的实践,再到高度理论化的归纳,科学已经成为人类文明的聚合和标志。众所周知,现代高等教育发端于11世纪的意大利。巧合却又耐人寻味的是,现代高等教育最初的三个学科就包括医学和法学,此外还有哲学。这与人类社会存续所面临且急需解决的重大问题有关。因此,用现在的话来说,它们都是“人学”:都是以解决人类共同面临的重大问题为己任,都具有对人的终极关怀,都关心人和人类的生存。

医学是治疗人身心疾病、维护促进健康的科学;法学是设定人的权利义务、规范人的外在行为的

科学;哲学则是解决人内心精神世界问题的科学。它们分别以回答和解决人的自身机体、外在行为和内在精神世界的问题为研究领域。由于医学以解决人自身机体发生的病变为使命,法学以解决人外在行为产生的问题(用法学术语讲,就是规范人的行为)为使命,即二者都是以解决人类自身物质存在产生的问题为研究对象和内容的学科体系,因此二者间的关系更为紧密和直接,相生相伴,共同维护人的生存、生活的质量与尊严。

同时,它们都采用唯物辩证法为其理论基础。医学讲循证、辨证论治;法学讲以事实为根据、证据是诉讼之王。不管诉说的是什么症状,或提交的是什么材料,都要通过专业机构和人员按照特定的程序、标准和规范对这些症状和材料进行检查或分析,然后才开出药方和健康管理方案,或做出判断和裁决。二者的哲学基础和方法论竟如此相似。

此外,它们都是以解决现实问题为导向的实践科学,注重教学过程中的实践环节。医学以解决人身心疾病为导向,学习绝对不会仅仅局限在课堂和实验室,而是非常强调临床实习环节,强调接触真实患者和现场,强调理论与实践密切结合。法学则以解决人际关系和现实社会纠纷为导向,也强调法律实践的重要性。普通法最初的教学是在律师公会中师傅带徒弟式的传承;我国历史上则以吏为师,在实践中学习;罗马法 11 世纪在意大利的复兴强调法学的理论体系,似乎要把法学教育纳入理论的象牙塔之中,但是当代各国的法学教育都不约而同地重回法学教育的本源,借鉴医学教育的方法,强调"法律临床诊所"教学。不论是医治身体疾病还是社会疾病,没有"临床"的经历就不可能真正具备治病救人和矫正社会关系的真本事。

再者,医学和法学都具有高度的专业性,强调严格的规范性。在长期的医学实践中形成了高度的共识,制定出各种疾病的诊治方案或规范、严格的药品使用说明、检查及手术程序和规范。比如此次疫情防控中的"同情用药"、"超说明书用药"、新冠感染治疗方案、疫苗紧急使用和附条件上市,均有基于医药科学规律之上的程序和规范,很多都上升为法律规范。法学本身就是规范科学,以法律为准绳更被所有法律人奉为圭臬。

最后,医学与法学都不是静止不变的教条体系,而是不断发展的未尽学科。可以说它们都面对巨大的挑战,都必须与时俱进。就人的自身机体而言,仍然存在许多医药科学没有认知的领域和未解决的问题,例如,医学发现有 7 000 多种罕见病,但是有药可治的罕见病只有 300 多种;在临床上,即使面对同一种症状,比如说胃疼,也会有不同病因,从而需要对症下药,采用不同的治疗方案。因此医学非常重视诊疗的系统性,鼓励医疗过程中的探索性。法学也是如此,尽管法律有统一的规范,但是面对纷繁复杂的各色人物、各种情况,不可能有"唯一正确"的答案,因此也需要法律人从多维度、多因素、多情景,对具体案件进行综合分析判断,对法律规范进行系统性解读,不仅解释法律条文的文字意思,而且要从立法目的、基本原则、法律精神和法律体系进行解释。我国传统医学中"上医医国"的说法与传统法学的"法家拂士"之说有异曲同工之妙。

(二)行为干预与规范——公共卫生与公共卫生法功能的同一性

人们常常有个误解,以为健康主要是靠医疗服务维护的。尽管现代医学发展迅猛,且取得了巨大的成就,以往不可想象的基因疗法、手术机器人、人工智能诊断等技术和手段都已成为现实,但事实证明在诸多影响人类健康的因素中,医疗服务只占 10% 左右,而非医药因素则占到 80% 以上。WHO 认为影响健康的因素包括人的基因、医疗服务、经济和教育水平等社会因素、居住和工作条件、生态环境以及生活方式等多种因素。因此维护人的健康不仅仅靠医药,而且要靠消除各种影响健康的经济、社会和环境因素,尤其是要靠健康生活方式的普及。当代公共卫生的一大任务就是要通过各种渠道和手段,引导人们建立健康生活方式。而法律恰恰是树立健康生活方式的最具权威、最有效力、最容易为大众所接受的方法和途径,因为法律是所有人都必须遵守的普遍规则,它明确地告诉公众可以采取、不要采取或禁止采取某些行为,即法律所说的"为"或"不为",并对于违反法律规定的行为依法给予处罚。

例如,为了控制烟草危害,树立不抽烟的健康生活方式,各国都通过立法制定了相应的法律规范,禁止在公共场所抽烟,以免造成强迫他人吸二手烟的情况;同时给予未成年人以特殊保护,禁止在中小学周边设置烟、酒、彩票销售网点,禁止向未成年人销售烟、酒、彩票或者兑付彩票奖金,烟、酒和彩票经营者应当在显著位置设置不向未成年人销售烟、酒或者彩票的标志,任何人不得在学校、幼儿园和其他未成年人集中活动的公共场所吸烟、饮酒。政府还通过制定相关法律,限制烟草的生产与销售、强制烟草包装上标明危害健康的警语及图案、提高烟草税收等措施,引导烟民戒烟或减少吸烟。

再如,在此次新冠疫情防控中,最有效的手段是采取检疫、隔离、在公共场所佩戴口罩、保持社交距离、限制公众聚集,甚至取消体育赛事等公众活动、停工停产等非常措施。而这些措施都离不开法律的保障,即在法律的基础上,按照法律规定的程序和标准实施。即便是涉及个人行为的生活习惯,政府也可以通过宣传,鼓励大家勤洗手、用公筷、常通风、适度健身,树立健康生活方式,以增强自身抵抗力,维护健康的生活环境。

可见,在现代法治社会中,公共卫生不仅需要有效的药物和疫苗来防范和控制疫情,而且需要防止和消除各种经济、社会、环境、行为习惯等影响健康的因素;相比于医药手段,非医药手段和措施往往在公共卫生中起的作用更大,而实施非医药手段和措施最有效的渠道就是运用法律来规范和改变人的行为模式。因此公共卫生一开始就离不开法律的保障,并在历史发展长河中形成了公共卫生法律体系。

三、政府引领——公共卫生体系的设计师和建构者

公共卫生以保障公众健康为宗旨,而保障公众健康必须是有组织的活动。在市场经济环境中,绝大多数市场主体不会自觉承担为全体公众提供的公共卫生服务。因此,代表全体人民利益的政府就必须承担起建立公共卫生体系和提供基本公共卫生服务的职责。其中,建立公共卫生法律体系,为公共卫生服务提供法律保障,是政府的一项主要职责。

法律不是任何机构和人员都能够制定的,立法是特殊的国家和政府机构权力,即国家立法权。在我国,法律是国家立法机构,即全国人民代表大会,制定的在全国范围适用的规范;行政法规和规章是政府机构,即国务院或国务院下属部、委、办制定的规范。此外,地方人民代表大会和有立法权的地方人民政府有制定地方法规和规章的权力。这就意味着公共卫生法律规范的制定者是国家和政府机构。

法律的生命力在于实施。如果法律只停留在书面条文上,即使是立了法,也不能形成良好的法治环境和状态。在这一意义上而言,全民守法是形成良好的法治环境的一个重要方面。但是由于各种原因,一些机构、组织和个人不遵守法律的现象历来存在,因此需要有特殊的执法机关进行执法,需要司法机关对法律纠纷进行审理和判决。

在公共卫生领域,政府的职责尤为突出。比如说,北美新英格兰地区最初的殖民领地是由逃避

宗教和社会迫害的教徒建立。他们乘坐五月花号帆船到达了北美马萨诸塞一带最初的殖民地,通过制定《五月花号公约》,成立公民联合体,追求信仰自由,制定并遵守公正的法律。人们通常认为那是一个自由的社会,似乎没有政府的管制。但是历史事实告诉我们,就公共卫生而言,新英格兰一带是治理很好的地区,市政会议就屠宰场设置、垃圾处理、皮革和印染厂等对环境具有极大污染的工业等方面都有非常严格的规定,政府还设立了相应的公共卫生官员,负责上述法律的执行。

在伦敦等欧洲城市,公共卫生立法和执法也是政府的职责,并在防控传染病方面不断取得新的经验和成效。例如在 19 世纪上半叶,伦敦遭遇霍乱疫情的反复蹂躏,导致成千上万人的死亡。当地的公共卫生官员约翰·斯诺实地考察了三四十年代的霍乱疫情,发现当地两个自来水公司供水的区域不同,这两个不同区域中暴发的霍乱病例有显著的不同。从泰晤士河上游取水的自来水公司服务区内的病例明显少于从下游取水的公司服务区内的病例。尽管当时医学尚未发现细菌的存在,他无法给出更有说服力的证据,但他的发现推动了传染病学的发展。在 1854 年伦敦暴发的新一轮霍乱疫情中,他进一步深入进行了调查,发现霍乱病例集中出现区域的中心是一个压水机,通过绘制的地图可以清楚地看出以压水机为中心而发散开的霍乱病例分布形式。根据这一分析,他拆掉了该压水机的手柄,使其无法提供饮用水,从而控制了该地区的霍乱疫情。这是第一次通过非药物手段即行政手段防控疫情的成功案例,证明通过法律手段进行行政干预在防控传染病中的关键性作用。

在各个国家,不乏政府机构和官员运用行政手段成功干预和防控传染病的事例。在我国深圳市的一个区,曾经每年都发生大量季节性腹泻病情,医疗救治虽然有效,却往往是发病后的干预,无法有效改变这种年年暴发季节性腹泻的状况。当地食品药品监督管理局一位新上任的负责人决心改变这种状况。通过实地考察,他发现每年的腹泻集中暴发的时间与捕鱼季节重合。通过进一步的调查,得出的结论是:由于大量水产品上市,水产品成为当地的主要食品,而当地的传统烹调为了保持生猛海鲜品的鲜味,都不把食品做熟,因此判断是海鲜品烹调火候不够而导致的季节性腹泻。采取的措施是在所有的海鲜品市场上广泛张贴海鲜品烹饪指南,提倡通过充分烧煮,消灭海鲜品中的细菌,从而有效地控制了长期存在的季节性腹泻病情。

上述事例充分证明,政府通过立法、执法和司法,带动全民守法,落实公共卫生法律规范,对于传染病防控和健康促进具有关键性作用。引领公共卫生事业发展,保障公众健康,也是政府不可推卸的职责。

第二节 现代社会的公共卫生法体系

现代社会并不是风平浪静的港湾,而是充满风暴海啸的风险社会。随着全球化的进程加快、高科技和信息时代的到来,人们的生活条件得到了极大的提高,但是自然界对人类发展的阻碍却从未停止,古老的病原体不断变异,导致新发、突发传染病接踵而来;生活和工作方式的改变带来疾病谱的变化,各种"富贵病"、慢性病成为致命杀手;人类的健康乃至生命仍然受到各种威胁和挑战。在这种情况下,各国政府都高度重视卫生与健康事业,尤其是公共卫生事业,纷纷出台国家健康规划,建构日趋完备的公共卫生法体系。

一、科学规律——公共卫生法律规范的科学依据

法律是由特定的国家和政府机构依照程序制定的规范,是人为的产物;但是,这并不代表法律可以由人随心所欲地制定。与此相反,法律必须根据事物的内在科学规律制定,尤其是在公共卫生领域。尽管不同原因的传染病有其自身传播和发病的特殊性,不同疾病的形成原因也各有不同,但是通过科学方法发现其内在的规律性,根据这些规律设计应对的措施,并通过法律来推动措施的实施,则是公共卫生立法应当遵循的基本路径和方法。

1910 年在我国东北暴发的百年不遇的鼠疫疫情,清楚地说明了防控疫情的法律和措施必须依据科学证据和科学规律来制定。当年 12 月 25 日满洲里首先发现了一例鼠疫患者,很快就传播到了哈尔滨傅家甸,此后疫情更加一发不可收拾,整个东北地区都笼罩在这场瘟疫之下,同时还波及河北、山东等地。这次疫情造成了 6 万多人的死亡;仅傅家甸就有 5 000 多人死于鼠疫,将近占了这座小城人口数的二分之一。面对凶猛的疫情,伍连德临危受命,担任总医官,来到疫情最严重的傅家甸,领导抗疫。他在傅家甸亲自解剖了一具病故患者的尸体,检测出鼠疫杆菌。在解剖的基础上,他认为病菌可以通过空气飞沫传播,造成人际间疫情流行,因此率先提出疫情是“肺鼠疫”的判断,并采取隔离、佩戴口罩、火化尸体等防控措施。

伍连德关于火化尸体的建议也因不符合土葬的传统而备遭非议。他通过把当地官员带到乱葬岗实地考察,说服了他们,通过政府动用军队封锁交通、集中火化尸体,最终扑灭了这场世纪疫情。

在此次新冠疫情防控中也是采用了切断病毒传播链条的社会干预措施,才取得了疫情防控决定性成果。之所以要采取在公共场所戴口罩、保持社交距离、减少聚集、对疑似病例进行隔离观察,对确诊病例进行隔离治疗等措施,就是因为新冠病毒主要是通过呼吸道在人际间传播,而上述措施能有效切断新冠病毒传播的渠道。可见,这些法律要求的措施都不是随心所欲的决策,而是具有其坚实的科学依据。

二、公共卫生规制模式的转型与公共卫生法治的变革

人类对自然界和社会的认知总是由浅入深,由表至里,不断深化。对公共卫生风险的认知亦是如此。由于公共卫生是通过有组织的活动来防范健康风险,因此对于公共卫生风险的认知也在影响公共卫生法律治理的模式。

在古代社会,人们对于导致疾病的原因缺乏深入和科学的认知,往往把疾病看作是神对人类的惩罚,各种形式的宗教活动甚至巫术成为抵御疾病和瘟疫的手段。被西方奉为“医学之父”的古希腊医师希波克拉底,曾在瘟疫暴发时发现,只有整天与火打交道的铁匠不得病,因此认为火是防御瘟疫的工具,采取在城市燃烧火堆的方法进行防疫,并首次通过解剖尸体来认知人体结构和器官,并提出了“体液说”,即复杂的人体是由血液、黏液、黄胆、黑胆这四种体液组成的,它们在人体内的比例不同,造就不同气质的人,而后天客观环境变化也会导致体液的调整或不平衡,从而导致其健康状况的变化;因此一个地方的土壤、气候、风向、水源、饮食习惯、生活方式等自然环境和生活习惯也会对健康产生影响。

古罗马医学集大成者盖伦运用亚里士多德自然哲学中的经验论与逻辑演绎法,通过解剖动物和观察角斗士的伤残身体,在解剖学、生理学、病理学等多方面有许多新发现,认为外界环境影响了人

的生理功能,从而导致生病。

中国古代医学把阴阳学说应用到医疗领域,主张"天人合一",如《黄帝内经》所言,"人秉天地之气而生,四时之法而成"。天道运气思想成为传统中医疫病学的理论基础。外界的地理环境、气候、季节、人文等诸多条件作用于人体,导致体内的阴阳、干湿、寒热、虚实的失调,从而出现疾病证候。

这些古代的医学理论尽管缺乏现代科学证据的支撑,但不论是在当时还是现在,都试图通过综合考虑自然界与人的关系来解释传染病的发生和暴发,都是医学领域了不起的成就。在微生物学出现之前,公共卫生把传染病疫情归结为各种腐烂物质、垃圾、排泄物造成的瘴气(不卫生的环境和污浊空气)。工业革命后,近代"瘴气说"把疾病归因为各种外界恶劣生活环境和空间,引导公共卫生官员关注城市垃圾的处理,关注工人等社会底层群体的恶劣生活环境,在很大程度上也推动了工业革命中后期西欧各国城市垃圾管理法、公共卫生法以及济贫法的出台。

在巴斯德于 1865 年发现细菌之后,微生物学很快就成为公共卫生的理论基础。在这一基础上,公共卫生的主要任务是切断细菌传播链条和消杀细菌;其后巴斯德发明了减毒活疫苗和灭活疫苗,成功地阻击了狂犬病、霍乱等疾病的肆虐。以微生物学为基础的公共卫生成为首个建立在实证科学基础上的公共卫生规制模式。

在进入 20 世纪后,工业化带来的环境污染推动了人们的环境保护意识,各种新技术、新工具帮助人们认识到各种环境恶化带来的生存和健康风险,生态环境科学成为新的公共卫生规制模式。

不论是瘴气模式、微生物学模式,还是生态环境科学模式,公共卫生及相应的法律规范都把眼光放在人类外在因素上,可以说是单纯防范型的公共卫生规制模式。

当行为科学揭示了人类自身行为是影响健康最关键的因素之后,公共卫生又出现了一个新的领域,即基于行为科学的公共卫生规制模式。例如 20 世纪最成功的公共卫生规制包括开车系安全带、骑车戴头盔等措施;控烟、禁毒、使用安全套等措施也是基于行为科学基础上形成的保障健康措施。于是,公共卫生规制模式又有了新的理论基础,即行为科学基础上的公共卫生规制模式。这一模式呼吁树立健康生活方式、开展健康促进。

随着人们眼界的不断拓宽和认知的深入,除自然因素外,人类社会因素对于健康的影响也被揭示。教育水平、经济状况、居住条件、种族、性别、基因,乃至战争、动乱等社会因素对健康的影响不容忽视。据此,公共卫生规制提出了"同一健康"的理念和"健康入万策"的制度机制。

后面这两个公共卫生规制模式与传统模式不同,不仅关注外界影响健康的因素,也更关注人类自身和社会本身影响健康的因素。因而被称为"新公共卫生规制模式"和"新公共卫生法"。与规制模式的转型相适应,公共卫生法也从以往单纯地防控外部健康影响因素,拓展到既要防控外部健康影响因素,也要调整和规范人自身的行为方式,比如采取健康生活方式、保持个人和家庭卫生等,用大健康理念来改变或完善人类社会的种种制度安排,比如环境保护、垃圾废物的无害化处理、消除贫困等。健康促进和健康入万策等制度机制就是符合新公共卫生规制模式的法律回应。这两项制度已经写入我国卫生健康领域的基础性和综合性法律,即《中华人民共和国基本医疗卫生与健康促进法》,成为我国公共卫生领域中两项亟待细化和完善的法律制度。

三、卫生健康法体系架构

随着公共卫生领域的不断拓展,相应的公共卫生法已成为现代法律体系中的重要组成部分。为了能够清楚地了解公共卫生法在整个法律体系当中的地位和功能,有必要对法律体系有一个概括了解。

我国的法律体系分成各个不同的部门法体系,如宪法与行政法、民法、刑法、程序法、环境保护法,等等。随着民众对健康需求的不断增长和卫生健康事业的迅速发展,卫生健康领域在社会、经济生活中的重要性日益突出,健康中国成为国家战略,相应的卫生健康法异军突起,也成为不容忽视的重要法律领域。

概括而言,卫生健康法体系包括四大分部门,一是公共卫生法,二是医事法(医疗服务法),三是医疗筹资和保险法,四是健康产品法(食品、药品和医疗器械管理法)。如果形象地把我国卫生健康事业比作为一座大厦,《中华人民共和国基本医疗卫生与健康促进法》就是这座大厦的基础和框架,上述四个分部门则作为最主要的组成构件,构成了我国卫生健康法的大厦(图 3-1)。

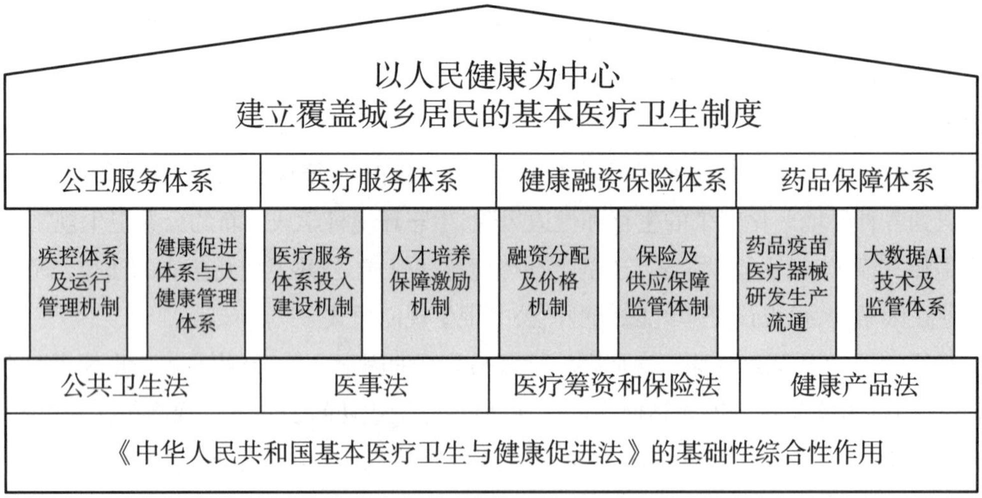

以人民健康为中心 建立覆盖城乡居民的基本医疗卫生制度							
公卫服务体系		医疗服务体系		健康融资保险体系		药品保障体系	
疾控体系及运行管理机制	健康促进体系与大健康管理体系	医疗服务体系投入建设机制	人才培养保障激励机制	融资分配及价格机制	保险及供应保障监管体制	药品疫苗医疗器械研发生产流通	大数据AI技术及监管体系
公共卫生法		医事法		医疗筹资和保险法		健康产品法	
《中华人民共和国基本医疗卫生与健康促进法》的基础性综合性作用							

图 3-1 我国卫生与健康法体系

从法律角度而言,这些部门调整的法律关系,各有不同。

1. 公共卫生法 对应卫生健康领域中的公共卫生服务体系,调整公共卫生服务机构、管理机构及其人员与各类群体(社区、地区、母婴等)之间因群体健康保障而形成的法律关系。

2. 医事法 与医疗服务体系相对应,调整医疗服务提供者(医疗机构和医护人员)与个体患者之间因医疗卫生服务而形成的法律关系。

3. 医疗筹资和保险法 对应健康融资保险体系,调整政府主管部门、保险机构、医疗服务机构和个人等多种参与者之间因卫生健康资金的筹集、分配、使用、支付和报销等活动而形成的法律关系。

4. 健康产品法 对应药品保障体系,调整政府主管部门与从事研发、生产、流通的企业以及医疗机构和患者之间因健康产品的研发、生产、经营、使用和监管活动而形成的法律关系。

四、公众健康——公共卫生法的核心要义

作为卫生健康法体系中的一个重要组成部分,公共卫生法以保障公众健康为核心要义。因此与以个体患者为对象的医事法不同,公共卫生法以人群为对象,围绕群体健康权而建构。比如,在城市

化进程中,城市的废物、垃圾、排泄物、有害物品的管理和处置是关系所有居民健康的公共卫生问题,因此要有垃圾分类处理的相关法律规定;公共场所吸烟会导致空气污染,危害他人的健康,因此需要制定公共场所控烟的法律规范;为了有效应对传染病的暴发和蔓延,需要在社会上形成免疫屏障,因此需要绝大多数人通过接种疫苗而具有免疫力,从而形成了疫苗接种的法律要求。

公共卫生法要应对包括传染性疾病、非传染性疾病、职业病、健康环境危害、不良生活方式在内的范围广泛的健康影响因素,因此也要按照其任务、内容和领域范围等实际状况划分为不同的具体子部门。

如果说公共卫生法是卫生健康法领域的二级部门,公共卫生法可以进一步划分为调整不同范围和不同对象的三级部门,即突发公共卫生事件应对法、非传染性疾病防治法、特定群体保健法、健康环境法、健康促进法、国际公共卫生法(图 3-2)。

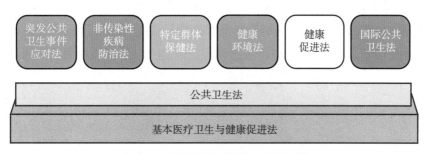

图 3-2 公共卫生法体系框架示意图

1. 突发公共卫生事件应对法 主要是《中华人民共和国传染病防治法》《中华人民共和国突发事件应对法》等,调整和规范为应对各种突发公共卫生事件而形成的法律关系和相应的机制;包括突发传染病防治、食源性公共卫生事件应对、灾害卫生防疫、应急机制、救治机制、医疗资源储备、经费筹集与支付等方面的内容。

2. 非传染性疾病防治法 调整和规范基于大健康理念而提供的健康管理、保健服务、慢性病防控而形成的法律关系,规范相应的体制机制。随着社会的发展,人们的生活方式和环境都有巨大的变化。一些非传染性慢性病,例如心血管疾病、肥胖症、糖尿病、癌症、精神病等疾病,逐渐成为严重危害人类健康、缩短人类生命的主要原因。世界各国都把预防和控制慢性病作为公共卫生服务的主要内容。这些法律法规与传染病防控法律法规运行的社会背景有明显不同,主要是规范在正常情况下,对于日益增长和突出的各种慢性病如何提供健康咨询、健康管理,其采用的法律手段主要是以引导这类人改变行为模式和生活习惯、定期检查和接受医疗服务,不具有突发公共卫生事件情况下的强制手段。

3. 特定群体保健法 调整和规范特殊人群(如妇幼、老年人、残疾人等)的健康保障、职业病防控、疫苗接种等活动而形成的法律关系,包括大量规范政府职责和相关群体健康权利的法律规范。

4. 健康环境法 调整和规范为维护和改善公共环境卫生而形成的法律关系,包括公共环境卫生、公共场所控烟、改善居住环境、垃圾分类、改水改厕等内容。这一领域中的法律规范,既包括大量强制性规范,也包括选择性规范;不论是强制性规范还是选择性规范,其制定与实施都明显地与社会和文明的发展程度以及公民素质水平密切相关,都依赖于一定社会共识的形成。

5. 健康促进法 调整和规范为保持和促进个人健康而形成的法律关系;其中既包括政府和有关部门为保障个人健康而提供健康教育、健康管理、健康生活方式引导的相关法律规范,又包括个人对其自身健康所负有的权利和义务规范。由于个人健康的保持和促进是属于个人管辖范围内的事务,公权力对其只能进行引导而非强制,所以在这一领域中的法律规范多以选择性为主,主要以通过教育、引导和鼓励来实现促进个人健康的目的;因此在这一领域中,法律明确规定"公民是自己健康的第一责任人",公民应"树立和践行对自己健康负责的健康管理理念"。但在应急状态下,为了公众健康,则可以做出具有一定强制性的规范,例如使用健康码、公共场所戴口罩、要求居家或隔离治疗等。

6. 国际公共卫生法　是在全球化大背景下不断发展和完善的公共卫生法领域。此次疫情防控充分证明了国际公共卫生法的重要性。在疫情防控中凡是在我国国内采取的防控措施,马上就会有一个溢出效应,影响到其他国家,在国际上产生重大影响。习近平总书记提出"构建人类卫生健康共同体",抗疫不仅仅是中国一家的事,也是全球的事,所以在这个意义上讲,各国的疫情防控作为全球疫情防控的组成部分,都会有重大的国际影响。当前国际公共卫生法在《WHO组织法》之上,还有《国际卫生条例(2005)》和《WHO烟草控制框架公约》。这些规范主要适用于人员和货物出入境的卫生检疫、国际疫情联防联控、疫苗和药品的跨国研发、生产、流通和使用以及国际卫生争端解决等方面。

第三节　公共卫生领域中无以回避的难题

一、公共卫生领域的两大难题

公共卫生法以保障公众健康为出发点和归宿。因此它往往带来公众健康权,即群体或集体健康权,与个人健康权及其他个人权利的冲突。这种状况在应对突发公共卫生事件时,表现尤为突出。例如,是否要公布确诊病例、疑似病例、密切接触者的个人信息? 不公布可能会令与其接触过的人员暴露在病毒威胁之中;而公布则可能会暴露这些人员的个人信息甚至隐私。再如,如果进行隔离治疗或隔离观察,就必然限制个人的就医选择权;限制公共场所人们交往的方式,也必然限制个人的自由权。

但是公共卫生法必须保障公众的健康权,而公众的健康权是多数个人健康权汇集而成的抽象权利,虽然包括群体中的所有个体,但又超越个体的私权。用木桶原理来形容,公众的集成健康权就是一个巨大的木桶,无数单个个体的健康权则是构成这个木桶的边条;如果一个边条短了,整体木桶的容量就会下降,也就是说决定木桶容量的是那些最短的边条。就像免疫屏障那样,如果没有超过一定比例的人(根据具体病毒的传播力决定)接种疫苗或通过自然感染获得免疫力,社会层面的免疫屏障就无法形成。

公共卫生法的这一特点导致很多从事公共卫生事业和公共卫生法治的人都自觉或不自觉地倾向于社群主义或集体主义。美国公共卫生法学者劳伦斯·高斯汀就曾在其成名之作《公共卫生法:权力·责任·限制》的序言中说,他曾是一个笃信个人自由主义的学者,但是在投身于公共卫生法研究后,他开始质疑把个人权利置于至高无上地位的纯粹自由主义理论,开始高度关注群体健康权的保障,认为公众利益、共同福祉更高于个人权利,并呼吁政府应当承担保障公众健康权的职责。

公共卫生法的这一特点构成了公共卫生领域中两个最令人头疼且无法回避的难题。一个是权利取舍的困境,即任何一个公共卫生措施都会带来群体健康权与个人健康权及其他权利的冲突。如何协调和规范二者间的关系,是决策者、公共卫生和医疗卫生机构甚至是个人都面临的困惑,而决策者和相关机构则不能回避,必须要对冲突的权益进行综合权衡并做出决定。这种决定就意味着要保障一种权利而限制甚至放弃另一种权利。这种取舍困境几乎伴随每一项公共卫生决策。

另一个是措施适度性的困境,即决定采取何种措施,以及在何种强度上采取这些措施。公共卫生的规制措施多种多样,最为人熟悉的莫过于在疫情防控中的种种强制性措施,比如说对于出现确诊病例的区域是采取封闭式管理,还是加强检测但不进行封闭?是绝对禁止任何人员以任何理由外出,还是允许在某些情况下(如购买食品、看病等)人员的外出?接种疫苗,是强制还是自愿?即便是在平常时期也有一个采取何种措施来保障公众健康的问题。比如说为了保障新生儿的健康,是否需要采取强制孕前、孕期和产后,甚至是婚前检查,还是仅仅鼓励和在自愿基础上接受这些检查?很多情况下,公共卫生决策者需要考虑是通过基于市场机制的措施,还是基于行政或法律强制的措施。

这两个困境是公共卫生和公共卫生法绕不开的两大难题,也是从事公共卫生人员必须培养具备"一锤定音"的决断能力的原因。

二、公共卫生决策需要遵循的理念

为了解决公共卫生决策中的取舍和适度性问题,有必要在做出公共卫生决策时遵循普遍认可的理念。在公共卫生领域,人们一般认为:任何公共卫生决策都应当秉承不伤害、特殊保护、政府主导和科学审慎的理念,并在这些理念基础上赋予其决策具有合理性。

1. 不伤害理念 是指在社会中对任何一个人或组织的权利进行限制的出发点都必须是为了防止对他人的伤害。个人的权利无疑应当依法给予保护,但是当个人权利的行使影响到其他人的权利并造成伤害的时候,公权力就可以依法对其进行限制,也就是古典自由主义学者密尔所说:"个人自由的扩展,以不影响他人的健康安全或其他合法权益为限。"当个体受到病毒侵袭并感染成为患者时,他就有可能对其他人构成健康风险并造成伤害。因此隔离观察和隔离治疗、封闭特定区域等强制性措施就具有了理论上的合理性和实践中的必要性。

2. 特殊保护理念 是指对于未成年人等无行为能力人和限制行为能力人给予特殊保护的观念。因为这些人不能自主和审慎地进行分析,从而无法就哪一种选择最符合其自身健康需要进行判断,因此需要法律上的监护人为其利益的最大化而做出选择。例如,儿童接种疫苗就不能依其自身选择来决定,而是应当由其法定监护人代为决定。

3. 政府主导理念 是政府职责的体现。政府是公共卫生领域的设计师,但这个设计师不是随心所欲的画家,它必须在法定框架内按照法定程序成立,向人民负责,并依法行使人民赋予的公权力。我国各级政府是通过各级人民代表大会按照法定程序民主产生的人民政府,应当以人民为中心,为人民利益服务,即来自人民,服务于人民。由于信息、专业知识、救治能力等方面的局限,个人或一般社会组织不具备防控健康风险的能力,尤其是应对突发公共卫生事件的能力;而政府则应当依法发挥主导作用,主动保障公民的各项权利。这种主导作用不是否定公民的主体资格,而是保障公民权利必须承担的职责。

4. 科学审慎理念 是公共卫生决策应当遵循的程序理念。如前所述,公共卫生决策必须在科学基础上通过深入研究和分析慎重制定。比如在新冠疫情防控中,需要通过接种新冠疫苗建立免疫或保护屏障。而现有疫苗均是尚未通过全周期的临床试验和上市许可、仅仅获得紧急使用或附条件上市的疫苗,儿童和老年人等群体是否应当接种成为社会高度关注的问题。因为该问题是个科学问题,所以必须听取专家意见,按照科学规律来决策。随着疫情发展和病毒变异,人们发现接种疫苗后体内产生的抗体浓度随时间发展而逐步降低,因此需要在接种基础针之后再接种加强针。很多专家通过实验发现,加强针如果采用与基础针不同种类和技术路线的疫苗,即序贯接种,其加强体内抗体的效果更好。据此,序贯接种决策才能在充分科学论证的基础上,审慎权衡做出。

三、公共卫生决策应遵循的基本原则

上述理念的分析仍然属于决策中在宏观层面进行分析的维度坐标,在具体适用法律规范的时候还应当考虑法律的基本原则,运用法治思维,结合具体情况进行法律解释。法律解释是法律适用中的专门学问和特殊技能,当法律规范不清楚、过于笼统,或规范不完整、出现空白,甚至相互不衔接或冲突的时候,如何运用法治思维,正确适用和准确解释具体法律规范,就显得十分重要。

（一）以人民健康为中心的原则

公共卫生措施往往会在一定程度上对某些公民权利进行克减;而在应急管理时期,为维护公众健康,需要集中和扩大政府公权力,公民权利会有更多克减。由于权力具有腐蚀性,行使公权力的人或机构有可能滥用权力,因而必须对权力进行监督。为防止公权力偏离其初衷,被过度或任意行使,法律对公共卫生措施的实施,尤其是对突发公共事件应急措施的实施,进行了严格限定。《中华人民共和国传染病防治法》指出,所有防治措施的目的是"为了预防、控制和消除传染病的发生与流行,保障人体健康和公共卫生",为此而采取的措施必须以有效预防、及时控制和消除传染病的危害,保障公众身体健康与生命安全,维护正常的社会秩序为目的。

公共卫生限制性措施必须秉承以人民健康为中心的原则,把公众生命和健康置于首要考虑的地位,而不能从个人或小团体利益出发,或掉以轻心,疏于防范,或过激反应,造成不应有的损失;也不能搞形式主义或简单化的粗暴执法,把采取这些措施的初衷置于脑后。在此次疫情防控中就遇到是否公布确诊病例的居住地和活动范围的法律难题。由于这些信息是个人信息,不得随意公布;但是在疫情暴发时,如果不公布这些信息就可能对不特定的其他人带来暴露和感染风险,因此可以对这些信息进行脱敏化处理,去掉可能对其造成不应有损害的部分后,在特定范围内公布;同时这种公布必须是以提醒周边公众、防范健康风险、实现防控疫情为目的。如果不对这些个人信息进行脱敏化处理,公布个人的所有信息,如个人住址的具体门牌号码,轻则导致其个人和家庭受到不必要的干扰,重则导致感染者被污名化,从而背离了保障公众健康和防控疫情的目的,导致过度执法。

（二）法治原则

很多公共卫生措施,尤其是突发公共卫生事件时的应急措施,都具有某种强制性。强制性措施是保障公共卫生和防控突发公共卫生事件的必要手段,但强制性措施必须严格依照法律赋予的权限、按照法律规定的程序和范围实施,即严格在法律规定的权限、程序和范围的框架内决策和实施,而不能随意或任意决策和实施。依法防控,越是在吃劲的时候,越是要在法治轨道上推进各项防控措施,防止粗暴执法和乱执法。这也是疫情防控取得决定性胜利的关键因素之一。

法治原则的核心内容是合法性原则,即要严格依法制定决策、依法落实决策、依法对违法行为进行处罚。例如,我国法律规定,对于公民人身自由权、财产权和生命健康权等基本权利的限制只能由全国人民代表大会或其常委会通过的国家法律予以限制,而不能由行政法规等下位法和规章予以限制。各级政府和疫情防控应急指挥部应当明确自己的法定职权,在国家法律规定的框架内依法决策。同时,还应当对强制性措施的性质、强度、对象、持续时间等进行严格界定,而不能随意增强、增加或延长。强制性措施必须以能够有效保障公众健康和阻断病毒传播为前提。在疫情防控工作中,因为病毒的变异性,确实需要地方政府在法律许可的框架内,寻找和采用新的更有效的防控措施,例如通过各地政府或应急指挥部的命令或决定采取的公共场所戴口罩、小区封闭式管理、外地返回人员自我隔离、健康码等措施都是创新之举,也都是在国家法律规定的范围内做出和采取的具体措施。

(三)比例原则和最小损害原则

这两个原则相互关联,是选择公共卫生强制措施必须遵循的重要原则。比例原则要求所采取的措施强度适当,其可获得的利益大于可预见的损失。最小损害原则,要求在诸多选项中选择可能对公民权利造成最小损害的强制性措施,在可获得的最大利益与可能造成的最小危害之间找到合理的度。这两项原则都需要采用科学的方法进行评估。

在此次疫情防控中,新研制的疫苗是否能使用,除了要有一定数量的真实科学证据表明其安全、有效和质量合格之外,还需要根据《中华人民共和国疫苗管理法》的规定,"经评估获益大于风险",才可以附条件批准其注册申请;在特别重大突发公共卫生事件等情况下,经论证可以紧急使用。这一"获益大于风险"的规定就是比例原则在法律规范中的具体体现。此外,《中华人民共和国突发事件应对法》明确规定:"采取的应对突发事件的措施,应当与突发事件可能造成的社会危害的性质、程度和范围相适应;有多种措施可供选择的,应当选择有利于最大程度地保护公民、法人和其他组织权益的措施。"这是最小损害原则的具体体现。

疫情防控中,一些过度和粗暴执法的措施就属于超出了法律的框架,给当事人权益造成了不必要的损害,且损害远远大于防控带来的效益,因此是违反了比例原则和最小损害原则的不当措施。

第四章　环境与健康

第一节　概　　论

一、环境的定义、要素和分类

环境是相对某一中心事物而言的,与某一中心事物有关的周围事物就是这个中心事物的环境。在环境科学中,环境指以人类为主体的外部世界,环绕于人类周围的客观事物的整体,即人类生存和繁衍所必需的、相适应的环境,或物质条件的综合体。环境要素也称环境基质,是指构成人类环境整体的各个相对独立的、性质不同而又服从整体演化规律的基本物质组分。环境要素分为自然环境要素和人工环境要素。自然环境要素包括水、大气、岩石、土壤、生物等;人工环境要素包括人类住宅、产业体系及通信、供水、供气、绿化等各种公共服务设施。

环境是一个非常复杂的体系,至今还没有形成统一的分类方法。通常根据环境的属性、环境要素、范围、人类对环境的作用以及环境的功能进行划分。按照环境要素来分类,可以分为大气环境、水环境、地质环境、土壤环境及生物环境。按照人类生存环境的空间范围,可由近及远划分为以下四种:聚落环境、地理环境、地质环境和宇宙环境。此外,按环境的属性还可分为自然环境和人工环境。

二、主要的环境问题和挑战

随着人类生产生活的不断扩大,全球环境正在不断演变,存在着传统环境问题和新兴环境问题共存的复杂局面。前者包括化石燃料的燃烧和废弃物增加等造成的空气污染、饮用水安全、土壤污染等环境健康问题;后者指人口增长、持续工业化和城市化、森林植被破坏、温室气体排放等带来的建成环境问题和全球气候与生态环境变化。WHO 对环境风险造成的疾病负担进行的全球评估显示,2012 年全球有 1 260 万人的死亡归因于环境危险因素,占全球死亡人数的 22.7%,约 21.8% 的疾病负担可归因于环境危害。

长期以来公共卫生领域对传统环境问题进行了全面影响评估并采取了合理的应对措施,使得很多国家的传统地方性环境问题在 21 世纪得到了极大改善。但近年来新兴环境问题如全球环境变化对人类健康的威胁在世界范围内逐渐增加,全球环境变化和无计划的城市化之间的复杂相互作用,将在巨大的空间和时间尺度上危及人类健康,并兼具跨地区化和长时间尺度的特征。而由于各地区间的经济、社会和人力资本以及政府领导力的差异,环境恶化对健康的影响会因地域的不同而异,在未来这种差异还将继续扩大。

当前多样化的环境问题对人群健康的影响日趋严重,既涉及环境与健康的宏观规律,又涉及其作用的微观机制,还关系到人类社会的应对与适应。阐明环境对健康的影响已成为公共卫生领域的重要研究内容和长期的任务。为了保护人类共同的家园,减少环境健康危害,亟需加强环境对健康影响的研究与调查,完善法律法规和标准体系建设,建立环境及其健康危害的监测网络和预警体系,指导全球、国家和地方各级采取应对和保护环境行动。

第二节 自然环境对健康的影响

自然环境(natural environment),是指对人类生存和发展产生直接或间接影响的各种天然形成的物质和能量的总体,是人类赖以生存和发展的物质基础。自然环境按构成要素可分为大气环境、水环境、土壤环境等,地形地貌也是自然环境要素中重要的组成部分。

大气环境:指包围在地球表面,并随地球旋转,厚度约 50km 的空气层。自然状态下,主要由混合气体、水汽和气溶胶组成。大气不仅输送水分、保护生物免遭外层空气的有害影响,还提供氧、氮、CO_2 等维持动植物生命活动,密切影响着人类健康。

水环境:以气态、液态、固态三种形式存在于空气、地表与地下,包括大气水、海水和陆地水(地下水、河流湖泊等),其中以海水为主。水在保持个人卫生、改善生活环境和促进人体健康等方面起着重要作用。

土壤环境:处于大气圈、水圈和生物圈之间的过渡地带,是联系无机界和有机界的重要环节。由固相(矿物质和有机质)、液相(水分)和气相(CO_2、甲烷等)物质组成。土壤是陆地生态系统的核心及其食物链的首端,也是许多有害废弃物处理和容纳的场所。

地形地貌:是指地势高低起伏的变化,即地表的形态,分为高原、山地、平原、丘陵、盆地五大基本地形。不同地形环境地区存在不同的气压、温湿度、海拔高度、植被和化学元素。多变的地形环境影响了农副产业布局和城市规划,也会对当地居民健康产生特异作用。

自然环境与健康的关系非常密切。环境与人体之间进行的物质与能量交换以及环境中各种因素(物理性、化学性、生物性因素)对人体的作用保持着相对的稳定。环境的构成及状态的任何改变(包括自然或人为的污染),都会不同程度地影响人体健康,人体又利用内部调节机制以及改造客观环境来适应外界环境的变化。此外,自然环境中存在着大量对人体有利的因素,也有不少有害因素。深入研究这些自然环境因素与人体健康的辩证关系是公共卫生的基本任务之一。自然环境对健康最直接的影响就是环境中的有害因素包括污染物对健康造成的危害。近百年来,人类在开发和改造自然环境的过程中,自然环境污染的健康效应问题已成为主要的研究热点。

一、大气环境与健康

由于工农业排放、化石燃料燃烧和城市化进程加快等人为污染源增多,大气污染的问题愈发严重。当大气环境接纳污染物的量超过其自净能力,污染物浓度升高,对人类健康和生态环境造成直接、间接或潜在的不良影响时,称为大气污染(air pollution)。

（一）大气污染影响健康的途径

大气污染物主要通过呼吸道进入人体,小部分通过污染水体、土壤等由消化道摄入,或者经由接触皮肤黏膜入体。污染物浓度若在短期内急剧升高,可出现急性中毒症状,如眼、皮肤和呼吸道刺激症状,急性心肺功能衰竭,重则危及生命。著名的有洛杉矶光化学烟雾事件和印度博帕尔毒气泄漏事件等。大气污染物可引起系统性的氧化应激、免疫和炎症反应、致癌致畸以及中枢神经系统节律紊乱,增加心血管、呼吸、代谢和生殖系统疾病风险。

（二）主要污染物对人体健康的危害

根据污染物在大气中的存在状态,可将其分为颗粒物和气态污染物。颗粒物是目前大多数城市的首要污染物,包括总悬浮颗粒物(total suspended particulates)、可吸入颗粒物(inhalable particle, PM10)、细颗粒物(fine particle, PM2.5)和超细颗粒物(ultrafine particle, PM0.1)。气态污染物种类较多,主要可分为含硫、含氮、碳氢、碳氧、卤素化合物五类。

据报道,全球每年约有345万人因PM2.5污染而过早死亡。大量颗粒物可使局部支气管和肺泡通气功能下降、换气功能受损,引发支气管炎、肺气肿和哮喘等疾病。颗粒物还可诱发血栓、引起血管炎性损伤从而影响心血管功能。此外,颗粒物成分中的有机成分如多环芳烃具有致癌致突变作用,生物来源的病毒、真菌孢子和毒素等会引起呼吸道传染病、过敏反应并改变呼吸道免疫功能。

各类气态污染物对健康的影响存在差异,首要的污染物包括:①SO_2:主要来自燃煤污染,易被呼吸道黏膜吸收,入血后迅速分布于全身,使机体出现喘息、气短等症状,肺功能下降,抵抗力降低,引起支气管哮喘,并在低浓度时仍有效应。②NO_x:主要源于机动车和工业废气排放,NO_x与SO_2对呼吸系统具有相加和协同作用。③O_3:属于光化学烟雾中的二次污染物,O_3的长期和短期暴露与心血管系统、呼吸系统、代谢系统、生殖系统以及中枢神经系统相关的健康结局之间有相关性。

二、水环境与健康

水体污染的来源一般有工业废水,生活、农业污水排放。若由工农业生产生活排放的污染物进入水体,使水的理化特性和水环境中的生物特性、组成等发生改变,从而影响水的使用价值,造成水质恶化,乃至破坏生态环境并威胁人体健康,这种现象称为水污染(water pollution)。其对健康的危害一般可分为以下几类。

（一）物理性污染

包括悬浮物质污染、热污染与放射性污染。水中不溶性的悬浮物质会妨碍水中藻类的光合作用,影响生态环境。工业过程中的冷却水可能引起水温升高、溶解氧量降低、水中有毒物质的毒性增加等现象。放射性污染物被摄入后会对组织器官产生辐射损伤,主要表现为诱发恶性肿瘤,损害骨髓和造血功能,导致胎儿畸形和生长发育障碍。

（二）化学性污染

包括无机污染物质、无机有毒物质(重金属)、有机有毒物质(农药、多环芳烃、芳香烃)、需氧污染物质(酚、醇)、植物营养物质(氮、磷)、油类污染物质。代表性的酚类化合物具有致畸作用,对皮肤黏膜有刺激腐蚀作用,也可抑制中枢神经系统并损伤肝肾功能。含氯有机化合物具有典型的内分泌干扰效应,影响生殖系统发育和功能,其他人工合成有机化合物如邻苯二甲酸酯也具有严重的致癌、致畸、致突变作用。

（三）生物性污染

水是致病菌传播的重要媒介,水环境中致病菌具有丰度低、种类多和风险异质性高等特点。人类通过饮用或接触被细菌、病毒或寄生性原虫污染的水而感染介水传染病,包括霍乱、痢疾等肠道传染病,肝炎、脊髓灰质炎等病毒性疾病,以及血吸虫、阿米巴痢疾等寄生虫病。此外,富营养化水体中的藻类会产生并释放出微囊藻毒素,此种毒素是肝脏的强烈促癌剂,可能引发肝癌甚至死亡。

三、土壤环境与健康

作为自然体和环境介质,土壤具有一定的污染负荷和环境容纳量,但污染物一旦超过容量,就会引起土壤污染(soil pollution),通过生态系统食物链危害人类健康。土壤污染往往具有隐蔽性、累积性、不可逆性和长期性的特点,难以消除治理,主要包括化学性污染物和生物性污染物,通过"土壤—植物/水—人体"的途径间接被人体吸收,进而形成健康危害。

（一）化学性污染物

包括无机和有机污染物两类。无机污染物以汞、镉、铅、砷等重金属为主,也包括过量的氮、磷营养元素以及氧化物和硫化物。土壤的重金属污染会通过食物链传递进入人体从而对健康产生不利影响,例如,镉随食物进入人体后会造成慢性健康影响,包括肺癌、前列腺增生性病变、骨折和肾脏功能障碍。有机污染物包括有机农药类(氯、磷等)、持续性有机污染物(二噁英、多氯联苯和呋喃等)。大多数有机物自身的抗降解性和高亲脂性,使其具有持久性、蓄积性的特征,导致了对神经内分泌、生殖和免疫系统的慢性毒性,并具有明显的致癌致畸作用。

（二）生物性污染物

病原体和有害生物种群从外界侵入土壤,破坏土壤生态系统平衡,引起土壤质量下降,并经由接触或食物链感染人体。例如人类排出的含有病原体的粪便污染土壤,引起伤寒、痢疾等肠道传染病和寄生虫病;动物粪便污染土壤后,病原体通过接触传播进入人体引起钩端螺旋体病和炭疽。此外,抗生素的不合理使用会导致抗生素随动物粪便、污水污泥回用引入土壤,造成环境中出现较高的抗生素残留量,引发严重健康风险。

四、地形地貌与健康

自然环境中,某些地形地貌的相关因素也会直接影响人体健康。主要可分为:①物理性因素,包括大气压、风速、海拔等,其中以海拔的影响最为显著。例如青藏高原是典型的低气压、高海拔、低氧分压区,移居者会出现肺水肿、高原性心脏病等不良反应。②化学性因素,包括碘、氟、硒等微量元素,例如我国地方性甲状腺肿的分布位置受地形因素的影响。在土壤微量元素大量损失的山区,缺碘造成地方性甲状腺肿的发病率大于其他地区。反之,盆地内由于碘的过多累积,可能会使机体碘含量超过健康阈值从而引发高碘性地方性甲状腺肿。③生物性因素,不同的地形区拥有不同的植被类型和媒介种类。低纬度的平原和丘陵地区拥有更多数量和种类的媒介,从蚊子、苍蝇到蜗牛与蠕虫,都对当地虫媒传染病的传播产生了较大影响。例如疟疾在莫桑比克的斯威士兰低地地区广泛传播,但对南非高原影响很小,这是因为后者的地形环境不利于蚊虫生存。

自然环境因素还可通过其他系统或介质间接作用于人体,例如通过影响气候、生物多样性和粮食安全等威胁人类健康。例如:①大气污染及地形地貌等会通过引起气候变化影响人体健康。CO_2、甲烷等气态大气污染物能使大气增温造成温室效应,引起气候变暖间接影响人类健康。而排放氯氟碳化合物和其他大气污染物会消耗平流层的臭氧,进而增加人类的紫外线辐射暴露,导致皮肤癌、白内障以及遗传和免疫系统受损。此外,海拔越高气温就越低,气象因素则会影响传染病的传播,并对健康造成不同程度的威胁。②快速的自然环境因素改变通常会导致大规模物种灭绝和生物多样性丧失,关键物种的丧失将会削弱生态系统的复原力,对人类健康和未来福祉造成深远的影响。生物多样性丧失也会加速有害物种入侵,这也是对人类和动物健康最快和最重要的威胁之一,主要包括影响病原体、害虫或杂草等。例如东非维多利亚湖大规模水葫芦开花,扩大了钉螺(血吸虫病的中间宿主)的孳生地。③土壤中污染物的排放和不合理处置可引起农作物和家畜等生物体内污染物的蓄积,从而降低粮食产量和质量。另外,农业灌溉水源安全若得不到保障,自然会影响到粮食产量;荒漠化地形也会导致耕地减少或生产力衰退,对粮食安全构成威胁,从而对食品消费以及人群的营养和健康产生负面影响。

第三节　建成环境与健康

一、建成环境概述

(一)建成环境

建成环境(the built environment)是指人为建设改造的各种建筑物、空间和产品,尤其指那些可以通过政策、人类主观行为活动改变的环境,主要包括建筑密度和强度、土地利用、街道规划和衔接性,以及城市景观审美质量等,是与土地利用、交通系统和城市设计相关的一系列要素的组合。

据预测,2050年全球近70%的人口将生活在城市地区。随着人类生活水平的提高以及对健康需求的增加,人的健康不仅受到遗传因素和自然环境的影响,还与建成环境相关,后者对健康的影响日益受到广泛关注。近年来,气候变化有关的灾害事件频发,促使人们考虑在公共卫生领域需构建有韧性且可持续的建成环境,包括新能源、交通、绿地和建筑设计等。建成环境与健康作为一个研究人类改造地球自然环境的新兴领域,在全球面临人口增长、快速城市化、气候变化威胁、社会和经济不平等方面有待深入研究。

(二)建成环境的健康影响要素

根据对健康结局关注的领域不同,建成环境的空间自变量的选取也存在差异性。一方面,在探索居住环境与健康的研究中,常用使用空气质量、建筑密度、植被覆盖率等指标;另一方面,研究建成环境与健康结局更多地聚焦于个体行为方式的调节作用,研究内容主要涉及五个维度,即密度(density)、土地利用多样性(diversity)、街道设计(design)、目的地可达性(destination accessibility)和到公共交通的距离(distance to transit),简称"5D"。其中,密度包括住房/人口密度、工作密度等指标;土地利用多样性包括商业楼面积比率、土地利用组合等;街道设计包括街道密度等;目的地可达性包括通勤距离、到市中心距离等。目前,评估建成环境对健康影响的常用方法是健康影响评估

（health impact assessment, HIA），如空气污染健康风险评价工具（AirQ+tool），城市和交通规划健康影响评估（urban and transport planning health impact assessment tool, UTOPHIA tool）等。定量HIA已被应用于与建成环境相关的多个重要领域。

二、建成环境与健康

建成环境在健康生态系统模型中起到重要的调节作用，但建成环境和健康之间的关系本质上是错综复杂的。换言之，一种健康结局可能会受到不止一种建成环境特征的影响，同时建成环境单一特征可能会影响多种健康结局。从研究尺度来看，建成环境与健康的研究内容可分为微观、中观和宏观三个层次。微观层面主要关注居住环境对人群健康的影响，重点探索室内小气候以及室内外环境污染的健康效应；中观层面涉及城市规划，主要关注城市功能分区、基础设施、道路系统、生态系统等对人群健康的影响；宏观层面主要关注全球和国家区域规划，侧重于气候变化、土地利用、格局变化等方面对人群健康的影响。目前，建成环境的健康效应的研究内容主要聚焦于居住环境和区域规划两个领域，未来需深入探索全球和国家区域规划与健康和福祉之间联系性，并将其转化为切实有效的行动策略。

（一）居住环境与健康

1. 室内小气候（indoor microclimate）　是指室内由于屋顶、地板、门窗和墙壁等围护结构以及室内的空气调节设备等综合作用，形成了与室外不同的室内气候，主要由气温、气湿、气流和热辐射四种气象因素组成。评价室内小气候时通常采用四种因素的室内小气候综合评价指标，例如湿球温度、有效温度、湿球-黑球温度指数以及热强度指数等。适宜的室内小气候能使机体的体温调节功能处于正常状态，当其变动超出一定范围后，机体体温调节处于紧张状态，长期如此可降低机体抵抗力，从而导致疾病发生。气湿的非温度性作用主要是湿度过低可引起皮肤黏膜干燥甚至引起鼻出血。

2. 室内环境污染（indoor environmental pollution）　是指有害污染物进入室内并对健康产生直接或间接、近期或远期危害的环境恶化状态。其作用特征表现为累积性、长期性和多样性。按属性可将污染物分为物理性、化学性和生物性污染物，但多种污染物往往共同存在，对机体产生不良影响和危害。

室内物理性污染物主要有噪声、氡气、辐射污染等，直接影响人体神经、消化、呼吸和循环等系统功能。例如，室内噪声直接影响机体睡眠质量，降低生活质量和工作效率。氡气是一种常见的由建筑材料释放具有放射性的惰性气体，属于电离辐射污染。室内家用电器也会形成电磁辐射，长期暴露可对人体的中枢神经系统、血液系统、视觉系统以及免疫功能等多系统功能造成危害。

室内化学性污染物主要包括颗粒物、二氧化碳、臭氧、苯及苯系物、甲醛及挥发性有机化合物、烹调油烟等。常见的颗粒物对健康具有多重影响，特别是与呼吸系统和心血管疾病关系密切。室内的烹调油烟则是肺鳞癌和肺腺癌的主要危险因素之一。此外，室内装修常见的化学污染物主要为苯系物和甲醛。苯可损害骨髓，使染色体畸变，甚至导致白血病。甲醛对健康的影响主要表现为刺激、致敏、致突变、致组织器官氧化损伤，常引发多种化学污染物过敏症。

室内生物性污染主要包括病毒、细菌、真菌、寄生虫以及某些病原体的代谢产物和分泌物。由于室内温湿度较高且通风不良，极易导致室内微生物的滋生和传播。这些病原微生物可以通过与人皮肤接触、呼吸道吸入、消化道摄入等途径导致易感人群的多种健康问题,甚至引起疾病大范围的传染和流行。室内尘螨污染是重要的室内生物性污染源,能引起人体的变态反应,如过敏性鼻炎、过敏性哮喘等。此外,公共办公场所工作人员更易感染军团病,其原因是公共场所空调系统冷却塔的交换水被军团菌污染,军团菌繁殖达到一定数量时,形成气溶胶团进入室内空气而致病。

(二)室外环境污染

室外环境污染(outdoor environmental pollution)是指人类活动产生的有害物质或因子进入环境,引起环境系统的结构与功能发生变化,危害人体健康和生物的生命活动的现象。室外环境污染因素众多,此处重点介绍与建成环境密切相关的常见室外环境污染,主要涉及噪声污染、光污染、热污染等。

1. 噪声污染(noise pollution) 是指无规则、非周期性振动所产生的声音。从生理学角度可定义为,凡是有损听力、有害健康或有其他危害,使人感到厌烦或不需要的声音都属于噪声。按照频率可将噪声分为低频噪声(<500Hz)、中频噪声(500~1 000Hz)和高频噪声(>1 000Hz)。按城市环境噪声源可分为工业噪声、交通噪声、建筑噪声和社会噪声。目前,交通噪声已成为第二大环境健康危险因素。WHO 发布的《噪声污染导致的疾病负担》报告显示,噪声污染至少造成西欧国家每年一百万的寿命损失年。短时间暴露噪声会引起听觉适应,是人体的一种保护性反应。但长时间遭受过强噪声刺激,可导致内耳器质性损伤,形成噪声性耳聋。此外,长期或过度接触噪声也会引起心血管疾病、糖尿病、睡眠质量下降和心理疾病等健康问题。

2. 光污染(light pollution) 是指过量的光辐射对人体健康和人类生存环境造成的不良影响。按照光波波长分为可见光、红外线和紫外线造成的污染,一般将可见光污染分为白亮污染、人工白昼污染、彩光污染等。城市环境中存在许多光污染来源,包括体育场灯光、路灯、镜面建筑物的反射光等。光污染主要影响机体褪黑素的合成,进而会影响人体中谷胱甘肽的合成,影响人体免疫系统调节和睡眠。褪黑素能够保护细胞核和线粒体 DNA,缺失时会增加机体罹患癌症的风险。严重的光污染也可导致视网膜受损、视力下降,甚至精神衰弱等健康问题。

3. 热污染(thermal pollution) 是指由于人类活动,局部环境或全球环境发生增温,并可能对人类和生态系统产生直接或间接、即时或潜在危害的现象。大气中热含量增加,加剧全球气候变化导致的气温升高,造成全球温室效应。城市大气热污染的主要危害是造成城市热岛效应(urban heat island, UHI),即城市中心地区比其周围的郊区或农村地区更温暖的现象。UHI 是城市化进程中人类活动对局地气候所产生的影响,是城市区域气候变化最为典型的特征之一。随着城市化进程加快,热岛地域范围增加,热岛地区中的最高空气温度上升。夏季 UHI 加剧城区高温天气,降低工人工作效率,易造成工人中暑甚至死亡,导致与热相关的过早死亡负担增加。

(三)城市规划与健康

1. 城市功能分区(city functional districts) 将城市中各种物质要素,如住宅、工厂、公共设施、道路、绿地等按不同功能进行分区布置,组成相互联系的有机整体,主要分为居住区、商业区、工业区、文化区、对外交通运输和仓储区等。在城市规划中将城市用地按不同功能进行分区,使之配置合理,最大限度地消除和防止环境污染对人群健康的影响。城市公共开放空间与社会互动之间具有相关性,良好的社区休闲运动场所有助于居民的体育锻炼,从而影响人的行为模式。通过在建筑和城市设计中使用自然元素,可以将健康日益融入公园与游憩之中,从而促进人群健康发展。城市或社区设计特征与健康结局显著相关。例如,在快餐店数量较多社区中,居民的体重指数显著偏高。此外,城市总体规划应尽量减轻交通运输设施和仓储区污染对城市环境的影响。屠宰厂和皮毛加工厂的仓库以及禽畜宰前的圈舍,均需设在下风侧的市郊,并防止对生活水源的污染。

2. 城市基础设施(urban infrastructure)　指城市生存和发展所必须具备的道路、市政等工程性基础设施和学校、医院等社会性基础设施的总称。城市基础设施是城市可持续发展的基本物质载体,其良好的建设与运营不仅可以促进城市社会经济发展,还可以提升城市居民的生活品质、改善城市生态环境。例如,下水道、废物管理和电力等基础设施的可获得性与心理健康问题呈负相关,垃圾填埋场附近的住宅区低出生体重儿和各种先天性畸形的发生率较高。气候变化背景下暴雨洪涝等极端天气事件频发,已成为影响城市公共安全突出问题的重要因素。由于水资源的重要地位与灾害脆弱性,优化城市水系统在强降水压力下的适应能力,有助于提升城市气候变化适应能力。

3. 城市道路系统(urban road system)　指城市范围内由不同功能、等级的道路以及不同形式的交叉口组成的设施系统。其中,城市交通分为城市内部交通与对外交通。通常,更适宜步行的社区能够促进人群健康,而较长的乘车时间与体力活动减少、肥胖增加、2型糖尿病和死亡风险增加有关。随着我国城市化进程加快,城市交通问题日益严峻,交通需求快速增长与资源环境约束矛盾更加突出。城市交通规划应遵循可持续发展的原则,在满足社会经济发展对城市交通需求的同时,将资源优化利用、环境保护引入城市交通规划过程,构建高效、安全、绿色、健康的城市交通体系。

4. 城市生态系统(urban ecosystem)　是城市居民及其环境相互作用而形成的具有一定功能的人工生态系统。城市绿化(urban afforestation)指在城市中栽种植物和利用自然条件以改善城市生态、保护环境,为居民提供游憩场地和美化城市景观的活动。城市绿地按其主要功能可分为公园绿地、防护绿地、广场用地、附属绿地、区域绿地五大类。城市绿地空间是城市生态系统的重要组成部分,具有改善小气候、净化空气、降低噪声污染、缓解热岛效应以及减少水土流失、蓄水防洪等减灾作用,同时也发挥着促进体力活动和社会交往等作用。绿色空间可以在总体健康不平等方面起到平衡剂的作用,如降低心血管疾病和肥胖风险、延长期望寿命和改善心理健康等,但也可能增加花粉过敏或呼吸系统疾病的风险。绿地建设也涉及可持续景观美化的维护,如割草、浇灌、管理等,建议少用或不用除草剂及杀虫剂,以促进公共健康。在城市建设规划中,决策层应考虑绿地及其空间设计,这是减轻居民心理健康负担的一种有效、公平、负担得起且简便易行的方式。

第四节　全球气候与生态环境对健康的影响

一、全球气候变化及其驱动因素

(一)气候变化事实

气候是指在一定时间段内各种天气要素的平均状态,气候变化则是指可识别的持续较长一段时间的天气模式和气候状态的变化,包括气候平均值和/或变率的变化。地球的气候系统在过去的数百万年内一直在波动,而近一百多年来全球气温处于明显的上升状态。联合国政府间气候变化专门委员会(IPCC)的报告表明,自工业革命以来,全球气候系统正经历以全球变暖为显著特征的气候变化过程,尤其是2000年以来气候变化的规模是前所未有的,2020年全球平均气温约为14.9℃,比工业化前（1859—1900 年平均值）高出 1.2℃。

随着全球气温持续升高，大气、海洋、冰冻圈和生物圈发生了广泛而迅速的变化，包括空气污染、冰川融化、海平面上升、极端干旱、洪涝灾害、灾难性风暴以及生物多样性减少等。气候变化使全球高温热浪、极端降水等极端天气事件强度与频率显著增加，1961—2018 年我国累计暴雨（日降雨量≥50mm）站日数平均每十年增加 3.8%。此外，复合极端事件也日益增多，全球范围内同时发生热浪和干旱的频率增加，沿海和河口地区的洪涝复合事件增多。气候变化及其导致的极端天气事件将会对生态系统和人类构成多重风险。

（二）气候变化的驱动因素

气候变化驱动因素涉及气候系统外强迫因子及其变化和气候系统内部的变化及反馈，主要包括自然原因和人类活动。自然原因主要是太阳活动、火山活动、地球轨道变化等气候外部强迫因素；例如当地球轨道参数发生改变时，地面接收的太阳辐射会发生相应的变化，进而导致气候发生变化。人类活动包括发电、制造商品、砍伐森林、使用交通工具、生产粮食、构造建筑等。工业革命以来人类活动是气候变化的主要原因，相比之下太阳活动和火山活动的长期影响可以忽略不计，人为造成的全球地表温度上升 0.8~1.3℃。

温室气体浓度的增加无疑是由人类活动引起的，近 60 年来人类活动造成的碳排放约为 56%，二氧化碳（CO_2）、甲烷（CH_4）和一氧化二氮（N_2O）的浓度已经增加到百万年来前所未有的水平。人类使用化学燃料增加了大气中的 CO_2、颗粒物等污染物的含量，煤炭、石油和天然气燃烧所导致的温室气体排放占全球的 75% 以上，占所有 CO_2 排放的近 90%。此外，人类进行的森林砍伐、城市化建设等土地的利用，进一步加剧了全球变暖。

（三）未来气候变化预估

地球系统模式是理解历史并预测未来气候变化的重要工具，其采用数值模拟的方法研究地球各圈层之间的联系和演变规律。基于地球系统模式，世界气候研究计划（WCRP）在过去二十多年间持续开展了耦合模式比较计划（CMIP）。最新 CMIP6 计划针对不同辐射强度而设定的典型浓度路径（RCP）情景和不同社会经济模式驱动的排放情景（共享社会经济路径，SSP）对未来气象进行了预估。具体而言，大气科学、地球科学的学者已基于多种全球气候模式（GCM）模型获取了不同 RCP-SSP 情景下未来气象模拟数据，以体现未来气候的不确定性。

IPCC 评估报告表明未来全球气温将继续上升 1.4~5.8℃，随着碳排放量的增加，未来气温上升幅度越来越大。不同气候变化情景下，全球年平均陆地降雨量将增加 0~5%（SSP1-1.9）、1.5%~8%（SSP2-4.5）、1%~13%（SSP5-8.5）。全球极端天气事件（强降雨、热浪等）发生的频率、强度、持续时间、影响范围将不断增加，且呈现出越罕见的事件出现得越多，越极端的事件增加速率越快的现象。即使气候变化减缓，所造成的影响在未来几个世纪到几千年内都是不可逆转的，未来严峻的气候变化形势将持续影响陆地、海洋等生态系统，加剧人群健康风险。

二、气候变化对生态环境的影响

气候变化会对陆地、淡水、海洋、冰冻圈等自然生态环境造成长期影响。全球变暖的背景下，植被、物候以及病原体、携带疾病的野生动物的栖息地发生改变，物种向北及更高海拔的地区迁移，野生动物及其寄生虫进入新地区，增加了接触人类的机会，可能助长疾病在野生动物和人类中的传播。

气候变化使湖泊水储存量、土壤湿度、江河径流、水质等发生改变,导致部分地区水多、部分地区缺水,进而引发旱涝灾害,威胁人类的健康。气候变化会驱动海洋发生海平面上升、增暖、酸化等演变,海洋生态系统遭到破坏,海水呈现富营养化,导致鱼类、海草、海鸟等各种海洋相关生物的死亡,生物多样性锐减,渔业资源丰度减少,海洋生态灾害频发,从而威胁到人们的食物来源,以及渔业、旅游业、航运业和工业。海平面上升致使海岸带系统和低洼地区正经历越来越多的淹没、极端潮位和海岸侵蚀;海水温度上升和海洋酸化导致珊瑚白化和死亡,这可能导致海岸带生物群落变化和栖息地丧失。全球各地区大量海冰、冰川和冻土融化、退化,可能会释放出封存已久的未知病毒,引发新发传染病,对人类健康构成重大威胁。

气候变化与城市化互相作用将带来更高的风险,快速城市化加剧全球变暖,而城市的规模、范围和复杂性也增强了气候变化带来的风险。城市面临的气候变化风险比其他地区更严重,如城市热岛效应、城市内涝等。中纬度城市未来可能遭受的热应激水平是农村环境的两倍,欧洲 100 多个城市容易受到两种及以上的气候灾害影响,2000—2030 年间,预计遭受洪水灾害的城市范围将增加 2.7倍,遭受干旱灾害的城市范围将增加 1 倍。城市的特征和面临的情形加剧城市居民应对气候变化的脆弱性。城市人口密度高,人们对气候灾害的暴露程度增加,而城市扩张、土地利用和土地覆被变化也增加了城市洪水的风险,土壤密封扩大了不透水面积,影响了城市积水的排放,下水道溢流使城市内涝发生的风险增加。贫困、医疗资源缺乏、社区结构不合理、城市基础设施被损坏也会削弱居民对气候变化以及对极端天气事件的应对能力。

三、气候变化对人群健康的影响

气候变化导致的平均温度升高、降水与大气环流模式的改变以及极端天气事件的发生频率和强度增加,已严重威胁到人类健康和公共卫生安全。气候变化对人群健康的影响是一个动态变化、长期持续且多因素交织的复杂演变过程。受地域情况、气候类型和区域发展的影响,气候变化产生的健康效应在不同的时间和空间上存在巨大差异。气候暴露与健康影响的关联存在着非线性和滞后性,同时还存在结局的多样性、暴露的复杂性和人群的脆弱性。健康风险产生的机制路径和传导过程非常复杂,其中间过程和关键路径仍需进一步研究。

（一）影响人群健康的途径

人类自身对气候和天气的变化非常敏感,气候变化影响公众健康是个复杂的过程,不仅可能与大气、地理、生态等自然环境因素共同作用,还受人群自身生理特征和社会经济条件的影响。气候变化可通过直接或间接的多种路径对人群健康产生广泛的影响,主要可以分为以下三种。

极端天气事件可能对人体造成直接伤害,或作用于人体循环、呼吸、免疫等系统,导致心血管疾病、呼吸系统疾病等风险上升。高温热浪导致中暑、脑卒中、肾衰竭、水电解质紊乱等疾病的住院率和急救数明显上升,甚至引起过早死亡。洪涝可直接造成人员溺水伤亡,台风、沙尘暴、森林火灾等极端天气事件会造成人群死亡和伤残率的增加。日夜持续高温事件、复合温湿度暴露、不良气象-空气污染复合暴露将给人类带来更大的健康威胁,高温可能导致空气污染物的聚集,并增加其对人体的毒性反应。

气候变化可通过改变媒介生物、过敏原以及水文地理等自然生态环境,间接影响人体健康。温度、风速等气象因素影响大气污染物的扩散、沉降,使大气污染物浓度增加,同时促进光化学反应产生二次污染物,增加人群患呼吸道疾病的风险。气候变暖导致无霜天数增多、开花时间提前和花粉传播季节延长,致使花粉量增多,从而增加哮喘、鼻炎等过敏性疾病风险。洪水泛滥导致水质下降,促使各种病原微生物和媒介生物的快速滋生和迅速蔓延,造成腹泻等水源性疾病的发生。

气候变化还可能以人类社会系统为中介因素影响健康,如对住房建筑和基础设施的损坏,使粮食产量和渔业资源减少等。极端天气频发和海平面上升可能会损坏居住地,造成财产损失,导致人们非自愿移民和流离失所,从而增加受灾人群心理压力和患精神疾病的风险,包括焦虑、抑郁和创伤性应激障碍等。大气二氧化碳含量增加会导致小麦和水稻的蛋白质含量下降,大米、大豆、小麦等作物中的铁和锌含量下降,从而减少农作物产量和降低粮食营养成分,导致人群营养不良、营养缺乏。

（二）气候变化导致的疾病负担

1. 死亡　气候变化会通过极端天气事件给公众健康造成死亡负担,大量研究表明,低温和高温都能增加人群的死亡风险,而热浪和寒潮事件更甚。《柳叶刀人群健康与气候变化倒计时:2020年度中国报告》发现,近30年中国热浪相关死亡人数呈波动上升趋势且增势明显。热浪和寒潮导致的死亡负担呈现明显的空间异质性和人群差异性,以中国为例,华东和华中地区的死亡负担更重,南方地区则受寒潮的影响更大。老年人、女性、慢性基础疾病患者、户外工作者及低收入人群等是高温热浪脆弱人群。洪涝、干旱、台风、野火等极端天气事件也会增加人群的死亡风险,我国极端天气灾害相关研究显示,1950—2018年我国洪涝所致的年平均死亡人数为4 098人,2010—2018年台风所致的年平均死亡人数约185人。

2. 传染病　气候变化是传染性疾病的重要影响因素。气候变化通过影响传染病的病原体、媒介、宿主以及易感人群,改变传染性疾病的流行特征。现存的研究发现,气候变化能增加登革热、疟疾、血吸虫病等虫媒传染病的发生风险。气温升高使得登革热病毒的外潜伏期缩短、媒介伊蚊的叮咬率增加。针对广州地区的相关研究发现,日最高气温每上升1℃,蚊媒传染病登革热日病例数增加11.9%。气候变化导致洪涝事件增加,而洪涝会冲刷土壤表面的病原体,破坏用水设施和消毒设施等,进而使得病毒、细菌等病原微生物污染水源和食物,造成介水和食源性传染病的暴发。气候变化还会增加其他气候敏感性传染病的风险,研究发现当温度超过24.85℃,相对湿度达到80.59%~82.55%,手足口病月平均发病率是既往的3.49倍。

3. 慢性病　随着经济发展,慢性非传染性疾病已经成为影响人群健康与死亡的主要公共卫生问题,气候变化会加重人群呼吸系统、循环系统疾病等慢性非传染性疾病的负担。一项针对中国18个城市的研究显示,温度每升高1℃,呼吸、循环系统等方面的慢性疾病的急诊人数增加1.07%;短期气温骤变使缺血性心脏病、心力衰竭等心血管疾病患者的住院率增加0.44%。此外,研究发现在极端湿度条件下,消化系统疾病的发病显著增加,并且具有持久作用,气候变化导致的干旱也会增加受灾人群产生营养不良和营养缺乏等问题。

4. 精神健康　气候变化还会影响人群精神心理健康和生活幸福感。极端天气事件(热浪、洪涝、台风等)可能直接对人们造成精神心理创伤,也可能间接通过社会、经济问题和环境破坏带来精神心理健康风险。例如,干旱引起的粮食减产会给农民造成较大的心理负担,长期干旱越来越多地与冲突和被迫移民联系到一起,从而造成压力、痛苦、抑郁和焦虑等。不适的气候条件还可能对人的情绪造成影响,高温容易导致疲劳、烦躁,气压突然降低和升高会使人们感到心情烦躁、焦虑,而温暖的日照有利于精神放松,使人心境安静平和、头脑清醒。

（三）气候变化对重点人群的健康影响

1. 老年人　老年人抵抗力相对较低,慢性非传染性疾病的患病率较高,且常常伴有多种并发症,身体状态受到气候变化的影响较大,是气候变化的敏感人群,而且呼吸系统、心血管系统疾病等多种慢性非传染性疾病也是气候变化的敏感性疾病。中国一项针对4个城市的研究发现,相较于参考温度,温度每升高1℃或降低1℃将会导致65岁以上的老年人心血管疾病死亡风险分别增加6.4%和4.9%。随着年龄的增加,老年人机体功能逐渐衰退,增加了失能或半失能的发生率,为了维持机体功能的正常运转,对外部环境的依赖逐渐增强,研究发现特大高温干旱灾害期间,老年人群的胃炎、肠炎、胆结石等消化系统疾病发病风险增加,高温使老年人认知功能受损的风险增加了41%。

2. 儿童　儿童因其自身体温调节系统功能有限,更易受环境变化和气候条件的影响,越来越多的儿童疾病被发现与气候变化相关。中国的一项24个城市的研究发现气温与儿童哮喘之间存在正相关关系。澳大利亚布里斯班的一项研究发现炎热的气温与儿童哮喘急诊就诊次数的增加有关。温差可能是儿童肺炎的重要危险因素,2017年合肥市的一项关于儿童急性支气管炎的研究表明,昼夜温差越大,儿童患急性支气管炎的风险就越大。此外,气候变化与儿童高血压、中耳炎、水痘、流行性腮腺炎和流感的发病均存在联系。手足口病是中国5岁以下儿童的常见传染病,手足口病的发病率与气候变化有关,特别是秋冬季异常的气温升高与手足口病的发病率急剧增加有关。

3. 孕产妇　越来越多的证据表明气候变化对孕产妇有广泛的影响,孕妇对环境危险因素高度敏感,孕期暴露于极端天气事件可能会增加妊娠期疾病和不良妊娠结局的风险。研究发现在气温降低的冬季,南方与北方城市妊娠期高血压疾病发病率增加,室温在14℃到27℃范围内每增加1℃,妊娠糖尿病风险增加3%。一项囊括全球40多个国家的流行病学研究证据发现,环境温度每升高1℃,早产风险增加5%,并且在热浪期间,这种影响甚至更大。孕期不同时期的气候暴露可能影响气候变化与早产的关系。广州的一项研究发现妊娠最后4周暴露于极冷和极热天气的早产风险最高,分别可使早产风险增加17.9%和10.0%。

4. 职业人群　气候变化会通过影响工作环境而对职业人群产生健康影响,如工作场所高温会诱发一系列职业健康与安全问题(中暑、热衰竭、工伤等),导致劳动生产效率降低。随着全球气温升高,暑热天气和工作场所高温也随之增加,过高的环境温度会造成职业人群机体器官功能受损等,增加急性工伤事故风险,如中国广州的研究发现气温每上升1℃,工伤事故发生率上升1.4%。针对北京和香港两地的调查发现,湿球黑球温度(WBGT)每上升1℃,建筑业工人的劳动生产率分别降低0.57%和0.33%。澳大利亚在2013—2014年间因高温造成的年均经济负担达62亿美元。

（四）气候变化对新发传染病的影响

21世纪以来全球新发传染病频繁发生,越来越多证据表明,可能与气候变化破坏了数万年来物种共同进化的自然过程,使病原体加速变异进而感染新的宿主,甚至脱离自然环境进入人类社会有关。三分之二传染性疾病的病原体具有气候敏感性,气候变暖、降水模式改变与极端天气事件等可通过影响病原体的繁殖能力和生存时间,传播媒介或中间宿主的时空分布,以及造成生态系统失衡和影响野生动物栖息地,从而改变传染病的传播规律与流行特征。

1. 促进病原微生物的繁殖与扩散　许多病原体的发育周期依赖于温度和降水,气候变化所驱动的温度升高和降水增多会加速病原体的繁殖和变异,增加病原体入侵宿主的概率,并可能影响宿主种群的疾病传播模式。英国一项基于细胞培养与动物模型的实验表明,高温增加了蛙病毒的繁殖率以及相关疾病的发病率和死亡率,温暖潮湿的春季和炎热的夏季为西尼罗病毒传播媒介的繁殖提供了理想的天气条件。此外,气候变化带来强降雨事件的增加,造成淡水资源受到污染,湖泊和溪流中不安全的水成为滋生病原体的重要场所,大量研究发现食源性和水源性传染病与温度和降水等环境因素具有密切联系。

2. 改变病媒生物和种群的时空分布　温度、降雨和湿度是决定病原体传播媒介和中间宿主生活习性的关键因素,气候变化正在改变病媒生物和宿主种群的活动范围,影响动植物的迁移模式,从而造成传染病的传播和蔓延。温度升高使蜱种群的生长范围由美国向北扩展至加拿大南部,导致加拿大莱姆病病例的增加。极端气候事件造成的水污染为各种吸虫提供了在蜗牛、鱼类或其他水生动物等中间宿主与人类之间的感染路径,这些携带疾病的媒介生物可能引发新的地方病。极端天气事件和恶劣的天气条件引起动植物的大规模迁移,病原体会依附海洋、陆生或空中的动植物而进行传播,大大增加了动物源性疾病蔓延到人类的风险。

3. 破坏病原体在生态环境中的平衡　病原体与宿主的相互作用也是一个自然平衡的过程,但气候变化打破了这一平衡,加快了病原体适应外界环境的速度,可能导致原本仅能在野外环境存活的病原体感染人类。病原体在它们的自然宿主中可能是良性或轻度致病性的,但气候变化导致生态平衡被破坏会产生新的物种配对,当它们从动物宿主中离开并开始感染人类,就可能会造成严重的健康后果。一方面,气候变化会影响生物栖息地的食物和水源,从而导致种群聚集或栖息地范围改变,使得野生动物的栖息地与人类居住地出现重叠,人类和野生动植物接触增加,易感人群被病原体感染的风险将会提升;另一方面,气候变化导致的恶劣天气条件也会造成野生动植物栖息地的丧失或退化,将迫使野生动植物从自然环境走向人类社会,让人类有更多的机会接触到野外存活的病原体。

4. 应对气候变化下的人类健康新挑战　传染病的暴发与流行取决于广泛的环境因素和复杂的社会条件,土地利用、城市化、贸易与全球化等人类活动既是气候变化的主要驱动因素,也对传染病的流行过程具有重要的协同作用。面对日益频繁的新发传染病,"同一健康"(One Health)策略和"星球健康"的概念应运而生,前者强调通过跨学科合作研究和决策保障人群、动物和环境的共同健康,后者则希望通过保护和维持地球上的生命支持系统,实现在人类社会进步与环境可持续性和生物多样性之间建立更好的平衡。人类活动导致的气候变化打破了人类和环境间的平衡关系,给地球的自然环境和生态系统造成严重的破坏,对其他物种的生存造成威胁,反过来也可能最终导致人类文明的消失。为保护人类自身以及人类赖以生存的这个星球上的各种生态系统的健康,亟需建立气候变化、生态、环境、地理、社会、经济、人口等多学科的知识体系,培养更多具备开展交叉学科研究和科技创新能力的公共卫生复合型人才队伍。加强跨学科、跨部门、跨地域的专业人员、民众及决策者间的紧密合作,采取切实行动,通过减少收入、文化、性别和地域等因素造成的人群健康差异,努力在全球范围内实现最高水平的健康、福祉和公平性。

第五节　环境健康研究方法

环境健康研究方法是分析环境因素对人群健康影响的手段。开展环境健康研究需要采用环境流行病学设计与方法,既可以从宏观层面探索环境因素与人群疾病发生的关联,又可以在微观层面阐明环境有害物质及其转换产物对机体健康的作用机制。此外,为了系统评价环境有害物质造成的健康风险,还需要开展综合性的环境健康风险评估。

一、环境要素的健康效应分析

环境流行病学是采用流行病学方法,阐明暴露于环境因素是否和人群某种健康效应或状态有关的科学。开展环境流行病学分析,需要对环境有害暴露以及人群健康结局加以测量,同时根据不同的研究设计遴选统计方法。

（一）环境暴露的测量方法

环境危险要素存在于多种环境介质中(大气、水体等),通过皮肤、呼吸道、消化道等途径与人体接触,从而造成有害效应。根据作用于人体的部位,暴露测量可分为三种类型:外暴露、内暴露、生物有效暴露。

1. 外暴露剂量的测量　外暴露剂量是指人体直接接触的外环境污染物的水平。外暴露测量通常是测定人群接触外环境中某种有害因素的浓度或含量,根据接触的特征(如接触的浓度、频率等)估计暴露水平。常用的测量方法主要有环境监测法,分为常规监测和特定目的监测。例如,我国已经实现了对大气环境、水环境、土壤环境、噪声污染等方面进行定点的常规监测。近年来,随着地理技术和遥感技术的发展,还可以采用环境模型法评估人群暴露水平,可以大幅度提升测量精度。例如,土地利用回归模型和空气污染扩散模型可以基于某地区监测站点的空气污染数据,预测邻近或其他地区的污染浓度。

2. 内暴露剂量的测量　内暴露剂量是指外环境中有害因子实际上被人体吸收的量。与外暴露相比,内暴露更能反映个体层面的真实暴露水平。内暴露剂量的测量通常基于实验室检测手段,对人体生物组织(头发、指甲等)或代谢产物(尿液、呼出气等)中的污染物水平进行测量。例如,从事装修行业的工人可能接触到含苯物质,研究通常以血液苯含量、呼气苯含量等指标评估内暴露水平。内暴露测量方法远比外暴露测量复杂,需要经过严格的伦理学评价及受试者的知情同意。

3. 生物有效暴露剂量的测量　生物有效剂量又称靶剂量,是指到达人体靶部位(细胞、亚细胞或分子等)的污染剂量。生物有效暴露剂量的测量通常依赖于实验室检测手段。例如,外环境中紫外线、电离辐射可能会对人体 DNA 产生高毒性影响,研究者可通过测定人体血清中的 DNA 与蛋白质交联的强度,用以反映其生物有效暴露剂量。生物有效暴露剂量与人群的疾病发生直接相关,但测量方法也最为复杂,需要采用严格谨慎的样品采集方法与检测方法。

（二）健康效应的分析方法

为阐明暴露于环境因素是否和人群某种健康效应或状态有关,通常需要运用环境流行病学研究设计与方法。具体而言,环境流行病学采用的主要研究设计包括生态学研究、病例对照研究、队列研究、实验性研究以及空间流行病学研究等。不同研究设计在健康结局的选择、数据收集方式、统计分析方法上均有所差别。

健康结局的选择可以根据疾病发生缓慢程度,划分为急性健康效应和慢性健康效应。急性健康效应是指接触某有害因素后几分钟、几小时或几天等短时间尺度内发生的不良健康结局。而慢性健康效应是指经过较长的潜伏期才出现的健康问题。例如,石棉可以通过呼吸道到达人体肺部,逐渐导致肺部纤维化,可能需要几年几十年才出现明显临床症状。此外,健康效应还可以是环境污染物对人体健康影响的早期检测指标和生物标志物等。

健康效应数据的收集有多种方式,可以通过原始数据收集或二手数据收集的方式获取。原始数据是为了研究目的专门收集的资料,可采用实验室检查、问卷调查、访谈等手段获取。二手数据则需要从现有健康数据中加工获取,常见的渠道包括出生与死亡登记系统、慢病监测系统、传染病监测系统、病案首页信息、医院诊疗记录等。与原始数据相比,二手数据的规范程度与数据质量可能稍差,需要采用更加严格的质控手段。

由于研究设计的不同,所采用的统计方法也不同。当前在环境健康研究领域,常用的统计模型包括广义线性模型(GLM)、广义相加模型(GAM)、分布滞后非线性模型(DLNM)等。其中 DLNM 模型是近年来运用比较广泛的统计模型,主要适用于时间序列数据,可以同时评估环境要素与健康结局之间的非线性与滞后性关系。此外,常用的数据分析软件有 R、Python、SPSS 等。其中,R 软件是被广泛应用于环境健康领域,环境方法学专家将复杂的统计分析方法撰写为内置的"安装包",使用者只需指定数据库和若干参数便可进行统计分析,极大地推动了环境健康领域的快速发展。

二、环境健康风险评估

环境健康风险评估是基于流行病学、毒理学、统计学等多学科研究证据,系统表征环境有害因素暴露对人类的潜在作用,并对环境暴露所致的健康损失进行定性或定量评价的过程。环境健康风险评估主要应用在以下几个方面:①预估在某种环境有害因素的暴露下,人群最终发生不良健康结局的概率及严重程度;②对各种有害化学物或其他因素的危险度进行比较评价,从而确定治理的优先次序,为环境管理决策提供科学依据;③为有关环境卫生标准的研制提供科学依据,从而更好开展卫生监督等相关工作。

当前国际上的环境健康风险评估大多采用四步法,包括危害识别、暴露 - 反应关系评定、暴露评价及风险表征。

(一)危害识别

危害识别主要是基于流行病学调查、体内试验、体外试验等科学证据与文献信息,识别待评价环境因素是否会产生健康危害以及识别危害的特征。危害识别通常需要收集有关该物质的理化性质、暴露途径、代谢特征、毒理学效应以及人群流行病学数据。

(二)暴露 - 反应关系评定

暴露 - 反应关系评定是定性描述环境因素引起个体或群体发生有害效应的危害等级,或建立环境因素暴露与有害效应之间的剂量 - 反应关系。其中,剂量 - 反应关系是构建生物体(或研究人群)暴露于环境有害物质的量,与所引起的健康效应之间的定量关系,是环境健康风险研究的核心。通常通过人群研究或动物实验的资料,确定暴露 - 反应曲线,并估计开始产生健康效应的暴露阈值标准。值得注意的是,一般在动物实验中获得的暴露 - 反应关系会被外推到人。外推过程涉及很多假设和不确定性,通常来说,人比动物对有害物质的作用更为敏感。

(三)暴露评价

若已知某环境因素对人体有害和产生明显健康反应的剂量,还需要了解人群暴露的情况。暴露评价是对人群污染物暴露剂量、暴露频率以及暴露持续时间的确定和估计。暴露剂量分为外暴露剂量和内暴露剂量。内暴露剂量可通过测定内暴露的生物标志物来确定,或根据外暴露剂量推算(内暴露剂量＝摄入量 × 吸收率）。内暴露剂量比外暴露剂量更能反映人体暴露的真实性，提供更为科学的基础资料。

（四）风险表征

风险表征是风险评价的最后一步，是在前三个步骤的基础上，对危险发生的概率及程度进行综合分析。具体来说，风险表征是基于人群暴露评价和暴露 - 反应关系，估计某个特定暴露对某种疾病增加的风险。通常采用定性或定量方法研究某特定人群中增加疾病危险的程度。定性研究通常是描述某种特定条件下的暴露是否会引起某种疾病或损伤，而定量研究提供了基于统计模型的定量风险估计。例如，暴露于某水平的环境有害物质下，每千人中预计将有多少人发生某种损失或疾病。

第六节 环境健康风险的应对

近年来，由于环境污染、全球变暖、经济结构和城市化进程等因素的综合影响，我国的环境治理力度、城市发展模式和气候变化应对能力等仍不能完全满足保护公众健康的现实需求，公共健康问题日益突出。面对这些复杂多变的外部环境和内部压力，绿色低碳高质量健康发展已被广泛认为是解决生态污染、城市建设、气候变化与公共健康矛盾的有效路径，也是推动我国可持续发展转型的当务之急。

为更好应对这些前所未有的发展机遇和风险挑战，我国提出了碳中和愿景、美丽中国和健康中国宏伟蓝图，不断推进生态环境、城市建设、气候变化与公共卫生的重大改革，创新健康风险应对理念和模式，将公共健康问题的研究明确列入《中共中央 国务院关于深入打好污染防治攻坚战的意见》《中共中央 国务院关于加快推进生态文明建设的意见》《"健康中国 2030"规划纲要》等一系列国家重大发展规划和政策中。这意味着我国将进入由传统的污染治理转向污染与健康协同治理、由城市建设转向健康城市建设、由应对气候变化转向气候变化与健康协同应对的战略转折阶段，对协同推进社会发展和公共健康具有重要的指导意义。

一、环境污染的健康风险应对

在诸多自然环境污染形式中，大气污染影响范围最广，是人类致死的重要因素之一，备受环境科学、环境毒理学、流行病学等领域的关注和重视。我国是受大气污染影响最深的国家之一，但针对大气环境的健康风险应对手段仍主要以污染源末端治理为主，使得排放到大气环境中的污染物含量变少。该工作由生态环境部门负责，制定一系列技术规范、排放标准和法律文件（如《环境污染物人群暴露评估技术指南》《工业 "三废" 排放试行标准》《中华人民共和国环境保护法》等）限制和监督管理各行业（如能源、工业、交通等）污染物的排放量和排放浓度，从而降低大气环境中污染物暴露量。而卫生健康部门更偏重于通过流行病学和毒理学等手段识别大气环境对人类健康的风险因素，制定风险应对技术方案、指南和综合监督体系，并指导公众做好个体防护措施应对大气环境污染。

虽然我国大气环境的污染治理已取得明显成效，但在开展大气环境的健康风险应对过程中仍面临着严峻形势。大气污染治理政策提及的以保障公众健康为先行目的的理念尚未落到实处，空气质量监测不能完全反映人口暴露特征,空气质量标准与人类健康风险阈值存在一定的差距,缺少针对人体健康保护的标准,健康风险应对工作未形成完整体系。

美国和欧盟形成了较为成熟的以保护人群健康为核心的健康风险应对管理制度和技术规范体系。美国环保署专设健康与环境影响部门负责环境污染的健康风险应对工作,通过环境健康风险评估体系和技术导则的制定及实施,修订《清洁空气法》等标准中环境污染物的阈值,形成"污染治理—健康风险—污染治理"的工作闭环;欧洲国家则直接将人群暴露相关的平均暴露指标(average exposure indicator, AEI)融入《欧洲环境空气质量和清洁空气指令》(2008/50/EC)标准体系中,此外,通过制定《欧洲环境和健康宪章》等法律文件和上位规划,引导各部门积极参与大气环境的健康风险应对工作。

我国亟需理顺大气环境的健康风险应对工作机制,将健康管理纳入各项大气环境治理措施中,确立健康风险应对原则和具体措施;在此基础上,增加暴露人群的环境和健康监测,制定健康风险阈值或标准体系;并联合各政府机构、工业企业等深入探索大气环境对人群健康的影响机制、减排措施对健康收益的影响等科学问题。

二、建成环境的健康风险应对

我国城镇化进程和经济高质量发展促进了居民物质生活水平的提高,同时也带来一定的公共健康威胁,如人口聚集和流动造成了疾病传播等,使得人们对居住环境提出了新的时代要求,建成环境的质量和发展模式越来越受到关注,健康建筑、健康城市、韧性城市等治理理念应运而生,试图打造高质量、高品质、促进公共健康的建成环境。健康建筑是绿色建筑在健康方面更深层次的发展,注重为建筑使用者提供更加健康的设施、服务和环境;健康城市是健康建筑的未来,是立足于以人的健康为重心的城市规划、建设和管理,通过综合考虑居住等功能布局、街区路网、气象条件、排污能力、地形条件等因素,引导公众选择更健康的生活方式,形成具有健康环境、健康社会、健康服务、健康人群、健康文化等完好状态的建成环境;韧性城市则更加强调城市能快速化解和抵御外部冲击,保持城市功能正常运行,并通过适应来更好地应对未来的灾害风险。目前,我国的住房和城乡建设部主要负责建成环境的规划、建设和管理,卫生健康部门侧重于城市建设中的卫生和健康问题。

我国健康建筑、健康城市、韧性城市的建设尚处于起步阶段,建筑和城市的规划和建设过程中容易忽略对公共健康的影响,其考核指标也较少结合公共卫生领域的相关结果,公共卫生领域也难以获得城市规划建设和管理的反馈意见,使得开展建成环境的健康风险应对工作举步维艰。

英国、美国和日本等发达国家在健康城市与公共健康的探索较早,已经将健康融入城市总体规划各部分,也形成了单独编制的城市建设与公共健康的专项规划,如《健康洛杉矶规划》《伦敦健康街道》《福利、健康城市东京展望》等;欧洲也成立了健康城市规划研究小组,共同探索健康导向城市规划的实践意义,将城市规划的重点重新放在健康和生活质量上。由此可见,发达国家通过对健康城市的系统塑造,引导居民健康生活,从而应对建成环境的健康风险,为我国提供了重要的参考。

我国未来应该将公共健康纳入国土空间规划,形成以健康为导向的专项规划,明确城市区域内各项健康风险的程度和等级体系,制定健康风险应对政策和防控体系,确保可持续地保障城市公共卫生安全;对于已建成的城市环境,则需要结合城市特色景观体系、绿化空间、滨水空间、低效闲置资源等方面进一步挖掘和发挥城市环境的健康效益;此外,我国需要加快健康城市和韧性城市建设,并与妇幼健康等部门相结合,探索健康服务新模式。

三、气候变化的健康风险应对

随着极端气候事件频繁发生,气候变化很可能会超过自然环境污染而成为我国人群健康的最大威胁。碳达峰碳中和背景下,我国开始重点着手气候变化及其健康影响的应对工作,已形成了生态环境部、国家发展和改革委员会、中国气象局和国家卫生健康委员会等多部门管理格局。生态环境部的应对气候变化司以及国家发展和改革委员会的资源节约和环境保护司等,通过控制能源消费、节能减排等减污降碳手段应对气候变化,保障公众健康;中国气象局则主要牵头气象和气候的预报预警及其影响评价,加强防灾减灾等应急管理能力,以应对极端气候事件对公众健康的危害;国家卫生健康委员会虽然没有内设相关专职部门,但其不断完善卫生系统的预警和干预能力以应对高温热浪、洪涝、干旱等极端天气气候事件,为群众尤其是老年人、孕妇、儿童、慢性病患者等重点人群提供医疗卫生服务工作,并广泛宣传相关的预防和急救知识。

面对日益紧迫的气候危机,我国已初步建立碳达峰碳中和"1+N"政策体系,主要从能源、工业、城乡建设、交通运输等行业提升气候变化应对能力,但这些政策都较少提及气候变化带来的健康风险问题。为进一步深化气候变化健康风险评估及应对工作,我国制定《国家气候变化适应战略2035》等文件,鼓励开展高温热浪等极端天气气候事件和气候变化健康风险评估指南、标准与实施方案的制定等气候变化健康适应专项行动。

发达国家在管理机制和技术体系等方面提供了有益的借鉴。美国疾病预防控制中心"建设抗气候影响复原力"(building resilience against climate effects framework, BRACE)专门指导政府官员开展气候变化对健康影响的评估工作,制定和实施气候健康适应计划,开展公共卫生干预;美国环保署基于BRACE发布了《气候变化公共卫生适应策略》,提出了应对气候变化的公共卫生适应措施。英国和澳大利亚等国家专门成立了应对气候变化部门,把气候变化健康风险与应对措施作为气候变化风险与适应内容的一部分。可见,部门间研究成果的关联和共享可以反哺健康风险应对工作,专设管理部门形成政策合力也可以有效应对气候变化的健康风险。

借鉴国际经验,结合我国国情和社会发展需要,中国在未来亟需建立一个具有气候韧性的公共卫生系统,从而能够有效应对气候变化带来的冲击和压力,持续改善人群健康水平。首先,需要卫生健康、气象、环境、应急等多部门联动合作,明确职责分工,并联合科研单位等多学术机构和企业开展气候变化健康风险及应对研究;其次,亟需建立气候变化与健康风险的早期预警系统,包括当地天气预报和极端天气识别、确定具体风险触发阈值、预警信号发布与传播、风险沟通和行动建议等内容,形成针对气候变化和极端事件的公共卫生应急响应与风险管理决策方法;完善气候健康数据监测网络、风险评估和应对制度,制定具有约束性、可量化、可考核的气候变化健康风险评估和应对指标,完善相关政策法规,加强气候变化健康风险管理,提升极端天气事件应急处置能力,为应对气候变化健康风险提供技术和信息支持。

第五章　营养与食品安全

第一节　膳食营养与健康

一、食物与营养素概述

食物是人类赖以生存的物质基础,提供人体必需的各类营养素。营养素(nutrient)是指生物体为满足自身生长发育和维持生命活动,从食物中摄入、消化、吸收、代谢和利用机体所需物质的总称。生物体对营养物质需求的生物学过程简称营养。

食物中的营养素种类繁多,人类日常生活所需的营养素大约40多种,根据营养素的化学性质和物理种类,可分为六大类:蛋白质(protein)、脂类(lipids)、碳水化合物(carbohydrate)、水(water)、矿物质(minerals)和维生素(vitamin)。根据人体的需要量或者体内含量多少,可以将营养素分为常量(又称宏量)营养素(macronutrient)和微量营养素(micronutrient)两类。常量营养素包括蛋白质、脂类、碳水化合物,由于这三种营养素在人体内可以通过氧化产生能量,因此又称为产能营养素(energy-yielding nutrient)。微量营养素包括一部分矿物质(如钙、铁、碘)和维生素。

(一)能量

能量(energy)是生命的基础。人体能量来源于食物中的碳水化合物、脂肪和蛋白质。我国成年人膳食中碳水化合物提供的能量应占总能量的50%~65%,是最主要的能量来源,脂肪占20%~30%,蛋白质占10%~15%。国际上,能量的通用单位是焦耳(joule, J)、千焦耳(kilojoule, kJ)或者兆焦耳(megajoule, MJ)。在营养学领域,能量的常用单位是卡(calorie, cal)和千卡(kilocalorie, kcal),能量的换算关系为:1kJ=0.239kcal,1kcal=4.184kJ,其中千卡就是日常说的"大卡"。成年人的能量消耗主要用于维持基础代谢、身体活动和食物特殊动力作用的消耗。另外,人在睡眠的时候能够储存一部分能量。

(二)蛋白质

蛋白质是机体细胞、组织、器官的重要组成成分,是一切生命活动的物质基础。蛋白质的基本构成单位是氨基酸,在自然界中存在300多种氨基酸,组成人体蛋白质的氨基酸只有20种,其中有8种是必需氨基酸(essential amino acid),是人体内不能合成或者合成速度不能满足身体所需,必须从食物中直接获取的氨基酸,分别为赖氨酸、色氨酸、苯丙氨酸、甲硫氨酸、苏氨酸、异亮氨酸、亮氨酸和缬氨酸。

蛋白质的功能十分广泛,人体的任何组织和器官都是以蛋白质作为重要的组成成分。蛋白质还构成人体内各种重要的生理活性物质,如酶、激素和抗体,以调节人体的正常生理代谢,维持内环境的渗透压和酸碱度。蛋白质还是唯一能提供人体氮的营养素。人体内的蛋白质一直处于不断被合成、被降解的状态中,在此过程中,会有部分氨基酸流失,因此,需要通过饮食摄入适量的蛋白质以维持健康。在非洲、中、南美洲、中东、东亚和南亚地区,蛋白质能量营养不良(protein-energy malnutrition, PEM)是严重的公共卫生问题。PEM有两种:一种称为恶性营养不良(Kwashiorkor),指能量摄入基本满足而蛋白质严重不足,主要表现为水肿、虚弱、表情淡漠、生长滞缓、头发变色变脆;另一种叫衰弱(marasmus),指蛋白质和能量摄入均严重不足,表现为消瘦无力,易感染其他疾病而死亡。这两种情况可以单独存在,也可并存。

而蛋白质摄入量过多(尤其是动物性蛋白)对人体同样有害。当摄入大量的动物性蛋白质时,常伴有较多的动物脂肪和胆固醇摄入。另外,在正常情况下,人体不储存蛋白质,所以蛋白质摄入过多时,机体必须将过多的蛋白质脱氨分解,氮则由尿排出体外。这一过程需要大量水分,会加重肾脏的负担。

（三）脂类

脂类包括脂肪(fat)和类脂(lipoids),是一类化学结构相似或完全不同的有机化合物。在人体中,脂类所占的比例约为体重的10%~20%。脂肪又称为甘油三酯(triglycerides),占人体内脂类的95%,是储存和提供能量的重要物质。类脂约占5%,包括磷脂和固醇类,是细胞膜、组织器官(尤其是神经组织)的重要组成成分。

在人体中,脂肪可以用于储存和提供能量,当人体摄入能量过多时,能量会转变为脂肪储存起来,当人体需要能量时,脂肪便分解为甘油三酯,所以也称这些脂肪为"可变脂"。充足的脂肪可以保护体内蛋白质不被分解释放能量,即节约蛋白质作用。另外,皮下脂肪组织能够起到维持体温的作用,在人体内,脂肪还可以保护器官免受外力的伤害。此外,脂类在促进脂溶性维生素的吸收中也发挥着重要作用。

一般情况下,脂肪的摄入来源主要为动物脂肪组织、肉类及植物的种子。脂肪摄入过多,会导致肥胖、心血管疾病、高血压和某些癌症的发病率升高,因此预防此类疾病发生的重要措施就是降低脂肪的摄入量。

（四）碳水化合物

碳水化合物是由碳氢氧三种元素组成的有机化合物,因为其分子式中氢氧的比例恰好与水相同(2∶1)而得名。根据碳水化合物的化学结构及生理作用,可以分为糖、寡糖和多糖。糖类包括单糖、双糖和糖醇,单糖是最简单的碳水化合物。双糖包括蔗糖、乳糖和麦芽糖。寡糖又称为低聚糖,是由3~9个单糖分子通过糖苷键构成的聚合物。多糖是指10个或10个以上单糖分子通过糖苷键构成的聚合物。碳水化合物是人体最主要、最经济的能量来源,也是构成人体组织的重要物质。纤维素是多糖家族中的一员,由于连接纤维素中葡萄糖单位的化学键是β-糖苷键,所以纤维素结构不容易被破坏,难以分解出单糖。因此,纤维素会以完整的形式进入肠道,可以起到防止便秘的作用,并有助于降低高血脂等慢性病的发生风险。但是纤维素的摄入也应适量,过多的膳食纤维会影响矿物质等微量元素的吸收。

（五）矿物质

矿物质是地壳中自然存在的化合物或天然元素。矿物质又称无机盐,是人体内无机物的总称。在人体内无法合成矿物质,必须从外界摄取。其中,有21种矿物质被认为是构成人体组织、参与机体代谢、维持生理功能所必需的,共分为三类。其中,铁、铜、锌、硒、铬、碘、钴和钼被认为是必需微量元素(essential trace element);锰、硅、镍、硼、钒为可能必需微量元素(possible essential trace element);氟、铅、镉、汞、砷、铝、锡和锂为具有潜在毒性微量元素(potentially toxic trace element)。这里简单介绍几种常见矿物质的功能。

1. 钙(calcium) 钙是人体含量最多的矿物质元素,约99%的钙集中在骨骼和牙齿中,其余1%分布于软组织、细胞外液和血液中。钙能够维持人体神经系统和肌肉的活动,并且促进细胞的信息传递,钙离子还可以调节酶的活性,促进血液凝固,维持细胞膜的稳定性。在食物中,虾类含钙量非常高,奶和奶制品是钙的最佳食物来源,钙含量丰富,且吸收率高。钙摄入量过低可致钙缺乏,引起骨质疏松症。而摄入过量的钙会干扰其他矿物质的吸收和利用。中国营养学会推荐成人膳食钙的摄入量为1 200mg/d。

2. 铁(iron) 铁是人体重要的必需微量元素。人体中大部分的铁(65%~70%)存在于血红蛋白中,具有运输氧气和参与组织呼吸的功能,并能够维持正常的造血活动。剩余25%~30%为储存铁,主要以铁蛋白(ferritin)和含铁血黄素(hemosiderin)形式存在于肝、脾和骨髓的网状内皮系统中。长期膳食中铁供给不足,可引起体内缺铁,导致缺铁性贫血,多见于婴幼儿、孕妇及乳母。铁虽然是细胞的必需元素,但铁摄入过量会促进细菌的生长,对人体细胞有潜在的毒性作用,因此,在保证正常摄入铁的同时要防止发生铁过量。中国营养学会推荐成人膳食铁的摄入量为男性12mg/d、女性20mg/d。

3. 碘(iodine) 碘是对人体来说非常重要的一种矿物质,其中70%~80%存在于甲状腺。碘在人体内主要参与甲状腺激素的合成,甲状腺激素能够促进蛋白质合成和神经系统发育,对智力发育尤为重要。碘还可以促进糖和脂肪的代谢,调节水盐代谢,缺乏甲状腺激素会引起组织水肿。人体缺碘可引起甲状腺肿,症状为甲状腺肿大。孕妇严重缺碘可影响胎儿神经、肌肉的发育,婴幼儿缺碘会导致生长发育迟缓、智力低下,严重者发生呆小症(克汀病)。而长期高碘摄入可导致高碘性甲状腺肿。碘过量摄入还可引起碘甲状腺功能亢进症、甲状腺功能减退、桥本甲状腺炎等。一般来说,海产品(如海带、鱼虾及贝类)的碘含量高于其他食物。中国营养学会推荐成人膳食碘的摄入量为120μg/d。

(六)维生素

维生素(vitamins)是维持机体生命活动所必需的一类微量的低分子有机化合物。根据维生素的溶解性,可以将其分为两大类:脂溶性维生素和水溶性维生素。脂溶性维生素是指不溶于水而溶于脂肪及有机溶剂(如苯、乙醚、氯仿)的维生素,包括维生素A、维生素D、维生素E、维生素K。水溶性维生素是指可溶于水的维生素,包括B族维生素和维生素C。

1. 维生素A类 是指含有视黄醇(retinol)结构,并具有其生物活性的一大类物质,它包括已形成的维生素A和维生素A原以及其衍生物。维生素A对视力的维持十分重要,还有助于维持皮肤和黏膜的健康,可增强机体免疫力。缺乏维生素A最常见的表现为夜盲症。维生素A可以从各种动物肝脏、鱼肝油、鱼卵、全脂奶、禽蛋等中摄入,深绿色或红黄橙色的蔬菜和水果中只能提供类胡萝卜素,如西蓝花、菠菜、胡萝卜、辣椒、芒果等。值得注意的是,维生素A摄入过多可引起中毒。

2. 维生素B类 包括维生素B_1(硫胺素)、维生素B_2(核黄素)、维生素B_3(烟酸)、维生素B_5(泛酸)、维生素B_6(吡哆醇)、维生素B_7(生物素)、维生素B_9(叶酸)、维生素B_{12}(氰钴胺)等。由于维生素B类有很多共同特性(如都是水溶性、都是辅酶等)以及需要相互协同作用,因此被归类为一族。维生素 B 对于维护人体健康、预防及治疗多种疾病都有着重要的作用。如维生素 B_1 主要用于维持碳水化合物的正常代谢,缺乏会引起干型脚气病。维生素 B_2 主要参与氧化还原反应和能量生成,缺乏主要表现为唇炎、舌炎、口角炎等症状。缺乏维生素 B_3,会出现烟酸缺乏症——癞皮病,其典型症状是皮炎(dermatitis)、腹泻(diarrhea)和痴呆(dementia),即所谓"三 D"症状。维生素 B_9 又称叶酸,是胎儿生长发育必不可少的营养素,对于预防新生儿神经管缺陷和畸形有重要作用。此外,目前发现叶酸缺乏还会引起高同型半胱氨酸血症,这是许多慢性病的危险因素。

3. 维生素 C 类　是一种多羟基化合物,易溶于水。在人体内,维生素 C 是高效抗氧化剂,能够促进人体对钙、铁和叶酸的吸收。维生素 C 缺乏症又称坏血病,在过去几百年间,坏血病曾在海员、探险家及军队中广为流行,特别是在缺乏新鲜果蔬食物的远航海员中尤为严重。膳食中的维生素 C 广泛存在于新鲜蔬果中。

4. 维生素 D 类　是指含环戊氢烯菲环结构并具有钙化醇生物活性的一大类物质。维生素 D 的主要功用是促进小肠黏膜细胞对钙和磷的吸收,促进骨骼的生长。维生素 D 缺乏可导致肠道吸收钙、磷减少,肾小管对钙和磷的重吸收减少,影响骨钙化,造成骨骼和牙齿的矿物质异常。婴儿缺乏维生素 D 将引起佝偻病(rickets);成人,尤其是孕妇、乳母和老年人,缺乏维生素 D 可使已成熟的骨骼脱钙而发生骨软化症(osteomalacia)和骨质疏松症(osteoporosis)。值得注意的是,维生素 D 的主要来源并不是食物,而是通过阳光照射皮肤。但是,从膳食获得维生素 D 依然是必要的。

5. 维生素 E 类　是指含苯并二氢吡喃结构、具有 α- 生育酚生物活性的一类物质。维生素 E 是一种重要的抗氧化剂,具有抗衰老、增强免疫力、预防肿瘤和心血管疾病的功能,并且与生殖健康密切相关。当缺乏维生素 E 时,可出现皮肤干燥、精子功能障碍、肝脏功能受损等。但过量摄入亦会增加脑卒中的风险,并有可能阻断其他脂溶性维生素的吸收。富含维生素 E 的食物有植物油、麦胚、坚果、种子类、豆类等。

（七）植物化学物

在植物性食物中还有一些生物活性成分,这些成分虽然不是维持人体生长发育所必需的营养物质,但具有保护人体、预防心血管疾病和癌症的作用,如类胡萝卜素、植物固醇、多酚等,统称为植物化学物(phytochemical)。现将几种重要的植物化学物,介绍如下。

1. 多酚类化合物(polyphenols)　是所有酚类衍生物的总称,主要指酚酸和黄酮类化合物,具有抗氧化、抑制肿瘤、保护心血管、抗微生物、增强免疫、抗衰老等多种生物学功能。多酚存在于一些常见的植物性食物,如可可豆、茶、大豆、红酒、蔬菜和水果中。

2. 植物固醇(phytosterols)　是一类主要存在于各种植物油、坚果、种子中的植物性甾体化合物,具有降低胆固醇、抗癌、调节免疫及抗炎等生物学作用。我国居民植物固醇的推荐量是 0.9g/d,但也要小心,不要过量。植物固醇摄入过多亦会对身体带来不良影响,因此规定其摄入上限为 2.4g/d。

二、膳食营养素参考摄入量

不同人群对于营养素的需求量具有很大差别,比如性别、年龄、体力活动水平以及机体的特殊状态(孕期、哺乳期等)都会影响机体对营养素的需求。为了保证各人群均能合理地摄入营养素,各国都根据现有科学实证及本国人群的营养状况,制定了膳食营养素参考摄入量(dietary reference intake，DRIs）（图 5-1）。我国也制定了《中国居民膳食营养素参考摄入量》来对营养素的摄入量进行推荐。这些参考值的设置可以帮助人群摄入足量营养素，同时避免过度摄入。

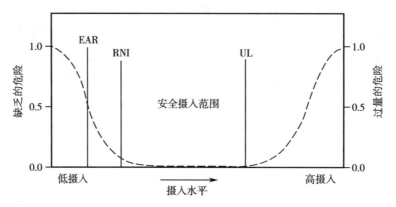

图 5-1　膳食营养素参考摄入范围示例图

（1）平均需要量（estimated average requirement，EAR）：指某一特定性别、年龄和生理状况群体中对某种营养素需要量的平均值，达到这个平均值只能满足群体中半数个体对该营养素的需要。当摄入低于 EAR 时，可判定为摄入不足。

（2）推荐摄入量（recommended nutrient intake，RNI）：达到这个数量可满足某一特定人群中 97%~98% 个体的需要，摄入超过该值，可认为该营养素摄入充足。

（3）适宜摄入量（adequate intake，AI）：通过观察或试验得到的健康人群某种营养素的摄入量，当达到这个数量时，出现营养缺乏的可能性很小，长期超过这个数量，可能对机体产生不良作用。

（4）可耐受最高摄入量（tolerable upper intake level，UL）：平均每日可以摄入某营养素的最高量，超过这个数量对人体产生毒副作用的危险性增加。

（5）预防非传染性慢性疾病的建议摄入量（proposed intakes for preventing non-communicable chronic diseases，PI-NCD）：摄入超过该值，可能增加慢性病的发生风险。

科学证据和实践均已证明，改善膳食中各类食物品种、数量、比例和消费的频率有助于增进个人健康，减少疾病的发生风险。根据营养科学原理和中国居民膳食营养素参考摄入量、我国食物资源和饮食特点，膳食指南修订专家委员会专门设计了《中国居民膳食指南》。该指南由一般人群膳食指南、特定人群膳食指南和中国居民平衡膳食实践 3 个部分组成。

（一）一般人群膳食指南

针对我国居民主要营养和健康问题，《中国居民膳食指南（2022）》针对 2 岁以上的所有健康人群提出了 8 条核心推荐条目，具体如下：

1. 食物多样，合理搭配；

2. 吃动平衡，健康体重；

3. 多吃蔬果、奶类、全谷、大豆；

4. 适量吃鱼、禽、蛋、瘦肉；

5. 少盐少油，控糖限酒；

6. 规律进餐，足量饮水；

7. 会烹会选，会看标签；

8. 公筷分餐，杜绝浪费。

该指南以科学证据为基础,为我国居民提供食物选择和身体活动建议、促进健康的指导性文件。再结合我国居民的膳食习惯,把平衡膳食的原则转化为食物的重量,又制定出中国居民平衡膳食宝塔。

中国居民平衡膳食宝塔共分5层,每层面积大小代表每类食物推荐摄入量的多少,见图5-2。自下而上,第一层为谷薯类食物,第二层为蔬菜水果类,第三层为鱼、禽、肉、蛋等动物性食物,第四层为乳类、豆类和坚果,第五层为烹调油和盐。膳食宝塔右侧的文字注释用于提示平均每天各类食物的推荐量范围。膳食宝塔左侧是一个跑步的人和水杯,强调了每日必须活动量(不间断的中等强度活动6 000步)和足量饮水(1 500~1 700ml)的重要性。

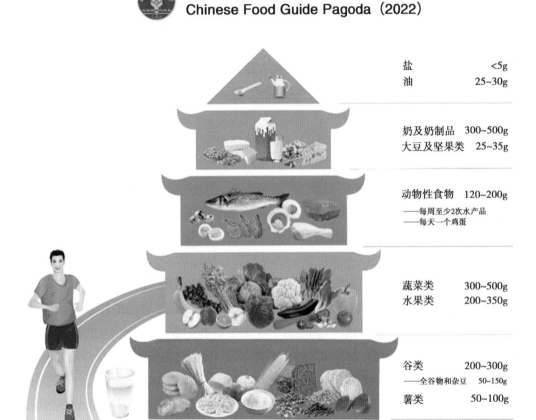

图 5-2　中国居民平衡膳食宝塔(2022)
(引自:中国居民膳食指南官方网站)

（二）特殊人群膳食指南

考虑到不同人群对食物摄入需求的差异性,除上述针对一般人群的指南外,还分别制定了针对孕妇、乳母、婴幼儿、学龄前儿童、学龄儿童、老年人以及素食人群的膳食指南,为促进各人群的营养健康提供了基本科学参考。

（三）膳食模式与健康

不同地区,因为文化、气候不同会形成不同的膳食模式。此外,为应对疾病、促进健康,根据已知的科研实证,科学家也对一些特定食物进行推荐,形成健康相关膳食模式,现介绍两种经典的膳食模式。

1. 终止高血压膳食模式　终止高血压(dietary approaches to stop hypertension, DASH)膳食模式出自 20 世纪末的一项大型高血压防治研究。该膳食模式主要由八类食物成分构成:水果、蔬菜、坚果和豆类、全谷物、低脂乳制品、钠、红肉和加工肉类、含糖饮料。其中,鼓励增加水果、蔬菜、坚果和豆类、全谷物、低脂乳制品这五类膳食成分进食量,鼓励降低钠、红肉和加工肉类、含糖饮料这三类膳食成分进食量。该模式的核心在于限制钠盐的摄入。

2. 地中海膳食(Mediterranean diet)　于 20 世纪 60 年代提出,反映了地中海周边国家和地区(希腊,意大利,法国南部和西班牙)的传统饮食方式。该膳食模式强调摄入丰富的蔬菜、单链不饱和脂肪酸(主要来源于橄榄油)、水果、全谷类食物、坚果。适量摄入鱼类、禽类及奶制品,少量摄入红肉和加工肉制品,主张适量饮用红酒。该膳食模式充分体现了食物的多样性,同时摄入大量的不饱和脂肪酸和具有抗氧化作用的植物化学物。现有研究表明,地中海膳食模式对心脏病、糖尿病和阿尔茨海默病具有预防作用。

三、食物多样性的保持与意义

《中国居民膳食指南(2022)》首条建议为“食物多样,合理搭配”,强调每日应摄入至少 12 种食物,每周应该摄入至少 25 种食物。根据食物所含营养素的种类、数量和比例不同,可以将食物分为 5 大类,包括谷薯类、蔬菜水果类、畜禽鱼肉蛋奶类、大豆坚果类和油脂类。

(一)不同食物的营养学意义

1. 谷薯类　谷薯类食物包括谷类、杂豆和薯类。谷类食物主要包括小麦、稻米、玉米、大麦、燕麦等,它们提供了每日膳食 50%~70% 的能量和 50%~55% 的蛋白质。常见的白米、白面是精加工后的谷物,这些食物虽然更容易被人体消化,但由于在加工过程中胚乳、胚芽、麸皮的损失,B 族维生素、矿物质和膳食纤维也随之流失。因此,在谷物食物摄入时应注意粗细结合。杂豆类食物包括芸豆、绿豆、毛豆等,具有高碳水化合物和 B 族维生素、低脂肪的特点。同时摄入杂豆与谷类食物可以提高蛋白质的整体利用率。此外,杂豆中含有丰富的植物化学物,如多酚类,具有抗氧化作用。薯类食物主要包括马铃薯、红薯、山药、芋头等,纤维含量较高、脂肪含量较低,饱腹感较强。

2. 蔬菜水果类　蔬菜水果类食物是维生素、矿物质、膳食纤维和植物化学物的重要来源,且所含能量低。提高蔬菜、水果的摄入量有助于预防便秘,可以有效降低心血管疾病、糖尿病和肺癌等慢性病的风险。一些蔬菜还含有特殊的成分,比如,十字花科蔬菜被认为是防癌、抗癌的“神器”。常见的十字花科蔬菜包括白菜、小白菜、西蓝花、甘蓝、大头菜、青萝卜等。研究发现,与其他蔬菜相比,十字花科蔬菜防癌、抗癌作用更为突出,因为其含有硫苷类物质,具有抗癌的生物学作用。但也有研究显示,在碘摄入不足者和吸烟者中,过量的十字花科蔬菜摄入会抑制甲状腺的碘吸收,造成人体内甲状腺激素生成障碍。这提示,即使在同一类食物中,也应注意膳食多样。

3. 畜禽鱼肉蛋奶类　畜肉类,包括猪、牛、羊等的肌肉和内脏,脂肪含量较高,蛋白质氨基酸组成与人体较接近,利用率较高。适量摄入可以满足人体对脂肪和蛋白质的营养需要。畜肉又被称为“红肉”,因为畜肉类的肌红蛋白含量比较高,因此,红肉对缺铁性贫血者而言是很好的铁来源。但过量摄入红肉可能增加 2 型糖尿病、结直肠癌、死亡等发生风险。尤其是加工红肉类,可能在加工处理过程中产生苯并芘或者亚硝酸盐等有害物质。禽肉主要包括鸡肉、鸭肉和鹅肉等,因肌红蛋白含量低,肉的颜色浅,被称为"白肉"。其蛋白质含量比畜肉高,脂肪含量略低。水产品主要包括鱼、虾、蟹和贝类,富含优质蛋白、脂类、维生素和矿物质。鱼类脂肪大多由 n-3 系多不饱和脂肪酸组成,对降低心血管疾病、脑卒中的发病风险有重要作用。深海鱼中还富含二十碳五烯酸(EPA)和二十二碳六烯酸(DHA),能促进婴幼儿的脑部发育,改善中老年人的认知水平。

蛋类的蛋白质营养价值较高,维生素和矿物质的种类齐全,但胆固醇含量较高。一个长期以来十分有意思的营养学争论就是,"每天到底可以吃几个鸡蛋"。有研究认为每天吃鸡蛋的数量与心血管疾病无关;但是也有研究认为,过量摄入鸡蛋可能增加心血管风险。我国目前的膳食指南建议每天吃一个鸡蛋。奶类富含钙、蛋白质和维生素,是优质蛋白和 B 族维生素的良好来源,奶类对骨健康十分重要。研究显示,中国成人奶类摄入量较高者,骨折及糖尿病、心血管疾病、癌症等慢性病和死亡的风险降低。然而,在美国、荷兰、瑞典等开展的研究表明,奶类摄入较高者上述疾病发生率较高,这可能与这些国家奶类摄入量水平过高,不同水平奶摄入的健康效果不同有关。中国成人奶类摄入量远低于膳食指南的推荐量(300ml/d)。因此,应鼓励我国居民每日饮奶。

4. 大豆和坚果类　大豆包括黄豆、青豆和黑豆等。大豆中含有丰富的蛋白质、不饱和脂肪酸、维生素 E、钙、钾、大豆异黄酮、植物固醇等。大豆中的大豆异黄酮被称为"植物雌激素",可减少乳腺癌和骨质疏松的发生。常见的坚果包括核桃、杏仁、松子,花生、葵花籽等。坚果中脂肪和蛋白质含量较高,必需脂肪酸种类较多,富含矿物质、B 族维生素和维生素 E,但属于高能量食物。适量摄入坚果可以减少心血管疾病,但是过量摄入可能导致肥胖。

5. 油脂类　油脂类主要包括植物油和动物油,是人体必需脂肪酸和维生素 E 的重要来源。多数国家都存在油脂摄入过量的问题,导致肥胖、心血管疾病的发生率不断上升。因此应减少油脂的摄入,并尽量避免使用动物油。

（二）膳食多样性的评价

膳食的多样性可采用膳食多样性得分(dietary diversity score, DDS)进行评估,DDS 越低代表膳食种类越少,膳食多样性越差。多个国家的研究显示,DDS 是预测 6 个月以上儿童微量营养素缺乏和营养不足的有效指标。此外,也有研究显示,高 DDS 可降低成年人骨折、代谢综合征、认知功能障碍和死亡的风险。

四、营养问题与应对

（一）营养不良的三重负担

营养不良是饮食不当引起的一种健康状态。2019 年,联合国儿童基金会(UNICEF)发布了《2019 年世界儿童状况：儿童、食物与营养》报告,首次提出营养不良的三重负担(a triple burden of malnutrition)。营养不良的三重负担指营养不足(undernutrition)、隐性饥饿(hidden hunger)、超重和肥胖(overweight and obesity)。营养不良严重威胁人群及国家的发展,导致全球每年 5% 的国内生产总值(GDP)损失,其中对儿童健康的影响最为显著。

第一重负担为营养不足,报告显示全球 2/3 的儿童不能满足最低膳食多样性的标准,6~23 月龄的婴幼儿中,44% 没有摄入蔬菜或者水果,59% 没有摄入肉鱼蛋奶类食物,导致儿童早期营养不足。第二重负担为隐性饥饿,2019 年报告估计,全球至少有 3.4 亿 5 岁以下的儿童面临隐性饥饿。隐性饥饿多由必需微量营养素缺乏引起,难以被及时发现,而发现后也难以补救。最常见的微量营养素缺乏为维生素 A、铁、碘缺乏。第三重负担为超重和肥胖问题,全球至少 1/3 的 5 岁以下儿童存在超重问题。超重不仅在富裕地区盛行,贫困地区居民由于倾向于选择价格较低和质量较差的食物,导致脂肪和含糖食物的过量摄入,超重人数也在不断增加。

膳食质量不佳,快速的全球化、城市化以及气候变化等因素,导致儿童营养不良的进一步恶化。在贫困地区和发展中国家,每 3 名 5 岁以下儿童中,就有 1 名生长发育不良(包括发育迟缓、消瘦和超重)。2006—2018 年,南亚(49.9%)、东非和南非(42.1%)、西非和中非(39.4%)是生长发育不良最严重的地区。134 个国家中,有 101 个国家发育迟缓率超过 10%,62 个国家消瘦率超过 5%,77 个国家超重率超过 5%。

（二）中国营养不良的发生情况

营养不良的三重负担在中国仍然存在。1985—2014 年,我国营养不良情况发生了显著变化,虽然学龄儿童的生长迟缓检出率从 16.4% 降至 2.3%,消瘦检出率从 8.4% 降至 4.0%,但是超重检出率从 1.1% 上升至 20.4%。中国已经成为世界上肥胖儿童最多的国家之一。这一现象的主要原因是经济发展导致的生活方式和行为的变化,包括身体活动减少,从植物性食物转变为肉类、糖和油炸食品,经常外出就餐以及含糖饮料的摄入。

为了解决中国儿童营养、超重和肥胖的问题,我国正在不断努力。政府在《国民营养计划（2017—2030 年）》和《健康中国行动（2019—2030 年）》中强调了采取营养和体育活动干预措施的紧迫性,开展了生命早期 1 000 天营养健康行动和针对学生的"运动 + 营养"的体重管理、干预策略和营养宣教等。

（三）营养调查与营养政策制定

营养调查(nutritional survey)是指通过膳食调查、实验室检测、体格检查、能量消耗观察,了解个体或群体营养状况的方法。营养调查是全面了解人群膳食结构和营养状况的重要手段。通过对不同经济发展时期人们的膳食组成和营养状况进行全面的调查,可了解人群膳食结构和营养状况的变化及主要营养问题,为食物生产、加工以及政策制定、干预项目开展做出科学的指引。

世界上许多国家,尤其是发达国家定期开展国民营养与健康状况调查。通过发布居民营养健康报告,提供国民营养与健康状况信息,这是反映一个国家或地区经济与社会发展、卫生保健水平和人口素质的重要指标,也是公共卫生及疾病预防工作不可缺少的信息基础。

1. 营养调查的内容　完整的营养调查包括膳食调查、实验室检测和体格检查。三者从不同层级了解人群的营养状态。以预防为理念,营养调查的首要任务是对人群的食物与营养素摄入状况进行调查、评估。对食物与营养摄入情况的调查,称为膳食调查(dietary survey)。常用的膳食调查方法包括以下几种。

（1）连续 3 日或 7 日 24 小时膳食回顾法:主要由受试回忆过去 24 小时的具体膳食摄入情况,并可根据每种食物的营养成分,计算营养素的摄入。

（2）膳食频率法:主要记录过去一段时间不同食物类别的摄入频次。

（3）记账法:多用于有集体伙食,具备食物记账簿的机构,通过调查单位食物账簿的购入、消耗、结余,以及该单位饮食的人数,可获得平均个人食物及营养素的摄入状况。

（4）膳食称重法:通过食物秤对所有摄入的食物进行提前称量,获得精准的食物重量,继而计算营养素摄入。

（5）双份饭法：又称化学分析法。在饮食的同时，准备双份食物，其中留存的食物在种类与数量上要完全与摄入食物相同。将该份食物匀浆后使用化学分析方法检测特定营养素。

这些调查方法有各自的特点及应用范围，在营养调查中往往联合展开，从而更为全面、稳定地反映真实的营养状况。其中，膳食称重法由于其准确度较高，经常被作为金标准，用于对其他调查方法的准确性进行验证。各类调查法的特点如表 5-1 所示。

表 5-1 不同膳食调查方法特点的比较

膳食调查种类	优点	缺点	使用范围
24 小时膳食回顾法	可获得相对准确的食物与营养素摄入信息；可获得食物在不同餐次的分布；操作简单	结果受到回忆偏倚的影响；需要依赖于调查员的技术；无法完全反映长期的膳食摄入状况	记忆力良好的人群
膳食频率法	可获得相对长期的膳食习惯；操作简单；对被调查对象要求不高	结果受到回忆偏倚的影响；需要依赖于调查员的技术；难以估计营养素摄入情况	记忆力良好的人群
记账法	操作简便；可获得平均食物与营养素摄入情况	无法估计集体中个体的膳食摄入差异	具有食物账簿的单位
膳食称重法	可获得精确的食物摄入量数据	操作复杂；需要被调查对象良好配合，需要环境支持	可良好配合的人群
双份饭法	可获得特定营养素的精准摄入数据	操作复杂；花费大；需要被调查对象良好配合，需要环境支持；难以进行营养摄入的全面评估	具备支持环境的可良好配合的人群

膳食摄入的评估结果，通过与《中国居民膳食指南》《中国居民营养素参考摄入量》中的推荐值进行比较，用于评价个体或者人群特定食物类别或者营养素的摄入不足（insufficient intake）或充足（sufficient intake）。然而，需要特别注意的是，一日或偶然的膳食摄入，不一定会造成营养不良。因此，根据膳食摄入的结果，是无法评判是否存在营养缺乏（nutritional deficiency）的。此时，应该通过实验室检查关注机体对营养的代谢、储存情况，如通过血红蛋白、血清铁检测铁缺乏，通过尿碘检测碘水平。当机体营养储备长期不足或过量时，就可能进一步引起组织、器官水平的改变，此时通过体格检查可以识别出相应的临床特征，比如，长期膳食摄入过多引起的肥胖，维生素 B_2 缺乏引起的地图舌等。在进行人群营养调查时，膳食调查、实验室检查以及体格检查往往是一起进行的，以期在不同维度识别营养问题。

2. 我国的营养调查与营养监测 新中国成立初期，中国社会经济发展刚刚起步，国民营养健康状况不明，此时国民的人均平均寿命仅有 35 岁。因此，当时的迫切任务是了解我国居民面临的主要营养问题，以便在有限的条件下，进行合理的资源分配，有针对性地开展营养促进工作。1959 年，我国进行了首次营养调查，这次调查覆盖我国 20 个省、4 个自治区以及北京、上海 2 个直辖市，调查居民近 150 万人。本次调查数据表明，当时困扰国民健康的主要营养问题是能量 - 蛋白质缺乏引起的营养不良，还有维生素 B_2 缺乏、佝偻病、癞皮病等营养素缺乏疾病。进入 80 年代，随着经济发展，国民健康水平显著提升，但是此时慢性疾病逐渐增高，国民面临新的健康挑战。我国于 1982 年进行了第二次全国营养调查，并于 1992 年、2002 年每十年进行跟踪调查。2010 年，我国把全国性的居民营养与健康调查列入由财政支持的国家公共卫生重大项目，营养调查变为营养监测，以保证对国民营养状况进行实时掌握。营养调查与营养监测的区别在于,营养调查主要是在局部地区人群中进行的限时调查,营养监测(nutrition surveillance)是对有代表性的样本人群进行的长期、纵向调查。两者的目的和方法都存在一定的交叉。

【应用案例】

科学指引的营养决策

营养政策的制定主要是为了解决当下国民突出的营养问题,随着营养调查展现的国民营养状况变化,政策也将随之调整。

以碘为例,在我国 20 世纪 90 年代的营养调查中显示,碘缺乏引起的甲状腺肿非常普遍,此时估计全国约有 7.2 亿人生活于缺碘地区。值得注意的是,除了引起甲状腺肿外,碘缺乏还会在生命早期对儿童的智力造成不可逆的伤害,这极大地损害了我国国民的健康,限制了国民的发展潜能。为了遏制碘缺乏的危害,1991 年我国在《儿童生存、保护和发展世界宣言》上承诺,2000 年实现消除碘缺乏。1993 年,国务院召开的"中国 2000 年实现消除碘缺乏病目标动员会",决议采取以全民食盐加碘为主的带有政府行为的防治战略,并同期颁布了《食盐加碘消除碘缺乏危害管理条例》,用以规范碘盐促进的相关活动,加强碘盐的市场监管。2000 年,在进行评估时发现,我国已有 27 个省份达到了消除碘缺乏病的目标,7 个省份实现了基本消除的目标,7 个省份未完全消除,我国确认基本消除碘缺乏病。

虽然消除碘缺乏取得了阶段性的胜利,但随着市场经济发展,食物流通加快,食物多样性提升,国民更方便获得富碘食品,在 2002 年的营养调查中,观测到部分地区人群出现了由于碘过量引起的相关甲状腺疾病。依据调查的结果,我国随后对碘盐政策进行了相应的调整。具体举措包括允许非加碘盐的市场流通,以及降低碘盐中碘的添加上限标准,实际降低了总体碘添加量。在后续的营养监测中,观测到由于土壤碘、水碘的差异性,我国尚存在碘缺乏与碘过量并存的挑战,因此在决策上,依然应坚持强化碘盐的使用,但同时通过调整碘强化量与非加碘盐使用的个体化指导,促进国民营养更加平衡地发展。后续的营养监测,将提供动态的人群营养变化信息,指引营养决策。

(四)营养变迁下的健康问题

营养变迁(nutrition transition)是指在整个历史过程中,人类膳食消费和能量摄入模式随着经济、人口和疾病而发生的变迁。Barry Popkin 教授将人类历史上膳食结构变迁分为五个阶段:①阶段 1——食物采集(collecting food)。此阶段主要靠捕猎和植物采集来获取食物,此时食物多富含植物纤维,以及来自兽肉的高蛋白,但食物获得伴有随机性。②大约 1 万年前开始的农业革命给人类膳食结构带来深刻改变,人类进入阶段 2——早期农业(early agriculture)。该阶段开始出现早期的农业,食物以谷物为主,但食物较少变化,营养不良十分普遍。③近 200 年来的工业革命,使食物的生产、加工、贮藏和销售发生了根本性的改变,营养变迁遂进入阶段 3——饥荒结束(end of famine)。该阶段经济进步,饥荒减少,营养状况提升。④但伴随经济、食品加工技术的进一步发展,世界不同地区陆续进入阶段 4——慢性病阶段(chronic diseases)。该阶段的标志为糖类、脂肪、加工食品的大量增加,体力活动的减少,导致肥胖及慢性病高发。⑤目前,一些地区,已经意识到不良饮食行为带来的危害,并主动展开行动,改变饮食行为,这标志着阶段5——行为改变(behavior change)阶段的出现。该阶段精制碳水化合物、脂肪摄入减少,全谷物、水果和蔬菜摄入增加,慢性病逐步减少。

营养变迁在全世界范围发生,目前进入快速转变期,但因不同地区间经济发展水平、城市化进程乃至习俗、文化等的差异,营养变迁的步伐并不一致。一些西方国家已率先进入行为改变阶段。而一些欠发达地区,仍然处于饥荒结束阶段。值得注意的是,一些发展中国家,正在急速从饥荒结束阶段跨入慢性病阶段。WHO 2017 年发布的营养报告显示,在一些非洲国家,儿童的营养不良仍在持续,发育迟缓的数量仍在增加,但与此同时,近 15 年中儿童肥胖的患病率增加了 50%。这些急速的变化给国家的健康工作带来了更多的挑战。

我国也在近几十年,经历了快速的营养变迁。50 年代的营养调查数据显示,我国居民的膳食结构中谷类食物是最主要的部分,占总食物摄入量的 91.1%,其中约 27.3% 为精制谷物,油类摄入占2.5%,动物类食物摄入仅占 3.9%。至 90 年代,膳食调查数据显示,谷类食物摄入下降至 80.9%,而此时精制谷物占 68.9%,同时油类、动物类食物分别大幅度提高至 5.6% 和 7.8%。而此时,肥胖率、高血压、糖尿病患病率急速增高。这也标志着,我国全面进入了阶段 4,即慢性病阶段。

为遏制我国慢性病的发展态势,2006 年,我国营养界专家撰文发布了《中国居民膳食营养状况的变迁及政策建议》。主要内容包括:①加强政府的宏观指导,尽快制定相关法规,将国民营养与健康调查与改善工作纳入国家与地方政府的发展规划。②调整农业结构,提高食物品质,同时制定合理的营养政策,适时引导食物消费,建立起合理的膳食结构。③关注农村地区和西部贫困地区青少年的膳食状况,制定相应的政策。④建立健全居民膳食营养状况的调查和监测体系。⑤加强营养宣传教育。⑥完善营养师培训工作,加快中国营养条例的建立,增强政府对国民膳食营养的管理力度。⑦加强对农业、食品加工、销售流通等领域的科学指导。大力发展豆类、奶类、禽肉类和水产类的生产,并且关注和推动豆类、奶类、禽肉类和水产类食品深加工产业的发展。⑧政府应该对食品营养强化给予足够的关注,特别是对摄入量不足、缺乏症的患病率较高的钙、铁、维生素 A 等营养素进行强制性强化。

我国陆续采取多项营养促进行动,如针对青少年群体的“蛋奶”计划,通过每日提供低价或免费的鸡蛋、牛奶保证营养摄入;再如,中国对乳品产业的大力扶持;加快强化食品的研发与使用。2017年,国务院办公厅再次印发《国民营养计划(2017—2030 年)》,通过开展六大重大行动,即生命早期1 000 天营养健康行动、学生营养改善行动、老年人群营养改善行动、临床营养改善行动、贫困地区营养干预行动以及吃动平衡行动,全面推动我国的营养变迁向阶段 5 转变。

第二节　食品安全

一、食品安全风险

食品安全(food safety)是指食品无毒、无害,符合应当有的营养要求,对人体健康不造成任何急性、亚急性或慢性危害。联合国粮农组织曾提出:如果不安全,那它就不是食物(If it isn't safe, it isn't food）。获得足够数量的安全和营养的食物是维持生命和促进身体健康的关键。而含有有害细菌、病毒、寄生虫或化学物质的不安全食品可导致从腹泻到癌症等 200 多种疾病。据估计,每年全世界有 6 亿人（几乎每 10 人中就有 1 人）因食用受污染的食品而患病,并有 42 万人死亡,造成 3 300 万健康生命年损失（伤残调整生命年）。这些疾病对脆弱人群的威胁更为显著,5 岁以下儿童承受 40% 的食源性疾病负担,每年引发 12.5 万例死亡。食源性疾病给卫生保健系统造成压力,并损害国家经济、旅游和贸易,阻碍社会经济发展。

目前,食品安全形势严峻,重大食品安全事件时有发生,食品安全事件严重危害居民的身体健康。随着法律法规的逐步完善,市场监管越来越严,大范围的食品安全事件的发生逐年减少。特别是 2015 年《中华人民共和国食品安全法》修订后,加大了对不合格食品生产、销售单位的处罚力度,也起到了净化市场的作用。食品安全的实现离不开"从农田到餐桌"上每一个环节每一个人的努力,时刻不能松懈。

（一）食物污染

食物污染（food contamination）是指食物在种植或饲养、生长、收割或宰杀、加工、贮存、运输、销售到食用前的各个环节中,由于环境或人为因素的作用,可能使食品受到有毒有害物质的侵袭而造成污染,使食品的营养价值和卫生质量降低的过程。根据污染来源,可分为生物污染、化学污染和物理污染三大类。

1. 生物污染　生物污染包括细菌、真菌毒素、病毒、朊病毒、寄生虫污染等。在细菌污染中,沙门菌,弯曲杆菌和肠出血性大肠杆菌是最常见的病原体,每年受三者影响的人数可达数百万,并可能导致严重乃至致命后果。其中,沙门菌易污染蛋类、家禽和其他动物源产品。弯曲杆菌主要污染奶类、生的或未煮熟的家禽以及饮用水。肠出血性大肠杆菌污染常见于未经消毒的牛奶、未煮熟的肉类以及新鲜水果和蔬菜。2011 年一项研究表明,中国每年有 9 400 万人患上细菌性食源性疾病,其中约 340 万人因此住院,超过 8 500 人死亡。细菌污染已经是一个严重的公共卫生问题。

真菌毒素污染,是真菌在食品或饲料里生长所产生的代谢产物对食物造成的污染。最常见的真菌毒素污染为黄曲霉毒素和青霉素污染。黄曲霉毒素多见于霉变的花生、玉米、大豆中,除引起急性中毒外,黄曲霉毒素有明确的致癌性,被列为强致癌物,是诱发肝癌的重要原因。此外,黄曲霉毒素还可能通过破坏肠道屏障功能,引起肠道吸收不良,引发营养不良。值得注意的是,黄曲霉毒素的耐热性高,很难在常规的烹调方法中灭活,因此,避免食用发霉食物是预防黄曲霉毒素中毒的关键。青霉菌株造成的食物污染也非常常见,比如变绿的橘子和"黄变米"都是青霉菌污染的结果。青霉菌毒素微量摄入也会对人体会造成严重危害,甚至造成死亡。

在病毒污染中,病毒往往不会在食物中复制,但食品为其提供了良好的条件,病毒可在食品中残存较长时间。污染病毒的食品一旦被食用,病毒即可在体内繁殖,引起感染。我国食品的病毒污染以肝炎病毒的污染最为严重,其中甲型肝炎、戊型肝炎被认为是通过肠道传播,即粪 - 口途径传播,其中相当一部分人是通过被污染的食品而感染。

朊病毒虽然叫病毒,但并不是真的病毒,而是由蛋白质组成的传染性病原体。牛海绵状脑病（即疯牛病）,以及克 - 雅病均是朊病毒感染所致。食用朊病毒污染后的牛羊肉,可引起特定形式的神经退行性疾病,其致病特点是潜伏期长、病情逐渐加重、最终导致死亡。由于朊病毒的特殊性,目前尚无针对疯牛病的有效疫苗或治疗方法,因此发现患病的家畜,应立即屠宰并焚烧;消费者通过正规渠道购买进口畜肉制品,是防止该疾病发生的关键。

寄生虫污染主要是那些能引起人兽共患寄生虫病的病原体,对动物性食品造成的污染。如棘球绦虫或猪带绦虫等绦虫可通过食物或与动物直接接触感染人类。还有一些寄生虫,如蛔虫、隐孢子虫、阿米巴或蓝氏贾第鞭毛虫经由水或土壤进入食物链可污染新鲜的农产品。

2. 化学污染　食品的化学污染指在各种条件下,导致有毒、有害物质进入到食物,造成食品安全性、营养性和/或感官性状发生改变的过程。常见的化学污染物包括农、兽药,有毒金属,化学物等。比如著名的二噁英和多氯联苯(polychlorinated biphenyls,PCBs),它们是工业生产和废物焚烧的有害副产品。这些有害物先进入大气、水、土壤环境中,再通过食物链的富集作用,最终出现在食物中,造成食物中毒。而在 20 世纪中叶日本发生的痛痛病和水俣病,则是工业使用的重金属镉和有机汞通过海洋食物链的富集作用,引起的群体食物中毒。"苏丹红鸭蛋""三聚氰胺奶粉"也属于化学污染的范畴,不法者将一些工业用途的化学制剂非法用在食物中,对身体健康造成损害。

值得注意的是,部分食品添加剂也属于化学添加剂。但食品添加剂本身是以改善食品的外观、风味和组织结构或贮存性质为目的的非营养物质。这里存在一个误区,并不是所有的食品添加剂都是对身体有害的,添加剂的使用在很多情况下是为了提升食物的性状,保证饮食健康。但过量或不恰当使用食品添加剂可能对健康造成不利影响。我国有相应的国家标准,对食品添加剂的使用种类、使用方法、使用剂量都进行了明确的规定。

3. 物理污染　指食品生产加工过程中的杂质超过规定的含量,或食品吸附、吸收外来的放射性核素所引起的食品质量安全问题。比如,2011 年日本大地震引起了福岛核电站核泄漏事故,大剂量的放射性物质产生的电离辐射对周边的食物造成了极大的影响。在地震后的数年,科学家检测核电站周边的蘑菇的辐射剂量,依然远超于可安全食用的标准。值得注意的是,外来物质污染不仅仅指一些不可食用的异物混入食物中,例如混在谷物中的沙砾,也指一些本可食用的成分出现在不该出现的食物中,比如婴儿奶粉中掺入白砂糖等。这些不合理的可食异物,也可能对食用者造成不同程度的身体危害。

（二）食物中毒

食物中毒(food poisoning)是指患者所进食物被细菌或细菌毒素污染,或食物含有毒素而引起的急性中毒性疾病。食物中毒具有以下特点。

1. 季节性　食物中毒发生的季节与食物中毒的种类有关,细菌性食物中毒主要发生在夏秋季,化学性食物中毒全年均可发生。

2. 暴发性　发病潜伏期短,来势急剧,呈暴发性,短时间内可能有多人发病,发病曲线呈突然上升趋势。发病与食物有关,患者有食用同一污染食物史;流行波及范围与污染食物供应范围相一致;停止污染食物供应后,流行即告终止。

3. 症状相似　中毒患者一般具有相同或相似的临床表现,常出现恶心、呕吐、腹痛、腹泻等消化道症状。

4. 非传染性　发病与否仅取决于是否吃了致病食物,虽然可能存在聚集性,但中毒患者对健康人不具有传染性,即人与人之间不直接传染。

二、食品安全保障措施

（一）食品市场监管

食品安全是人民生活、饮食健康的重要基础。"舌尖上的安全"不仅需要营养健康的优质食材,也需要严格的法制监管。我国市场食品安全的监督管理职能由国家市场监督管理总局承担,其监管职责覆盖食品生产、流通、消费全过程,包括组织开展食品安全监督抽检、风险监测、核查处置等多项工作。

我国是食品消费大国,从街边小吃到商场餐厅、从外出就餐到外卖点单、从半成品到预包装成品,公众用餐的场所和渠道十分多样,伴随着餐饮服务经营形式的日新月异,食品安全隐患给监管也带来了越来越多的挑战。2009 年《中华人民共和国食品安全法》正式颁布,从源头到餐桌,明确了食品生产、经营企业及政府行政部门的法律责任,强化了各类食品的生产流通标准与规定。现介绍部分食品市场监管办法。

1. 餐饮服务分级监管 餐饮服务单位,包括各类餐厅、食堂、饮品店、小吃摊、集体用餐配送单位等,作为公共用餐的提供主体,保证食物加工规范和就餐环境卫生成为守护公众用餐安全的底线。我国餐饮服务单位的分级监管始于 2002 年,由卫生部开始推行食品卫生量化管理制度,根据其制定的《食品卫生监督量化分级指南》,对企业进行风险分级和信誉度分级,按等级进行分类管理,把问题较多的生产经营单位、群众反映较大的食品品种作为监督的重点。

2012 年,国家食品药品监督管理总局发布工作指导意见,我国针对各餐饮服务单位全面实行食品安全监督量化分级管理。通过对餐饮服务单位许可管理、人员管理、场所环境、设施设备、采购贮存、加工制作、清洗消毒、食品添加剂和检验运输等方面的综合评定,监管部门对餐饮服务单位的食品安全等级进行划分,并根据划定的等级确定监督检查的频次,同时要求餐饮服务单位将等级评价结果公示在场所内的显著位置。具备外卖业务的餐饮企业,也要求在外卖平台公示等级结果,便于消费者在就餐时查询。餐饮服务食品安全监督量化等级分为动态等级和年度等级。动态等级分为优秀、良好、一般三个等级,分别用大笑、微笑和平脸三种卡通形象表示。年度等级为监管部门对餐饮服务单位食品安全管理状况过去 12 个月期间监督检查结果的综合评价,年度等级分为优秀、良好、一般三个等级,分别用 A、B、C 三个字母表示(图 5-3)。

量化等级评定使我国餐饮服务的食品安全监管工作更加细化、严谨和规范,同时也建立起行业竞争机制,调动企业对名誉维护和经营优化的主观能动性,并使食品安全风险变得透明化,间接引导消费者从优选择就餐场所,降低公众在外就餐的健康风险。

2. 食品生产经营风险分级监管 基于等级评定的食品安全监管模式已经不限于餐饮服务行业。2015 年,《中华人民共和国食品安全法》正式实施,其中明确了食品安全工作实行风险管理的原则,并提出了实施风险分级管理的要求,即食品安全事故风险越高的企业越需要更加严格的监管。食品安全事件的发生是存在概率的,不同类别的食品发生食品安全事件的概率也是不同的,结合其可能给人类健康造成的危害程度大小,通过数据模型的计算可

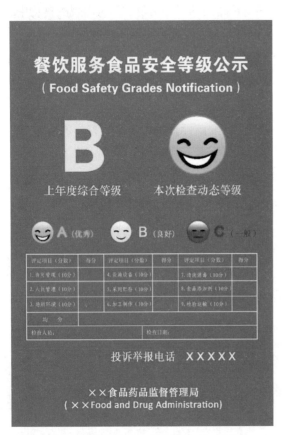
图 5-3 餐饮服务食品安全等级公示牌样式

以估计出一个量化的数值,依据此结果,管理部门通过制定评分标准,对不同类别食品进行风险赋分,再结合相关规范和标准的要求,最终确定其风险等级。

我国食品生产经营风险分级管理中,将生产经营食品的类别、经营规模、消费对象等因素作为静态风险因素,生产经营条件保持、生产经营过程控制、管理制度建立及运行作为动态风险因素,分别对两类因素进行打分,以两者分值之和进行最终的风险等级划定。风险分值之和为 0~30(含)分的,为 A 级风险;风险分值之和为 30~45(含)分的,为 B 级风险;风险分值之和为 45~60(含)分的,为 C 级风险;风险分值之和为 60 分以上的,为 D 级风险。对不同风险等级的食品生产经营企业,监管部门可以因地制宜采取不同的监督检查频次,原则上对 A 级的食品生产经营者,至少每年 1 次;B 级,至少每年 1~2 次;C 级,至少每年 2~3 次;D 级,至少每年 3~4 次。简言之,风险分级监管强调合理分配监管资源、提高监管效率,对发生食品安全事故风险越高的企业投入越多的监管力度,以降低重大食品安全事故的发生风险,切实有效保障公共卫生安全。

（二）食品召回制度

食品安全事故(food safety accident),指食物中毒、食源性疾病、食品污染等源于食品,对人体健康有危害或者可能有危害的事故。食品安全事故共分四级,即特别重大食品安全事故、重大食品安全事故、较大食品安全事故和一般食品安全事故。事故等级的评估核定,由卫生行政部门会同有关部门依照有关规定进行。食品安全事故是公共卫生问题,也是涉及民生的政治问题。科学、合理、及时的食品安全事故处置方案对于减少公共安全损失和维护政府公信力都十分重要。

食品召回(food recall)一般指食品生产者对由其生产原因造成的某一批次或类别的不安全食品,通过换货、退货、补充或修正消费说明等方式,及时消除或减少食品安全危害的行为。食品安全事故发生后,多采用食品召回的方式来避免危害的扩大。

1. 食品安全事故处置原则　食品安全事故处置是一项系统工作。首先,风险是时刻存在的,事故发生前最主要的是危机识别,做好食品安全隐患排查,查找食品安全监管漏洞,强化风险管理,尽量避免事故的发生,同时制定应急方案。在事故发生后,第一阶段为"危机爆发",由于已经造成公众健康损害及社会影响,此时首先应强调隔离危机,即迅速做出反应,确认事故危害程度并启动应急预案,查明事故原因,避免食品安全危害的继续蔓延和扩散。事故发生后的第二阶段是"危机持续期",需要全面处置危机,也是整个事故处置的关键时期,需要政府多部门的通力配合,实施应急举措,控制事故影响范围与程度。最后,在食品安全事故得到有效控制后,事故进入"危机恢复期",如何化解整个事故带来的不良影响是这一时期的难题,需要政府全面复盘,弥补监管漏洞,引导行业升级,防止同类食品安全事故卷土重来。

在我国,食品安全事故处置的原则、程序是有法可依的。当事故发生时,事故处置的基本原则如下。

（1）以人为本,减少危害:把保障公众健康和生命安全作为应急处置的首要任务,最大限度减少食品安全事故造成的人员伤亡和健康损害。

（2）统一领导,分级负责:按照"统一领导、综合协调、分类管理、分级负责、属地管理为主"的应急管理体制,建立快速反应、协同应对的食品安全事故应急机制。

（3）科学评估,依法处置:有效使用食品安全风险监测、评估和预警等科学手段;充分发挥专业队伍的作用,提高应对食品安全事故的水平和能力。

（4）居安思危,预防为主:坚持预防与应急相结合,常态与非常态相结合,做好应急准备,落实各项防范措施,防患于未然。建立健全日常管理制度,加强食品安全风险监测、评估和预警;加强宣教培训,提高公众自我防范和应对食品安全事故的意识和能力。

2. 召回制度　2009年《中华人民共和国食品安全法》明确了食品召回制度,要求我国食品生产者发现其生产的食品不符合食品安全标准或者有证据证明可能危害人体健康的,应当立即停止生产,召回已经上市销售的食品,通知相关生产经营者和消费者,并记录召回和通知情况。2015年,国家食品药品监督管理总局局务会议审议通过《食品召回管理办法》,于当年开始实施,并于2020年完成了内容修订。

不同于在消费者受到食品事故后的补偿救济,食品召回制度从本质上来说,是一种事先防范的救济模式,它可以避免将不安全的食品送到消费者的餐桌,进而有效地减少消费者权益遭受不必要的损害。另外,这也是引导食品企业承担社会责任,提升企业竞争力,优化产业服务的一种方式。食品召回分为三级。

(1)一级召回:食用后已经或者可能导致严重健康损害甚至死亡的,食品生产者应当在知悉食品安全风险后24小时内启动召回,并向县级以上地方市场监督管理部门报告召回计划。食品生产者应当自公告发布之日起10个工作日内完成一级召回工作。

(2)二级召回:食用后已经或者可能导致一般健康损害的,食品生产者应当在知悉食品安全风险后48小时内启动召回,并向县级以上地方市场监督管理部门报告召回计划。食品生产者应当自公告发布之日起20个工作日内完成二级召回工作。

(3)三级召回:标签、标识存在虚假标注的食品,食品生产者应当在知悉食品安全风险后72小时内启动召回,并向县级以上地方市场监督管理部门报告召回计划。标签、标识存在瑕疵,食用后不会造成健康损害的食品,食品生产者应当改正,可以自愿召回。食品生产者应当自公告发布之日起30个工作日内完成三级召回工作。

第六章 重大传染病疫情预防控制策略

第一节 传染病传播理论

一、传染源、传染途径和易感人群

传染性疾病是由特定的病原体引起的,能在人与人、动物与动物、人与动物之间相互传播的疾病。传染性病原体可以通过以下方式传播给人类:直接由已感染的人或动物传播;或间接地通过媒介、空气中的微粒和载体传播。媒介是携带并且能够传播传染性病原体的昆虫或其他动物。载体是受污染的物体或环境介质(如衣服、餐具、水、食物、血液、静脉溶液或手术器械等)。

传染性疾病对个人健康构成严重威胁,并有可能威胁人类群体健康和安全。传染病一直是低收入国家的主要健康和安全威胁,高收入国家的传染性疾病死亡率较低,但这些国家仍承受某些传染性疾病高发病率的负担,如上呼吸道感染,传染病仍然是全球面临的严峻挑战。

传染病的流行过程必须具备传染源、传播途径和易感人群三个基本环节,这三个环节相互依赖,协同作用,共同影响传染病的发生发展。控制这类疾病可能涉及改变其中一个或多个组成部分。这些疾病可能产生广泛的影响,从无症状的隐性感染到严重疾病死亡。传染病流行病学的主要目的是明确感染过程,制定、实施和评价适当的控制措施。在采取有效的干预措施之前,需要了解感染链中的每个因素。

(一)传染源

传染源(source of infection)是指体内有病原体生长、繁殖,并能排出病原体的人和动物。包括传染病患者、病原携带者和受感染的动物。

1. 传染病患者 患者体内存在大量病原体,又具有某些有利于病原体排出的临床症状,如呼吸道传染病患者的咳嗽,肠道传染病患者的腹泻等,均可排出病原体,增加了易感者受感染的机会,因此,患者是重要的传染源。患者排出病原体的整个时期称为传染期(communicable period)。传染期的长短可影响疾病的流行特征,传染期短的疾病,续发病例常成组成簇出现,而传染期长的疾病,续发病例陆续出现,持续时间可能较长。传染期是决定传染病患者隔离期限的重要依据。宿主感染病原体之后,并不是立即具有传染性,而需经过一定的时间。

(1)潜伏期(incubation period):是指从病原体侵入机体到最早临床症状或体征出现的这段时间。不同传染病的潜伏期长短不等,短者只有数小时,如细菌性痢疾,长者可达数年甚至数十年,如艾滋病。通常所说的潜伏期是指平均(或常见)潜伏期,如普通流行性感冒,最短潜伏期为1天,最长为 4 天,平均潜伏期为 2 天。潜伏期的长短主要与进入机体的病原体数量、毒力、繁殖能力、侵入途径和机体抵抗力有关。有些病原携带者在潜伏期即可排出病原体,具有传染性。

潜伏期的流行病学意义及其用途为:①根据潜伏期的长短判断患者受感染的时间,用于追溯传染源和确定传播途径。②根据潜伏期的长短确定接触者的留验、检疫和医学观察期限,一般为平均潜伏期加 1~2 天,危害严重的传染病可按该病的最长潜伏期予以留验和检疫。③根据潜伏期的长短确定免疫接种的时间。例如,麻疹只有在潜伏期最初 5 天内实行被动免疫才有效。④根据潜伏期来评价防制措施的效果。采取一项预防措施之后,如果发病数经过一个潜伏期明显下降,则可认为该措施可能有效。⑤潜伏期的长短会影响疾病的流行特征。一般潜伏期短的传染病常以暴发形式出现,潜伏期长的传染病流行持续时间较长。

（2）临床症状期（clinical stage）:指患者出现特异性临床症状和体征的时期。此时患者体内有大量病原体生长繁殖,又有许多利于病原体排出的临床症状,这是传染性最强的时期,具有重要的流行病学意义。

（3）恢复期（convalescence period）:此时患者的临床症状已消失,机体处于逐渐恢复的时期。此期患者开始产生免疫力来清除体内病原体,一般不再具有传染性,如麻疹、水痘等。但有些传染病如乙型肝炎、痢疾等患者在恢复期仍可排出病原体,少数传染病患者排出病原体的时间可很长,甚至维持终身,如伤寒。

在评价患者作为传染源的流行病学意义时,除了考虑患者的病程（如潜伏期、临床症状期和恢复期）、病情以及类型之外,还应考虑防控措施及患者的职业、行为特征等。严格的隔离措施能限制病原体的传播,但重症患者即使住院隔离治疗,也往往难以杜绝向外传播疾病的可能性。轻型或非典型患者通常不加隔离,可以自由活动,其活动范围和排出病原体范围较广泛,是不容忽视的重要传染源。个别轻型患者由于在餐饮或托幼机构工作,可能引起传染病在单位暴发或流行。

2. 病原携带者（carrier）　是指感染病原体无临床症状但能排出病原体的人,包括带菌者、带毒者和带虫者。病原携带者按其携带状态和临床分期可分为三类。

（1）潜伏期病原携带者（incubatory carrier）:指潜伏期内携带并可向体外排出病原体的人。少数传染病存在潜伏期病原携带者,如白喉、麻疹、痢疾、霍乱等。这类携带者一般在潜伏期就可以排出病原体。

（2）恢复期病原携带者（convalescent carrier）:指临床症状消失后仍能在一定时间内向外排出病原体的人,如乙型肝炎、伤寒、霍乱等。一般来说,恢复期病原携带状态持续时间较短,但少数携带者持续时间较长,甚至终身。临床症状消失后三个月内仍能排出病原体的人称为暂时性病原携带者（temporary carrier; transitory carrier）,超过三个月者称为慢性病原携带者（chronic carrier）。慢性病原携带者常出现间歇性排出病原体的现象,因此,一般连续三次检查阴性时,才能确定病原携带状态解除。

（3）健康病原携带者（healthy carrier）:指从未患过传染病,但能排出病原体的人。这种携带者只有通过实验室检查才能证实。此类携带者排出病原体的数量较少,时间较短,因而其作为传染源的流行病学意义较小。但是,有些传染病的健康病原携带者为数众多,如乙型肝炎、流行性脑脊髓膜炎等,也可成为重要的传染源。

病原携带者作为传染源的意义取决于携带者的类型、排出病原体的数量及持续时间、携带者的职业、行为习惯、生活环境、活动范围和卫生防疫措施等。在饮食服务行业、供水企业、托幼机构等单位工作的病原携带者对人群健康的威胁较大,"伤寒玛丽"就是著名的实例。

3. 受感染的动物　脊椎动物与人类之间可以自然传播的疾病称为人畜共患病(zoonosis),如鼠疫、狂犬病、血吸虫病等。人畜共患病可分为以下四类。

（1）以动物为主的人畜共患病:这类疾病的病原体主要在动物间传播并延续,在一定条件下可以传给人,但人与人之间一般不传播,如狂犬病、森林脑炎、钩端螺旋体病等。

（2）以人为主的人畜共患病:疾病一般在人群中传播,偶然感染动物,如人型结核、阿米巴病等。

（3）人畜并重的人畜共患病:人和动物均可作为传染源,并可互为传染源,如血吸虫病。

（4）真性人畜共患病:病原体必须以人和动物分别作为终宿主和中间宿主,即病原体的生活史必须在人和动物体内协同完成,缺一不可,如绦虫病等。

动物作为传染源的流行病学意义,主要取决于人与受感染动物的接触机会和密切程度、受感染动物的种类和密度,以及环境中是否有适宜该疾病传播的条件等。

人畜共患病的流行特征为:①在人群中多呈散发性,但也有些传染病传到人群后,原有的传播方式发生改变,造成人传人的流行。②多数人畜共患病有较明显的地区分布,此类传染病在人间流行之前通常先有动物间的流行。③有些人畜共患病有严格的季节性。

（二）传播途径

传播途径(route of transmission)是指病原体从传染源排出后,侵入新的易感宿主前,在外环境中所经历的过程。传染病可通过一种或多种途径传播。在外界的病原体必须借助一定的媒介物(vehicle),又叫传播因素(如水、空气、食物、土壤等无生命物质)或者传播媒介(vector)(如虫媒等活的生物)才能进入易感宿主体内。传染病的传播主要有两种方式,即水平传播(horizontal transmission)和垂直传播(vertical transmission)。水平传播是指病原体在外环境中借助传播因素实现人与人之间的传播。垂直传播是指病原体通过母体直接传给子代。

1. 空气传播(air-borne transmission)　是呼吸道传染病的主要传播方式,包括经飞沫、飞沫核和尘埃传播。

（1）经飞沫传播(droplet transmission):含有大量病原体的飞沫在传染源呼气、打喷嚏、咳嗽时经口鼻排入环境,易感者直接吸入飞沫后引起感染。由于大的飞沫迅速降落地面,小的飞沫在空气中短暂停留,局限于传染源周围,因此飞沫传播主要累及传染源周围的密切接触者。这种传播在一些拥挤而且通风较差的公共场所(如车站、公共交通工具、电梯、临时工棚等)较易发生,是对环境抵抗力较弱的流感病毒、百日咳杆菌和脑膜炎奈瑟菌常见的传播方式。

（2）经飞沫核传播(droplet nucleus transmission):飞沫核由飞沫在空气中失去水分而剩下的蛋白质和病原体所组成。飞沫核可以气溶胶的形式在空气中飘浮,存留时间较长。一些耐干燥的病原体如结核分枝杆菌等可以这种方式传播。

（3）经尘埃传播(dust transmission):含有病原体的较大的飞沫或分泌物落在地面,干燥后随尘埃悬浮于空气中,易感者吸入后可感染。对外界抵抗力较强的病原体如结核分枝杆菌和炭疽杆菌芽胞可通过此方式传播。

经空气传播的传染病流行特征为:①传播途径容易实现,传播广泛,发病率高;②有明显的季节性,冬春季高发;③在没有免疫预防人群中,发病呈周期性;④居住拥挤和人口密度大的地区高发。

2. 经水传播(water-borne transmission)　包括饮用水传播和疫水接触传播,一般肠道传染病和某些寄生虫病通过此途径传播。

（1）经饮用水传播：主要是水源水被污染，如自来水管网破损导致污水渗入、粪便或污物污染等。城市高层住宅蓄水池的二次污染是目前值得关注的问题。

经饮用水传播所致传染病的流行强度取决于水源污染的程度和频度、水源的类型、供水范围、居民的卫生习惯以及病原体在水中存活时间等。其流行特征为：①病例分布与供水范围一致，有饮用同一水源史；②除哺乳婴儿外，发病无年龄、性别、职业差别；③如果水源经常受到污染，则病例终年不断；④停用污染水源或采取消毒、净化措施后，暴发或流行即可平息。

（2）经疫水接触传播：通常是由于人们接触疫水（被污染而具有传染性的水体）时，病原体经过皮肤、黏膜侵入机体。如血吸虫病、钩端螺旋体病等。其流行特征为：①患者有接触疫水史；②发病有地区、季节和职业分布差异；③大量易感者进入疫区，可引起暴发或流行；④加强个人防护和对疫水采取措施对控制疾病传播有效。

3. 经食物传播（food-borne transmission）　是肠道传染病、某些寄生虫病和少数呼吸道传染病的传播方式。

作为媒介物的食物可分为两类，即本身含有病原体的食物及被病原体污染的食物。当人们食用了这两类食物，可引起传染病的传播。

经食物传播的传染病的流行特征为：①患者有进食相同食物史，不食者不发病；②患者的潜伏期短，一次大量污染可引起暴发；③停止供应污染食物后，暴发或流行即可平息；④如果食物被多次污染，暴发或流行可持续较长的时间。

4. 经接触传播（contact transmission）　通常分为直接接触传播和间接接触传播两种。

（1）直接接触传播（direct contact transmission）：是指在没有外界因素参与下，易感者与传染源直接接触而导致的疾病传播，如性传播疾病、狂犬病等。

（2）间接接触传播（indirect contact transmission）：是指易感者接触了被病原体污染的物品所造成的传播。污染物品是指被传染源的排泄物或分泌物污染的日常生活用品，如毛巾、餐具、门把手、玩具等，因此，这种传播方式又称为日常生活接触传播。手的污染在此类传播中起重要作用。许多肠道传染病、皮肤传染病及某些人畜共患病均可通过间接接触传播。间接接触传播传染病的流行特征为：①病例多呈散发，但可在家庭或同住者之间传播而呈现家庭和同住者中病例聚集的现象；②卫生条件差、卫生习惯不良的人群中病例较多。

5. 经节肢动物传播（arthropod-borne transmission）　又称虫媒传播（vector-borne transmission），指经节肢动物机械携带和吸血叮咬来传播疾病。传播媒介是蚊、蝇、蜱、螨、跳蚤等节肢动物。

（1）机械携带（mechanical vector）：肠道传染病（如伤寒、痢疾等）的病原体可以在苍蝇、蟑螂等非吸血节肢动物的体表和体内存活数天，但不在其体内发育。节肢动物通过接触、反吐和粪便将病原体排出体外，污染食物或餐具等，感染接触者。

（2）生物学传播（biological vector）：吸血节肢动物因叮咬血液中带有病原体的感染者，将病原体吸入体内，通过再叮咬易感者传播疾病，如登革热、疟疾等。病原体在节肢动物体内发育、繁殖，经过一段时间的增殖或完成其生活周期中的某阶段后，节肢动物才具有传染性。从节肢动物吸入病原体到具有传染性的这段时间，称为"外潜伏期"（extrinsic incubation period）。

经节肢动物传播的传染病的流行特征为：①有一定的地区性，病例与传播媒介的分布一致。②有明显的季节性，病例消长与传播媒介的活动季节一致。③某些传染病具有职业分布特征，如森林脑炎常见于伐木工人和野外作业者。④有一定的年龄差异，老疫区儿童病例较多而新疫区病例的年龄差异不明显。

6. 经土壤传播（soil-borne transmission）　是指易感者通过接触被病原体污染的土壤所致的传播。含有病原体的传染源的排泄物、分泌物，死于传染病的患者或动物的尸体可直接或间接污染土壤。经土壤传播的疾病主要是肠道寄生虫病（蛔虫病、钩虫病、鞭虫病等）以及能形成芽胞的细菌性疾病（如炭疽、破伤风等）。经土壤传播传染病的流行病学意义取决于病原体在土壤中的存活时间、人与土壤的接触机会、个人卫生习惯和劳动条件等。

7. 医源性传播（iatrogenic transmission）　是指在医疗或预防工作中，由于未能严格执行规章制度和操作规程，人为地造成某些传染病的传播。可分为两类：①易感者在接受治疗或检查时由污染的医疗器械导致的疾病传播。②血制品、药品或生物制剂被污染而导致的传播，如患者由于输血而罹患乙型肝炎、艾滋病等。

8. 垂直传播（vertical transmission）　是指在怀孕期间和分娩过程中，病原体通过母体直接传给子代。包括经胎盘传播、上行性传播和分娩时传播。

（1）经胎盘传播：有些病原体可通过胎盘屏障，受感染的孕妇经胎盘血液将病原体传给胎儿，引起宫内感染。如风疹病毒、人类免疫缺陷病毒（HIV）和乙型肝炎病毒等。

（2）上行性传播：病原体经过孕妇阴道到达绒毛膜或胎盘引起胎儿宫内感染，如单纯疱疹病毒、白假丝酵母菌等。

（3）分娩时传播：分娩过程中胎儿在通过母亲严重感染的产道时受到感染。如淋球菌、疱疹病毒等。

许多传染病可以通过多种途径传播。以哪种途径传播取决于病原体自身的特征及所处的环境，例如艾滋病可以通过性接触传播，也可以通过血液/血制品传播和垂直传播。

（三）易感人群

人群作为一个整体对传染病的易感程度称为人群易感性（herd susceptibility）。人群易感性的高低取决于该人群中易感者所占的比例。人群中易感者比例越大，则人群易感性越高。与之相反的是人群免疫力（herd immunity），即人群对于传染病病原体的侵入和传播的抵抗力，可以用人群中免疫人口所占比例来衡量。易感人群是影响传染病流行的一个重要因素。一般来说，在引起传染病流行的其他条件不变的情况下，人群易感性高则传染病易于发生和传播，当人群免疫力足够高时，免疫人口不仅自身不发病，而且能够在人群中形成免疫屏障，阻断或终止传染病的流行。引起人群易感性升高的主要因素包括：①新生儿增加：出生后6个月以上的婴儿，其源自母体的抗体逐渐消失，获得性免疫尚未形成，因此对许多传染病易感。②易感人口迁入：流行区的居民因患病或隐性感染获得了特异性免疫力。当缺乏相应免疫力的非流行区居民迁入时，会导致流行区的人群易感性增高。③免疫人口减少：人群免疫力自然消退和免疫人口死亡。当人群得病后（包括隐性感染），免疫或人工免疫水平随时间逐渐消退，免疫人口死亡时，人群易感性升高。④新型病原体出现或病原体变异：当新型病原体出现或某些病原体发生变异之后，由于人群普遍缺乏免疫力，会引起人群易感性增高。

导致人群易感性降低的主要因素包括：①预防接种：这是降低人群对传染病易感性的最主要因素。根据疫情监测和人群免疫状况，按照规定的免疫程序对人群进行预防接种，可有效提高人群的特异性免疫力，降低人群易感性。②传染病流行：一次传染病流行之后，有相当数量的易感者因患病或隐性感染而获得免疫力，使人群在传染病流行后的一段时间内对该病的易感性降低。传染病的病后或隐性感染后免疫力的强弱及持续时间因病种而异。

二、传染病传播的自然因素与社会因素

传染病在人群中流行必须具备传染源、传播途径和易感者三个环节,任何一个环节的变化都可能影响传染病的流行和消长。而这三个环节均受到自然因素和社会因素的影响和制约。自然因素包括气候、地理、土壤和动植物等。社会因素包括人类的一切活动,如生产和生活条件、卫生习惯、医疗卫生条件、居住环境、人口流动、生活方式、风俗习惯、宗教信仰、社会动荡和社会制度等。

（一）自然因素

许多传染病,特别是自然疫源性疾病呈现出地方性和季节性特点,主要与气候、地理因素对动物传染源的影响有关。例如,布鲁氏菌病的发病率以牧区和春季为高,因为春季是动物（羊、牛等）产仔、流产高峰期及哺乳期,受感染动物的分泌物、排泄物、流产物及乳汁含有大量布鲁氏菌,人因为密切接触病畜或进食未严格消毒的乳制品及未煮熟的畜肉而发病。

虫媒传染病受自然因素影响最为明显。媒介生物的地理分布、季节消长、活动能力以及病原体在媒介生物体内的发育、繁殖等均受自然因素的制约,从而影响到传染病的流行特征,如登革热在夏秋季高发与传播媒介伊蚊孳生有关。随着全球气候变暖,蚊子活动季节延长,活动区域扩大,病毒在蚊体内增殖活跃,登革病毒的致病力和毒力增强,登革热的流行范围从热带、亚热带向温带地区扩展,流行强度增大。雨量可影响病原体的传播,如洪灾过后容易引起肠道传染病、钩端螺旋体病等流行。

自然因素可以通过影响人类的生活习性和机体抵抗力等而改变传染病的流行特征。如夏季天气炎热,人们喜食生冷食品,增加了肠道传染病发生的机会;冬季气候寒冷,人们在室内活动的时间增多,导致呼吸道传染病发病率升高。

（二）社会因素

社会因素包括人类的一切活动,如生产和生活条件、卫生习惯、医疗卫生条件、居住环境、人口流动、生活方式、风俗习惯、宗教信仰、社会动荡和社会制度等。近年来新发、再发传染病的流行,很大程度上是受到了社会因素的影响。

生产和生活条件对传染病有明显的影响。如赤脚下水田劳动或捕鱼捉虾的人容易得血吸虫病;给患布鲁氏菌病的母羊接产的牧民易患布鲁氏菌病;我国南方冬季兴修水利,民工在野外简易工棚中起居容易发生肾综合征出血热等。居住拥挤、室内卫生设施不佳均可导致呼吸道及肠道传染病的传播。营养不良与许多传染病的发生有关。

生活方式、风俗习惯、宗教信仰等因素也可影响流行过程。我国有些地区居民喜欢吃生的或半生的水产食品,如鱼、虾、蟹、肉、毛蚶等,而引起肺吸虫病、华支睾吸虫病、绦虫病、甲型肝炎等病的发生。吸毒、同性性行为等导致性传播疾病发病率升高。

医疗卫生条件对传染病有着重要作用。例如,在免疫规划实施较好的地区,脊髓灰质炎、麻疹、结核病、百日咳、白喉及破伤风的发病率和死亡率明显下降。

人口流动加速了传染病的传播。随着我国对外开放,国际/国内交流和旅游增加,黄热病、登革热等输入性传染病传入我国,并且本土化。全球旅游业的迅猛发展,有助于传染病在全球范围内加速传播。现代城市也面临新型传染病的考验,城市化和人口爆炸将使新发传染疾病的传播速度加快。

经济危机、战争或动乱、难民潮等因素促进了传染病的传播和蔓延。如苏联解体和东欧的动荡局势使得这一地区 20 世纪 90 年代白喉严重流行。

抗生素和杀虫剂的滥用使病原体和传播媒介耐药性日益增强。

政府对传染病预防与控制的重视程度直接影响传染病的流行与蔓延。例如对传染源进行严格的管理，可以有效控制疾病的扩散。传染源的管理包括了阻止传染源从境外输入、隔离、治疗等措施。我国非常重视对传染源的管理，先后颁布了《中华人民共和国国境卫生检疫条例》和《中华人民共和国国境卫生检疫法》以防止检疫传染病从国外输入，颁布了《中华人民共和国传染病防治法》，对传染病采取积极的治疗，对危害较大的传染源实行严格的隔离制度，以防止传染病的蔓延。这些对我国传染病的控制都起到了非常重要的作用。

三、传染病传播的理论模型

在传染病数学模型的动力学分支中，长久以来使用最广泛的模型是仓室模型，即根据个体的疾病进展状态，将人群中的每个成员分配到有限的类别中，模拟各种传染病的进展。人类首次使用数学模型描述传染病传播过程可以追溯到 1760 年 Bernoulli 对天花的研究。在 20 世纪，对传染病数学模型的研究得到快速发展，1911 年 Ronald Ross 使用微分方程模型研究疟疾传播的动态规律并发现为了防止疟疾的流行，可以控制蚊虫的种群数量使其低于某个阈值，此项成果也让他荣获诺贝尔生理学或医学奖。1927 年，Kermack 和 McKendrick 发表在英国皇家学会报告的论文中首次提出了著名的 SIR 仓室模型，以描述 1665—1666 年伦敦黑死病以及 1906 年孟买瘟疫的传播过程，S、I、R 分别是易感者（susceptible）、感染者（infective）、移除者（removal）的缩写，人群被分在这三个仓室中，相互之间不断转化。1932 年，Kermack 和 McKendrick 在 SIR 模型的基础上再次提出 SIS 仓室模型，并从理论上推导得出传染病的流行规模与人群中易感者的比例有关，只有当易感者的比例达到某个阈值时，传染病才能够形成流行。1984 年，Aron 首次提出了 SEIR 仓室模型以研究季节性在传染病反复流行驱动周期中的作用。

第二节　重大传染病疫情的监测预报系统

一、中国的传染病监测预报系统

我国疾病监测系统始建于 20 世纪 50 年代，至 80 年代中期，监测内容仅限于少数的传染病。各类医院对其发现的法定传染病病例，填报传染病卡上报到属地的卫生防疫站，各级防疫站汇总后逐级上报至中国预防医学科学院（现为中国疾病预防控制中心），最后形成全国统一汇总报表上报卫生部（现为国家卫生健康委员会），所有环节的上报方式均通过邮寄方式完成，并且均为月报告。1985 年后计算机技术应用到法定传染病监测，超过 200 个网络节点实现了国家法定传染病月报的电子化交付，部分省份采用了更高效的电子邮件自主上报方式，极大地缩短了疫情从基层到中央的报告周期。但它并没有改变按月报告、缺乏个案数据的基本特性，经常造成信息延迟，而且不能对疫情暴发及突发公共卫生事件进行及时预警和实时监测。

2003 年 SARS 疫情推动了我国网络直报信息平台的建立,我国政府通过构建国家—省—地市—县—镇五级疾病预防控制网络,在国家、省及地市级的疾病预防控制中心建立起三级局域网,从县到乡镇级建立起各级计算机工作站,进行疾病的报告与管理。2004 年 1 月 1 日,基于网络的全国法定传染病报告信息系统(National Notifiable Infectious Diseases Reporting Information System, NIDRIS)正式启动。其子系统之一的突发公共卫生事件监测系统也正式启动,并提供实时在线报告平台来监测突发公共卫生事件,将病例诊断和病例报告的时间间隔平均缩短到一天以内。实现了病例数据采集、及时上报、数据电子化管理和信息集中存储,为各级疾控中心实时分析、处理监测数据、及早发现传染病疫情奠定了基础。

中国疾病预防控制中心基于 NIDRIS 又开发了中国传染病自动预警和响应系统(China Infectious Disease Automated-alert and Response System, CIDARS),进一步加强了全国公共卫生部门所需的数据分析、异常信号检测、信号传播、信号响应和信息交流。利用互联网、计算机和手机,实现信号的快速生成和传播,及时报告和审查信号响应结果。2008 年以来,CIDARS 在全国范围内使用,并不断改进预警模型,在自动化预警甲型 H1N1 流感大流行、手足口病流行中起了重要作用。目前,CIDARS 已覆盖国家、省、市、县四级,各省级、区域疾病预防控制中心针对本省级、区域传染病流行特点,先后探索调整与优化某些传染病暴发的预警模型,用于本省、地区的传染病监测预警与防控工作。医疗机构先后研发设计并应用了传染病监测预警模型,其中较多研究集中在已知传染病的个案监测预警,实现快速上报,解决漏报与迟报问题,但涉及新发或突发传染病监测及传染病暴发预警功能的系统比较少。

二、欧洲的传染病监测预报系统

欧洲疾病预防和控制中心(European Centre for Disease Prevention and Control, ECDC)成立于 2005 年,处理来自所有 27 个欧盟成员国和其余三个欧洲经济区国家中的两个(冰岛和挪威)的约 60 种传染病和相关健康问题的监测数据。系统地持续收集、分析、解释和传播用于公共卫生行动的高度结构化的信息,并且基于事件的监测,潜在公共卫生威胁的监测、验证、分析、评估和进一步调查作为补充,最终整合这两种监测形式的联合平台为欧洲传染病监测门户(EpiPulse)。

欧洲疾病预防控制中心的一般监测目标包括:①随着时间的推移和跨会员国监测传染病的趋势,评估目前的情况,应对超过警告阈值的病例增加,并促进适当的循证行动;②检测和监测任何跨国传染病暴发的来源、时间、人口和地点,以便为公共卫生行动提供理由;③为针对传染病监测的预防和控制计划的评估和监测做出贡献,以便为在国家和欧洲层面加强和改进这些计划的建议提供证据;④确定面临风险和需要有针对性的预防措施的人群;⑤利用疾病流行率、并发症、住院和死亡率等数据,协助评估传染病的负担;⑥对(新)来源、传播方式和风险最大的群体提出假设,并确定研究和试点项目的需求。

欧洲疾病预防控制中心整合数据形成了一体化传染病监测门户,并开发了一系列用户友好型工具,用于监测网络讨论、确定传染病威胁优先级、评估卫生应急准备等。

1. EpiPulse　是欧洲公共卫生当局和全球合作伙伴收集、分析、共享和讨论传染病数据的在线门户,用于检测、监测、风险评估和疫情应对。它有助于收集、分析和传播有关传染病和相关健康问题的基于指标和事件的监测数据,包括全球流行病情报、全基因组测序和健康决定因素。

2. epitweetr 允许用户自动监控推特(Twitter)上的趋势,以及早发现公共卫生威胁。它可以按时间、地点和主题监控趋势,并检测诸如推文数量异常增加等模式。旨在支持公共卫生专家及早发现传染病的威胁,但可以通过使用不同的主题和关键词将其扩展到所有危害和其他研究领域。

3. 基于多标准决策分析确定传染病威胁优先级的工具 它以透明、可比和方法可重复的方式对传染病威胁进行排名。该工具可以对不同传染病威胁进行相对排名,旨在作为其他方法的补充,这些方法也支持防备规划中的决策。

三、美国的传染病监测预报系统

美国疾病预防控制中心(CDC)设立国家法定传染病监测系统(National Notifiable Diseases Surveillance System, NNDSS)。约有 120 种疾病通过 NNDSS 进行监测,包括传染病、生物恐怖事件、性传播疾病和非传染性疾病。每年通过 NNDSS 报告的疾病病例接近 270 万例。大约 3 000 个公共卫生机构将疾病数据发送给 60 个州、地区和其他公共卫生部门,然后由这些部门将数据发送给 CDC。

CDC 负责收集和发布有关国家法定报告疾病的数据,于 1961 年 1 月 13 日发布了第一期发病率和死亡率周报(Morbidity and Mortality Weekly Report, MMWR),其中包含应通报的疾病数据。2014 年,作为其监视战略的一部分,CDC 启动了 NNDSS 现代化计划(NMI),旨在增强 NNDSS 为公共卫生决策提供全面、及时和高质量数据的能力。为提高公共卫生监测水平,该计划目标如下。

1. 加强 CDC 监测的问责制、资源使用、劳动力和创新,并支持联邦、州、地区、地方和部落机构。监测领导委员会提供监督和问责;劳动力培训计划解决短期和长期的监测劳动力需求;CDC 健康信息创新联盟(CHIIC)促进跨 CDC 项目以及联邦、州、地方和地区机构的监测挑战的创新解决方案。

2. 加快使用新出现的工具和方法,以增强高质量和及时的监测数据的可用性。CDC 的高级政策和信息学专家与卫生信息技术国家协调办公室和其他联邦信息技术监管机构一起监督健康信息技术(health information technology, HIT)政策参与、HIT 供应商论坛和与监测相关的工作。

3. 通过四项横断面监测系统举措,改善公共卫生监测成果,取得早期成功。这些举措涉及具体的战略目标。另外还增加了两项战略优先事项,以改善 CDC 的规划和数据整合,并促进公共卫生和卫生保健之间更好的连接。

NNDSS 接收、处理和提供有关国家法定报告疾病的数据为 CDC 执行以下内容:①识别疾病暴发;②追踪州、地区和国家层面的疾病传播;③确定关注的地理区域并告知决策者;④通过识别风险最大的群体,帮助州和地方公共卫生部门更好地控制疾病;⑤评估和资助疾病控制活动。

第三节 重大疫情的实例——鼠疫

鼠疫是一种极其凶险的自然疫源性传染病,在国际检疫中被列为第 1 号法定的传染病,在《中华人民共和国传染病防治法》中列为甲类传染病。鼠疫是由鼠疫耶尔森菌的感染造成的,根据发病部位可以分为腺鼠疫、肺鼠疫和败血型鼠疫。其中,肺鼠疫的传染性较高,败血型鼠疫患者的死亡率最高。在自然环境中,鼠疫常保存在以鼠类为主的野生哺乳类动物宿主种群中,通过以蚤类为主的媒介传染,有研究表明极少数情况下鼠疫耶尔森菌也可以离开生物保存在土壤等特定环境中。

从历史记录中可以看到,鼠疫对人类社会的发展产生了重大的影响,三次大流行造成了数亿人的死亡,是世界上致死人数最多的传染病。透过历史的迷雾,从史料中窥探这种古老传染病给人类留下的惨痛记忆,追随人类对鼠疫的研究历程和科学发现,揭示对这种传染病重大疫情的逐步认识。

一、迷雾重重中的第一次大流行

公元 541 年夏天,一种致命的传染病在位于尼罗河三角洲东部边缘的埃及港口城市培琉喜阿姆(Pelusium)暴发。迅速沿海岸向东传播到加沙,向西传播到亚历山大港。到了第二年春天,它扩散到罗马帝国首都君士坦丁堡(土耳其港市,现称伊斯坦布尔)、叙利亚、安纳托利亚、希腊、意大利、高卢、伊比利亚和北非,与地中海接壤的所有土地都没有逃脱疫情的蔓延。它沿着河谷或陆路,深入到内陆,东至波斯,北至不列颠群岛。在这片广阔的土地上疫情持续两个多世纪,然而,疫情从未在任何地方长期停留,它来来去去,发展得令人捉摸不定,在那些反复出现疫情的地方,疫情可以间隔六年到二十年。疫情一直持续到公元 8 世纪才逐渐消散。由于鼠疫疫情对君士坦丁堡造成了巨大的影响,所以第一次大流行又被称为君士坦丁鼠疫(或称查士丁尼鼠疫)。

根据古代文献的描述对历史疾病的判别有很大的不确定性,几乎所有传染病都涉及发热,但是腺鼠疫患者还有着独特的症状,比如出现明显的淋巴结肿大,腹股沟、腋窝或耳朵下方颈部出现的淋巴结疼痛肿胀。因此通过古文献记载的患者症状,基本能够在目前已经认知到的症状中匹配到鼠疫的典型症状。从历史记录中可以看到,对这次疫情的记录主要是由四种语言保存下来,分别是叙利亚语、阿拉伯语、希腊语和拉丁语。其中,记录篇幅较长的是叙利亚语的来自以弗所约翰(John of Ephesus)的《教会史》(Ecclesiastical History)。对这次疫情病因的争论一直持续了多年,直到近代以来,通过体质人类学增加了科学研究内容,现代的 DNA、基因组学和生物信息学实验技术大大增加了对历史记录的证据支持。

从零散的关于第一次鼠疫大流行的历史记录中可以感觉到,关于鼠疫的症状描述,在几次暴发中基本相同。书写者大多惊叹于鼠疫所带来的大量当地贵族和平民的死亡。大量的人口减少对于政权和军队的战斗力有重要的影响。由于鼠疫在尸体中依然具有传染力,所以埋葬鼠疫患者的教会也是疫情流行与扩散的高发地。鼠疫在北非和地中海地区流行的几百年给当地的人民留下的巨大心灵创伤,在疫情逐渐消散后依旧难以得到缓解。

二、黑死病,历史上致人死亡最多的传染病

第二次鼠疫大流行(the second plague pandemic)是欧亚大陆历史上最严重的传染病之一,也是最具有历史意义的传染病大流行,主要发生于欧洲中世纪末期,也被称为"黑死病"。

欧洲历史记录中,1347 年鼠疫开始从欧洲东南部侵入。在欧洲大陆,鼠疫疫情的记录首先出现在热那亚、那不勒斯、威尼斯、马赛和地中海沿岸的数个港口。在港口首先出现疫情,或许与当时这些地区与中东的海运有关。鼠疫疫情在欧洲大陆的扩散速度非常快,1348 年鼠疫疫情出现在罗马、

巴塞罗那、日内瓦、巴黎、威尼斯等很多欧洲大陆城市,甚至跨越英吉利海峡扩散到伦敦。1349 年,英伦三岛上的约克、都柏林和欧洲大陆上的维也纳、法兰克福也都相继出现鼠疫。1350 年,疫情已经扩散到北欧,次年到达莫斯科。然后,鼠疫在欧洲大陆上持续流行了数百年之久,在多地引起局部大流行。18 世纪至 19 世纪中叶,在奥斯曼土耳其帝国以及当今的俄罗斯、乌克兰和波兰等东欧地区,鼠疫疫情被记录为重要的自然灾害。

黑死病一直是世界范围内社会科学和自然科学的研究热点。人们从政治、经济、历史、生物、考古、医学等不同的角度进行了分门别类同时又学科交叉的大量研究。生物学研究表明:根据北欧的研究史料得知,黑死病不仅在欧洲大陆大规模流行,而且在斯堪的纳维亚半岛上也大面积暴发。由于疫情最严重的是海岸地区,而半岛内部疫情并不严重,同时结合黑死病是在地中海地区的港口登陆,所以疫情与海运应当存在关联,且历史记录表明北欧的疫情确实是从英国传播而来的。黑死病对人口的增长影响很大,在当时由于疫情人口甚至出现负增长。从疫情来源来看,黑死病可能与十三四世纪蒙古军队西征有关,军队携带病原从中亚传播进入欧洲。当时中亚的气候环境等条件可能有利于鼠疫病原的传播扩散。黑死病的传播过程,除了通过历史记录以外,也可以采用数学模型的手段被部分重建。采用数学模型的研究还反映出鼠疫可以保存在较小的种群中,待外部环境适宜便可以再次大流行。通过考古及分子生物学研究,人们已在欧洲多地区的古墓中分离到了鼠疫病原体的 DNA 片段。

三、鼠疫的第三次大流行

第三次鼠疫大流行是流行范围最广,时间最长,影响人口最多的传染病大流行之一,波及南极洲以外的所有大陆,几乎遍及所有人口密度较高的地区。第三次鼠疫大流行自 1772 年在中国西南暴发,云南省《鹤庆县志》记录“鼠疫,人继之,次年再疫”。1867 年鼠疫传出云南省,1894 年鼠疫在广州、香港大流行,1946 年鼠疫在全国的流行疫点数达到最高值。1856 年至 1949 年间是鼠疫在中国近代最为肆虐的时期,这段时期的鼠疫感染人数和致死人数多、流行波及范围广,鼠疫曾多次严重暴发。1901 年至 1903 年,南方家鼠鼠疫地区,每年死于鼠疫者 5 万至 8 万多人。1910 年至 1911 年,东北三省及内蒙古东部第一次肺鼠疫大流行,由满洲里开始沿铁路传至黑龙江、吉林、辽宁、河北、山东诸省,不完全统计有六七万人死亡。1920 年至 1921 年,东北第二次肺鼠疫大流行,死亡达 8 500 余人。1917 年至 1918 年内蒙古西部及陕西等地肺鼠疫大流行,死亡 14 000 余人。1928 年至 1931 年,内蒙古、山西、陕西等省鼠疫大流行,死亡近 5 000 人。1947 年至 1948 年,东北及内蒙古东部鼠疫大流行,死亡达 3 万人。这一时期鼠疫在南方的严重流行一般被认为是由外地传入的。福建省是南方鼠疫流行最为严重的地区。《福建通志》上 1848 年之前并无有关鼠疫发生的任何记录。

东北历史上除了零星散发外,曾经发生过两次肺鼠疫大流行。第一次鼠疫大流行,发生于 1910 年 9 月下旬,至 1911 年 4 月终息。1910 年夏季鼠疫流行前夕,猎人有 11 000 人之多,是鼠疫感染的高危人群。文献记载,1910 年 7 月,满洲里东北根河附近原住民间最早流行鼠疫。流行区域覆盖东北 73 个县市,死亡人数保守估计 44 035 人。第二次鼠疫大流行最初患者是工人,覆盖了 91 个县市,死亡人数保守估计 9 300 人,其中有部分为俄国人。

内蒙古自治区是鼠疫发生的又一严重地区,这与内蒙古草场广阔,鼠疫宿主种类和密度、媒介指数较高有关。1893 年,新巴尔虎右旗牧人在满洲里附近捕食旱獭,剥皮时被感染鼠疫,全家均被鼠疫感染致死,造成鼠疫在当地暴发。这是内蒙古较早的鼠疫记录。由于内蒙古东北部和东北三省毗邻,所以在 1910 年和 1920 年东北肺鼠疫大流行期间,内蒙古地区均有鼠疫病例发生。1928 年和 1947 年,鼠疫在内蒙古再次大流行。本地区的鼠疫流行期间,多观察到鼠密度很高,且有大量的死鼠,这也使得内蒙古地区成为中国鼠疫的重要疫源地区之一。1949 年以后多个鼠疫疫源地在这一地区被确立,一直是鼠疫防制的重点区域,同时也是研究鼠疫生态学的重要地区。

新中国成立以后,国内经济不断发展,医疗卫生条件逐步改善,人间鼠疫得到了有效的控制,鼠疫除了在云南、青海、甘肃、宁夏、新疆时有发生外,流行逐步绝迹。尤其是鼠疫监测机构网络的有效建立,对鼠疫的防制起了很大的作用。2009 年 8 月 1 日,卫生部报告青海省一位 32 岁男性牧民感染鼠疫,并引发肺鼠疫流行,造成 12 人感染,1 人死亡。这说明鼠疫虽然在中国已被有效控制,鼠疫耶尔森菌仍在疫源地内,鼠疫仍具备流行的条件,在适宜条件下仍能够引发多人感染。

第三次鼠疫大流行,是距离今天最近的一次大流行,它使得人们真正采用科学的态度认识了这种对人类历史有过重大影响的传染病。以 1894 年鼠疫的病原体在香港被首次分离到为重要标志,开启了人类从本质上认清这种烈性传染病的时代,而对鼠疫的防控开始进入全球时代和高科技时代,人类明确地认识到海运等交通运输方式对于鼠疫传播的重要作用,在对鼠疫的防控过程之中完成对烈性传染病控制的基本经验积累。对中国而言,1910 年和 1920 年东北鼠疫的两次大流行是惨痛的记忆,甚至有的鼠疫防疫队人员感染和病死率达到 80%,有些地方存在"鼠疫屠城"的结果。但从这场灾难中,培养了中国最早的烈性传染病专业防控人员,鼠疫的研究和防制经验为其他传染病提供了范本。全球来看,虽然受生物武器、气候变化、全球化等风险因子的影响,鼠疫仍存在再次暴发的风险,但人类在绝大多数历史上暴发过鼠疫的地区内基本控制住了鼠疫流行是客观事实。由于科学认知水平进步,卫生环境改善,出入境检验检疫水平提高,交通运输工具发展,鼠疫再次暴发导致世界大流行的可能性并不大,所以第三次世界鼠疫大流行很可能是鼠疫的最后一次大流行。

四、鼠疫防疫中的杰出贡献

一百多年以来,对鼠疫的认识和研究从未停滞。从认知层面,鼠疫病原体的成功分离,媒介—宿主—病原—环境的鼠疫自然疫源地被逐步认识,空气中飞沫传播肺鼠疫、败血型鼠疫转化的传染病研究成为对鼠疫的基本认识。从防控层面,鼠疫病原的检测技术,疫区的认定、划分和隔离,鼠疫患者的隔离防护手段,鼠疫疫点的处理等手段成为防控烈性传染病的范本。从科研层面,生命科学领域,宏观生态学研究主要聚焦在鼠疫与环境的关系,微观分子流行病学、基因组学主要聚焦在鼠疫病原的进化和系统发育问题。鼠疫耶尔森菌的溯源问题和历史流行问题成为热点。

(一)亚历山大·耶尔森和北里柴三郎对鼠疫杆菌的发现

出生于瑞士的细菌学家亚历山大·耶尔森(Alexandre-Émile-John Yersin, 1863—1943)于 1890 年离开位于法国巴黎的著名研究所——巴斯德研究所。离开欧洲后,他在法属印度支那海岸的轮船上担任医生,工作了四年。后来他被派往香港,与一个国际研究小组一起研究正在流行的鼠疫疫情,与日本细菌学家北里柴三郎(Kitasato Shibasaburo, 1852—1931)于 1894 年先后发现鼠疫杆菌。

1894 年 5 月,随着鼠疫传入香港,疫情造成成千上万的人死亡。为了控制这种流行病通过与香港的广泛贸易蔓延到法属印度支那,法属殖民地卫生部门的首席医疗官命令耶尔森到香港研究传染病的病原。大约在同一时间,由著名细菌学家北里柴三郎领导的日本委员会离开东京前往香港,进行同样的分离病原工作。

耶尔森于 1894 年 6 月 15 日抵达香港。6 月 23 日,耶尔森确信他已经分离出引起鼠疫的病原微生物。7 月 30 日,在巴黎召开的科学院会议上,巴斯德研究所宣读了耶尔森宣布发现鼠疫杆菌的信件。6 月 14 日,北里和他的助手青山医生从一名瘟疫受害者身上采集了肿大的腹股沟淋巴结。8 月 11 日,北里在一篇社论中说该生物体"看起来几乎像一个被包裹的双球菌"。不久之后,北里发布了一份初步通知,详细介绍了他的工作,包括从血液和不同器官中制备的培养物。至此,萦绕在人类梦魇中上千年的鼠疫的病原体终于被发现,由于耶尔森发现在前,所以鼠疫杆菌被命名为鼠疫耶尔森菌(Yersinia pestis)。

(二)东北抗疫与鼠疫斗士伍连德

伍连德(Wu Lien-Teh, 1879 年 3 月 10 日—1960 年 1 月 21 日),祖籍广东广州府新宁县(今广东台山市),生于马来西亚槟榔屿(马来西亚西北部一个小岛)。剑桥大学医学博士,中国卫生防疫、检疫事业创始人,中国现代医学、微生物学、流行病学、医学教育和医学史等领域先驱,中华医学会首任会长,北京协和医学院及北京协和医院的主要筹办者,1935 年诺贝尔生理学或医学奖候选人,华人世界首位诺贝尔奖候选人。

伍连德的主要研究是在傅家甸(今哈尔滨市道外区)展开的,当时这里只不过是一个靠近铁路干线的小城,因为接待过病患,而迅速成为最大的疫区。在东北抗疫的过程中,伍连德与曾任天津北洋医学堂首席教授的梅斯尼(Mesny G.)对鼠疫的传染途径发生了争论。梅斯尼认为应当在该地区大力灭鼠。而某些当地官府也在采取灭鼠的方式企望阻止病源。梅斯尼对伍连德医生说这场瘟疫是由老鼠引发的,因而不需要佩戴口罩。伍连德则大胆提出,在傅家甸流行的鼠疫无需通过动物媒介,而是可以通过患者呼吸道排出的飞沫传染,并把它命名为"肺鼠疫"。梅斯尼不同意"肺鼠疫"理论,导致其在 1911 年 1 月 11 日最终被鼠疫夺去了生命,时年 45 岁。这也使得肺鼠疫理论获得了认可和支持。

1911 年 4 月 3 日至 4 月 28 日,"万国鼠疫研究会"在奉天(今沈阳)召开,来自英、美、法等 11 个国家的 34 位医学代表参加大会,这是近代在中国本土举办的第一次真正意义上的世界学术会议。各国专家对东北抗鼠疫行动给予了极高的评价。梁启超也对伍连德称赞不已:"科学输入垂五十年,国中能以学者资格与世界相见者,伍星联博士一人而已!"

第七章　传染病与疫苗

第一节　从天花疫苗说起

人类历史上有很多具有纪念意义的日子往往鲜为人知。例如，1977 年 10 月 26 日，这个对大多数人来说平凡的一天，世界上最后一例天花病例——索马里的厨师阿里·马奥·马丁宣告治愈。这预示着人类三千年来与天花病毒的斗争在群体的意义上得到终结，并且以人类的完全胜利告终。1980 年世界卫生大会宣告，标志着人类第一次完全战胜了一种传染病毒，这是人类健康史的重大里程碑，也彰显了科学能力和人类卫生体系能力两者合作的巨大威力。

一、天花抗争史

人类与天花作战的历程最早可上溯到公元前 1145 年。随后的两千年，天花的病死率高达 30%，与天花的作战也催生了人类在免疫学上几乎是最早的经验尝试。在这之后，无论是东方还是西方的医者们一代接一代传递经验和知识的火炬，于无声处进行着称得上是波澜壮阔的斗争。其中，中国在历史上对于天花的免疫防控更是起到了里程碑式的作用。

天花之所以出名，很大一部分源于其袭击对象的无差别性。仅仅在可考的史料中，就可以发现从古至今各个强大的帝国的君主多有遭到天花缠身而去世的案例：埃及国王拉美西斯五世、英国女王玛丽二世、西班牙国王路易斯一世、法国国王路易十五、俄国沙皇彼得二世，以及中国的同治帝与顺治帝。

天花的威力更体现在其超高的流行性和传染性。天花的病死率虽不及鼠疫、埃博拉出血热等传染病，但天花病毒的可怕之处在于其在宿主去世后仍能存活数月。在卫生条件和遗体处理技术皆较为粗糙的古代，这一点是非常可怕的，也是多次发生大流行的根本原因。

历史上天花病毒对于人类社会的破坏性极大。仅可考的死亡人数就数以亿计，这也导致部分史学家称其为"人类史上最大的种族屠杀"。此外，即使有幸痊愈，患者在发病时身体表面布满的红疹结痂，形成永久性的瘢痕，对于个体的外表有着巨大的破坏性。

天花有没有弱点呢？回答是肯定的，人类不仅以此为基础吹响了反制天花的号角，最终也利用其一系列特点压制了天花，赢得了胜利。

在长期的斗争中，我们的祖先观察到患过天花而痊愈的人在相当长的一段时间内都不会再重新患病。唐朝出现的"人痘"法就充分利用了天花的这一特点，并远早于后来英国的"牛痘"法。孙思邈的《千金要方》中记载，"……以针及小刀子决目四面，令似血出，取患疮人疮中汁黄脓傅之"，也就是将轻度天花患者的痘浆或痘痂与儿童的鼻腔相接触，通过种痘起到预防免疫作用。董玉山的《牛痘新书》中也同样记载，在唐朝开元时期，民间就已流传着用鼻苗种痘的方法来预防天花的秘方。尽管当时对"人痘"法的原理并没有科学的生物学解释，但"以毒攻毒"的医疗方法论确实在实践中被证实有效。中医的博大精深和发明创新，使得中国在对抗天花方面早早走在世界前列，保护了历朝历代人民的健康。到了康熙时期，"人痘"预防法获得了官方层面的广泛推广，很大程度上降低了清朝的天花死亡率，也成为除粮食革命之外清朝人口爆炸的重要却往往被忽视的因素。

中国对抗天花的巨大成功为各国提供了宝贵经验，"人痘"法首先传入朝鲜、日本等国家，后在18世纪初由陆上丝绸之路一路从土耳其向西传到了英国。实际上，西方世界受天花之害久矣。最为著名的群体卫生事件当属哥伦布殖民美洲后，天花作为一种无形的武器给予了缺乏免疫力的印第安原住民巨大的打击——病死率高达90%，导致整个文明几近消失，这也是人类健康与人类历史发展进程交织的著名案例。

二、牛痘的出现

可能对于天花有所了解的人们会知道另一个词："牛痘"。是的，"人痘"法并非祖先的唯一发现。归根结底，"人痘"毕竟仍然是天花病毒本身，如果控制不好微妙的剂量，那么预防天花很可能反向变为传播天花。据记载，"人痘"法的死亡率在2%左右。天花的一个很大的弱点在于它是一种只感染人类的病毒，而其近亲牛痘感染以牛为主要对象的畜类群体，虽然也可以感染人类，但是致死率很低。由于"人痘"和"牛痘"存在交叉免疫，感染过牛痘的人对于天花也有免疫性。1798年，英国的医生琴纳（Jenner）发表了其对于牛痘的研究成果，并迅速地在欧洲大陆上传播。人痘和牛痘虽然都是经验性的发现，但是牛痘法在修正的过程中已经显现出了现代科学研究的范式。对天花一役的胜利，确实体现出了免疫学本身从经验走向科学的过程。

牛痘法的广泛传播，更要归功于西班牙皇室御医巴尔米斯，他翻译了法国有关牛痘法的著作，并向国王进言：派出一支环球航行的医疗探险队，将牛痘传遍整个西班牙的殖民地乃至西方世界。受限于当时疫苗保鲜技术，缺乏冷链运输条件的探险队无法将牛痘运送到大西洋对岸，这支探险队试图用活人来保存疫苗。在越洋航程开始的时候，他们先为孤儿接种牛痘，当牛痘病毒在体内繁殖并让孩子长出脓疱的时候，探险队再用孩子身上的牛痘脓物作为疫苗，接种下一组孩子。因此，当船抵达大西洋另一端的时候，孩子身上的脓包就是疫苗的来源。当然，这个案例从现代的视角来看，存在医学伦理问题。公共卫生和医学发展史上都有类似的案例，在阅读的时候要注意批判。

至此，人类已经掌握了天花的两大弱点：不能反复感染以及可以被牛痘预防。而天花作为只能感染人类的病毒意味着控制了患者就可以控制住病原体，也就意味着能够被人类以更为低廉的代价灭绝。但是即使如此，从1798年发现牛痘法，到1980年宣布野外病毒灭绝，也耗费了人类近200年的时间。

我国不仅在古代为世界带来了第一种天花免疫疗法，在20世纪50年代初，还施行了广泛的全民种痘计划，并经过几次大规模的卫生运动，在1960年就扑灭了天花。我国在计划免疫上独特的体制优势在60多年前对天花的作战中就已经显现。自从1967年开始，在WHO倡导下，在全球范围对天花进行了围追堵截，11年间花费了巨大的人力、财力、物力后，最终在索马里灭杀了最后一株野外病原体，并且在两年后宣布了这一伟大战果。

第二节　人类免疫系统与传染病

一、微生物与病原体

关于传染病的致病原因,人类过去曾提出过各种各样的假设。例如,19世纪伦敦屡次暴发霍乱,当时普遍错误地认为污浊的空气是传染源。直到微生物学说建立,人们才逐渐明白,人类和形形色色的微生物共享这个世界。有些微生物是人类的朋友;但有些微生物是致病菌,是人类的敌人。这些导致人类疾病的微生物,还包括一些寄生虫,就统称为病原体。微生物占病原体的绝大多数,包括病毒、衣原体、立克次体、支原体、细菌、螺旋体和真菌;寄生虫主要有原虫和蠕虫。对人类产生威胁的传染病,就是由各种各样的病原体造成的。

二、免疫系统

人体防范各种病原体的防线,就是免疫系统。免疫系统是机体执行免疫应答及免疫功能的重要系统。免疫系统的功能包括对抗原性异物进行识别和排除、与生物体的其他系统相互协调合作,使得内环境能够维持稳定和平衡。

（一）免疫系统的组成

免疫系统的组成部分包括免疫器官、免疫细胞和免疫分子。免疫器官又可分为中枢免疫器官和外周免疫器官,两者的区别在于分化的先后顺序和功能不同。中枢免疫器官包括骨髓和胸腺,促进免疫细胞的发生、分化和成熟;外周免疫器官的功能是为T、B淋巴细胞提供生存、增殖及发生免疫应答的空间,其组成包括脾脏、淋巴结、黏膜相关淋巴组织（如扁桃体、阑尾、肠集合淋巴结以及在呼吸道和消化道黏膜下层的许多分散淋巴小结和弥散淋巴组织）。承担免疫功能的细胞统称为免疫细胞,包括固有免疫的组成细胞（如吞噬细胞、树突状细胞、自然杀伤细胞、自然杀伤T细胞、嗜酸性粒细胞、嗜碱性粒细胞）和适应性免疫应答细胞（T细胞、B细胞）等。免疫细胞分泌的具有免疫功能的分子叫作免疫分子,包括膜型分子（T细胞抗原受体、B细胞抗原受体、白细胞分化抗原、黏附分子、主要组织相容性复合体、细胞因子受体）和分泌型分子（免疫球蛋白、补体、细胞因子）。

（二）免疫应答

免疫系统辨别和清除外来物质的全过程就是免疫应答。免疫应答分为两种:一种是固有免疫,又叫非特异性免疫或先天性免疫;另一种是适应性免疫,又叫特异性免疫或获得性免疫。当免疫系统识别到外源病原体的入侵时,首先启动固有免疫进行清除。若固有免疫无法清除外源病原体,免疫系统就会启动适应性免疫生成具有针对性的效应分子和细胞清除病原体,同时产生免疫记忆以应对再次感染的情况。前文提到的人体对抗天花病毒就属于获得性免疫范畴。

三、疫苗产生免疫反应的种类

所谓疫苗,就是一种生物制成品,可以让身体对某种特定的传染病产生获得性免疫,在疫苗接种后产生的免疫反应包括主动免疫和被动免疫。

（一）主动免疫

主动免疫是免疫系统针对外来物构建的具有专一性的防御机制。免疫系统能够针对性地生成免疫球蛋白,通过免疫活化、中和病原等手段来摧毁异物,并形成短期或长期记忆。主动免疫过程中,身体通常会产生一般性炎症反应的红、肿、热、痛等生理反应。疫苗的发明正是充分利用了主动免疫的特点,人为地为接受者注入类似或等同于异物的物质,从而激发免疫系统启动主动免疫功能,产生相应的抗体并形成记忆,当再有较具毒力的相似病原侵入体内时,便能够快速反应。因此,为了预防疾病感染或减轻感染症状,人们将疫苗注射进入体内,激发接受者产生获得性免疫力。通俗地讲,免疫系统是人体的防线,识别微生物等病原体,保护人体。因此,及时快速地识别病原体对于免疫系统而言至关重要。疫苗的作用就是让免疫系统提前"认识"病原体。因认识的方式多种多样,也就对应于疫苗的不同种类。

作用于主动免疫的疫苗种类繁多。灭活疫苗、减毒活疫苗和类毒素疫苗属于第一代传统疫苗;亚单位疫苗(由微生物的天然成分及其产物制成)和重组蛋白疫苗(将能激发免疫应答的成分基因重组)属于第二代疫苗;基因疫苗等则属于第三代疫苗。

1. 灭活疫苗　灭活疫苗是选用能够引起较强免疫反应的病原体,经人工大量培养后,用理化方法灭活制成;相当于用人工的方式把病原体杀死之后,让免疫系统去认识病原体的"尸体",从而提前做好准备。常用灭活疫苗预防的疾病有伤寒、霍乱、百日咳、流行性脑脊髓膜炎、钩端螺旋体病、斑疹伤寒等。灭活疫苗的历史悠久,技术较为成熟,优点是易于保存,在4℃时可以保存1年左右;缺点是接种剂量大,注射后局部和全身不良反应较大,且常需接种多次。

2. 减毒活疫苗　如果说灭活疫苗的原理是将病原体完全杀死,那么减毒活疫苗是把致病微生物用各种物理或化学方法进行后续处理,使其丧失或大幅度降低致病性,对人类没有危害;或者从自然界找来和致病微生物相同种类,但是致病力轻微的微生物,制成疫苗。通俗地讲,就是用人工的方式,先将病原体打得缺乏还手之力,再让免疫系统来识别。减毒活疫苗的毒力低弱,通常不会使人生病。人们熟知的麻疹、脊髓灰质炎的疫苗,在接种之后,疫苗中的减毒菌可在人体内有小幅度的繁殖,好比是轻型或隐性感染。一般只需接种一次,剂量较小,没有不良反应或反应很轻。减毒活疫苗的免疫效果优于灭活疫苗,预防效果可以保持较长时间;相应的缺点是保存期短,但这个缺点可以采用冷冻干燥保存的办法来克服。

3. 类毒素疫苗　类毒素疫苗是用甲醛溶液把细菌毒素的毒性消除,但仍旧保留抗原作用的生物制品。就好比是将敌人打死之后,通过敌人身着的制服来识别,从而让免疫系统达到提前识别病原体的目的。破伤风类毒素和白喉类毒素,都是这种类型。

4. 亚单位疫苗　亚单位疫苗是去除病原体中与激发保护性免疫无关的成分,保留有效免疫原成分制作而成的疫苗。有效免疫原成分可以通过理化方法裂解病原体获得,也可以利用DNA重组技术制备。就好比是了解到敌人的制服样式,请裁缝重新制作一件敌军制服,来让免疫系统识别。如今,通过DNA重组技术制备的亚单位疫苗又称为重组抗原疫苗。重组抗原疫苗不含活的病原体或病毒核酸,安全有效,成本低廉。更重要的是,这种疫苗的生产方式,理论上仅仅通过更换 DNA 的序列就可以在短期内生产针对多种病原体的疫苗;相当于只要缝制出不同敌军的制服,就可以达到识别不同敌人的目的。目前获准使用的有重组乙型肝炎病毒表面抗原疫苗、重组口蹄疫疫苗和重组莱姆病疫苗等。

5. 结合疫苗　结合疫苗的原理是将细菌荚膜多糖连接于其他抗原或类毒素,为细菌荚膜多糖提供了蛋白质载体,使其成为胸腺依赖性抗原(TD 抗原)。结合疫苗能引起 T、B 细胞的联合识别,使 B 细胞产生 IgG 类抗体,明显提高了免疫效果。目前已获准使用的结合疫苗有 b 型流感嗜血杆菌结合疫苗、脑膜炎球菌结合疫苗和肺炎球菌结合疫苗等。

6. 基因疫苗　用编码病原体有效免疫原的基因与细菌质粒构建成重组质粒,经注射等途径进入机体。重组质粒可转染宿主细胞,使其表达能诱导有效保护性免疫应答的抗原,从而诱导机体产生适应性免疫。除感染性疾病外,肿瘤的基因疫苗也在研制中。基因疫苗只能用于表达蛋白质抗原,不能表达多糖抗原和脂类抗原。基因疫苗在体内可持续表达,可诱导体液免疫和细胞免疫,维持时间长,是疫苗研制的发展方向之一。

7. 重组载体疫苗　重组载体疫苗是将编码病原体有效免疫原的基因插入载体(减毒的病毒或细菌)基因组中,接种后,随疫苗株在体内的增殖,大量表达所需的抗原。如果将多种病原体的有关基因插入载体,则成为可表达多种保护性抗原的多价疫苗。目前使用最广的载体是痘苗病毒,用其表达的外源基因很多,已用于甲型和乙型肝炎、麻疹、单纯疱疹、肿瘤等疫苗的研究。

(二)被动免疫

除了主动免疫,另外一种引起免疫的方式是被动免疫。当人们已经受到感染时,再采取疫苗接种等人工主动免疫的方式已不奏效,可转而采取人工被动免疫的方式来进行治疗或紧急预防。人工被动免疫指为接受者直接注射纯化免疫球蛋白抗体、含特异性抗体的免疫血清或细胞因子等细胞免疫制剂使其快速获得免疫力。常用的免疫制剂包括抗菌血清、胎盘球蛋白、抗毒素、免疫调节剂等。其中,血清型疫苗,就是从具有针对该疾病抵抗力的个体中,抽取血液进行纯化,提取出该种抗体;抑或是由生化合成,直接注入患者体内抑制病原体的活动。例如,2020 年在新冠疫情暴发期间,我国武汉地区曾使用新冠康复者的血清,来治疗新冠患者。早在 2003 年 SARS 期间,人们就已经发现 SARS 患者恢复期的血清仍然有明显的治疗作用。通过案例可以感受到,人工被动免疫的优势在于省略了通过自身免疫系统的主动免疫功能生成抗体的步骤,使接受者可以快速获得对抗感染的免疫能力。但由于这些免疫物质并不是通过自身免疫系统产生的,所以在体内维持的时间短。

以上是疫苗产生作用的过程,从相关描述看出,疫苗本身也需要妥善保存。事实上,某些疫苗需要存储在低温环境中。如果存储方式不当,会导致疫苗的保护作用打折扣。为了促进疫苗保存,在实际疫苗生产过程中,某些情况下会添加防腐剂。近年来国家对于疫苗防腐剂的添加监管越来越严格,例如 2020 年版的《中华人民共和国药典》就明确了某些类型的疫苗不允许添加任何防腐剂。尽管如此,防腐剂给疫苗带来了一系列的争议,这是下一节将要讨论的问题。

第三节 关于疫苗防腐剂的争议

一、疫苗防腐剂的由来

疫苗的包装大致有两种方式。第一种方式为单剂量包装,并配备了预充式注射器。欧盟大多数国家采取了这种包装方式。第二种方式为多剂量包装,即一瓶的容量可以提供多次使用,大多为10针剂。在发展中国家和美国,由于经济原因及担心注射器堵塞,常常采用第二种方式。

在第二种方式下,医生给多人注射时可能从同一瓶中取用试剂。尽管注射器材可以专人专用,但是针头仍然有可能携带感染性微生物。当针头伸入瓶内,就有带入细菌或真菌等感染原的风险。WHO 允许非活性疫苗在第一次使用的 28 天内继续留用,如果该瓶被保存数天,那么细菌就会繁殖扩张,疫苗面临着被污染的风险。

为了避免这些感染原的污染,生产时会在其中加入一些灭菌物质,即疫苗防腐剂,比如乙基汞或者邻乙汞硫基苯酸钠(商用名为硫柳汞)。这一做法并不新颖,早在 20 世纪 30 年代,由于不含有防腐剂的生物制品容易造成事故(例如,1916 年南卡罗来纳州的 4 名儿童在接种感染了金黄色葡萄球菌的伤寒疫苗之后去世,另有 60 人遭到感染),硫柳汞曾被派上用场。20 世纪 90 年代起,防腐剂开始被加入到各种多剂量的瓶装疫苗之中,儿童疫苗也不例外。

二、疫苗防腐剂的危害与争议

1997 年,美国众议院议员弗兰克·帕隆向食品药品监督管理局(FDA)递交了一项修正案,要求普查含有汞的医药用品并设定浓度标准。这位议员以保护环境不遗余力而闻名。1999 年 4 月 29 日,FDA 做出强制性提醒,人们才如梦方醒,原来婴幼儿自 6 个月起就开始注射汞制品了。算上百白破三联疫苗、流感嗜血杆菌疫苗和乙肝疫苗,一名婴儿按照免疫计划完整接种疫苗的话,他 / 她将在 6 个月大时被注射进入 187.5μg 含汞化合物。

毋庸置疑,汞是有毒的。在第二次世界大战期间,日本西南部九州岛便出现了一种怪病:海面上漂浮着成千上万的死鱼,当地的猫举止异常,开始是发疯,最后发展至自行跳入海中淹死。后来人也变得异常,出现疲劳、头痛、精神失常等表现,严重者身体残疾,几个月后死去。此病最后被称为“水俣病”。经过调查,专家发现这一疾病的罪魁祸首正是含汞化合物——甲基汞。一家生产化肥的厂家自 1908 年进岛以来,将使用后未经处理的甲基汞直接排入大海,导致海里鱼类和甲壳类生物的汞含量飙升,殃及食物链上方的人类和其他动物。

人类摄入甲基汞的主要途径为鱼类,空气和水也会造成汞摄入量的增高。在未被污染的水中,鱼类仍然携带有一定量的甲基汞。正常情况下,血液中的汞浓度平均含量为每升 40μg。汞中毒发生后,中枢神经系统受到的伤害是最为主要的。甲基汞在人体内代谢相对缓慢,而且汞化合物在机体内会慢慢堆积。经过估算,血液汞浓度超过每升 200μg 后人体就会出现神经病学症状。

当时国际上的环境标准规范是针对甲基汞浓度,但是疫苗内的汞化合物却是乙基汞。对于

6个月以下的婴幼儿周围的甲基汞浓度,加拿大的上限是138.7μg,美国环境保护署的上限为69.3μg。能将这些标准套用在疫苗的乙基汞上吗? 如果能,那么这些疫苗已经超标。

信息的披露引发巨大的争议。疫苗界的著名学者斯坦利·普洛特金教授提醒大家乙基汞与甲基汞不同,他为疫苗防腐剂辩护了一番。由于对乙基汞在人体内消解和积聚的机制尚不清楚,大家各执一词,争论激烈,没有定论。于是出于"预防原则",卫生部门制定了一刀切的解决方案,要求生产厂家停止向疫苗之中添加硫柳汞,用单剂装疫苗取代多剂装疫苗。

这一政策的实施在经济发达的欧洲和美国相对容易,但对于经济承受能力和储存能力有限的发展中国家而言,全面使用单剂装疫苗却困难重重。发展中国家人口众多,如果全部改为单剂量装配,那么疫苗将从数百万支增长至数亿支,由于生产力、储存力和经济情况的限制,这样的改变无从下手。如果继续使用多剂装疫苗,但是不加入硫柳汞作为防腐剂,研发、试验新型防腐剂的周期太长,新防腐剂的毒性也无法在短期得到验证。加之硫柳汞60多年来的安全使用情况,许多发展中国家表示会继续沿用含汞疫苗。

最终,在《柳叶刀》杂志2002年11月30日刊中,迈克尔·比奇谢罗博士和合作者们发表研究结果,结论为硫柳汞与甲基汞不同,其带入人体的汞将会被迅速排出,不会给人带来伤害。这一结果让各方吃了一颗定心丸。

关于疫苗防腐剂的争端还未平息,马克·盖尔博士与大卫·盖尔博士又提出汞和孤独症之间可能存在着关联。两位研究者分析了疫苗接种的不良记录后,得出孤独症和疫苗内的汞存在相关性的结论。之后,记者在《纽约时报》上发表文章令这一假说广为传播,媒体进而一哄而上。

随后美国政客也参与了事件的发酵。小罗伯特·肯尼迪在杂志上撰文攻击硫柳汞,称这种化合物与孤独症的关联性确定无疑。他分析了水银中毒和孤独症的病征相似之处,也表示没有接受免疫注射的儿童,孤独症发病率很低。尽管此研究没有任何流行病学数据支持,但民众纷纷站在了他的一边。同时,作家大卫·科比出版书籍支持肯尼迪的观点。在二人的唱和之下,许多政治人物如大选候选人和州长等也开始支持这一论点。疫苗中的汞成为众矢之的。卫生部门自然只好投降,叫停所有含汞疫苗制剂。

但这并非故事的结局。按理来说,如果化合物真是孤独症的元凶,自2001年新政之后,孤独症的病例数量将急剧下降。科学家们开始关注有关现象,关于这一话题的文章接连登出,但大都指向一个结论:在疫苗去除汞之后,孤独症的病例数量并未下降反而有所提升。至2008年,儿科专家和孤独症专家的研究均显示硫柳汞消失但是孤独症仍然存在,其发病数量反而大大增加了。

这件事的纷扰最终在2009年甲型H1N1流感暴发时进入了尾声。为了抗击这一灾难性的流行病,为给尽可能多的人免疫接种,各州纷纷"开历史倒车",破除之前的戒令,选用含硫柳汞的多剂装疫苗给人们接种。立法部门也暂停了原法案的实施,为含汞疫苗的回归扫清了法律障碍。

三、从疫苗防腐剂风波谈公共卫生与健康

与这两次风波隔开一定的时间距离再看,我们发现第一轮风波的本质在于信息不足之下的恐慌,大家对于硫柳汞的作用并不清晰,只好自甲基汞开始猜测;而第二轮风波的本质在于相关性与因果性的混淆,孤独症与硫柳汞的使用之间其实并无因果关系。现在看来仅需要简单的批判性思维工具便能理清的事实,为何在当时竟然引发了如此大的风波呢? 群体情感、利益集团等方面的因素对公共健康政策的影响,在这一案例中有所呈现:

第一,健康问题是涉及人类根本的生存问题,其重要性不容忽视,进而也容易引起人们的焦虑情绪,尤其是在信息不足的情况下。设想如果问题是绘画颜料之中的某种成分可能使得颜料水溶性不足进而导致绘画效果不好,这样的问题在没研究清楚之前,大部分人还是会以理性的态度,关注学术官方的回答。然而当问题变为疫苗防腐剂时,人们可能并不会那么冷静,任何新闻、风吹草动都会牵动着人们敏感的神经。在这样的紧张氛围之中,往往难以做出冷静理性的判断。

第二,不论疫苗防腐剂本身是否具有毒性,不同方都可以从对这一热点话题的关注中获取一定的利益。一方面,很多人其实根本不明白是怎么回事,但很希望把事情做得复杂,在大众迷茫时从中获利。例如,媒体通过夸大事实,促进转发等方式来博取流量和关注。另一方面,有些人并不关心事实本身,而专注于这一结果是否对自己有利。例如政治集团利用民众对有关提案的关注谋求自己的政治利益;制药公司利用结果排除异己,利于自己生产等。这些利益相关者本质上并不关心事情的出发点和真相,而关注运作这一事件可获得的利益。

第四节　疫苗接种与疫情控制

一、群体免疫

当病原体传入某一群体时,群体中的大部分个体通过自然感染或者接种疫苗而获得免疫力,其余少数的没有接种疫苗且没有免疫力的个体会间接受到保护,这种现象叫作群体免疫。设想病原体需要从一个个体,通过各种方式的接触途径,传播到另外一个易感个体。如果群体中有免疫力的人越多,那么病原体找到"下家"的可能性就越低,就很可能随着感染者的治愈或者死亡而逐渐地消亡。因此,只要有足够数量的个体接种疫苗,产生足够的群体免疫力,那么传染病就无法在人群中传播。这一概念被广泛应用于传染病防控中。如果没有有效疫苗,或者疫苗保护效力随时间衰减,抑或是病原体经常发生突变,那么群体免疫就无法达成。

换言之,如果使用疫苗免疫了人群当中足够多的个体,就能在群体层面阻断传染病疫情。从前面提到的 SIR 模型来看,疫苗起到的作用,就是阻止了易感者 S 向感染者 I 的转变。一旦没有更多的人成为感染者,感染者会因为病愈或者死亡而逐渐减少,疫情就逐步消灭。因此,疫苗接种是控制传染病蔓延的有效手段。

二、疫苗免疫的成功案例

为了保障人口健康,我国实施了儿童计划免疫工作。2007 年国家扩大了计划免疫免费提供的疫苗种类,在原有的"五苗七病"(五苗,即卡介苗、脊髓灰质炎疫苗、百白破疫苗、麻疹活疫苗和乙型肝炎疫苗;七病,即结核病、脊髓灰质炎、百日咳、白喉、破伤风、麻疹和乙型肝炎)基础上增加到预防 15 种传染病,新增了流行性乙型脑炎疫苗、甲型肝炎疫苗、A+C 群流脑多糖疫苗、A 群流脑多糖疫苗、麻腮风疫苗、麻风疫苗、钩端螺旋体病疫苗、炭疽疫苗和流行性出血热疫苗等。我国的计划免疫工作取得了显著成绩,传染病的发病率大幅度下降。以百日咳和白喉为例,根据国家卫生健康委员会发布的《中国卫生健康统计年鉴（2020）》，这两种疾病的发病率在1955年分别为每10万人133.82人和每10万人9.74人，而在2000年以后，百日咳的发病率基本稳定在每10万人不到1例，白喉的发病率则几乎为0。可以说，疫苗接种有效控制了这些疾病的传播。

疫苗不仅可以用于传染病的防治，现在也可以用于非传染病的控制，其中典型的例子包括人乳头状瘤病毒疫苗和幽门螺杆菌疫苗。

人乳头瘤病毒（HPV）是一种DNA病毒，可感染皮肤或黏膜细胞。在已知的100多种HPV基因型中，至少有13种可导致宫颈癌，并与其他肛门生殖器癌和头颈部癌有关。大约50%的宫颈癌前病变由高危亚型HPV-16和HPV-18导致；另一种常见病生殖器疣，由低危亚型HPV-6和HPV-11导致。HPV具有高度传染性，主要通过性接触传播，接种HPV疫苗可有效预防病毒感染和癌症。目前市面上主要有三种HPV疫苗：二价、四价、九价。二价HPV疫苗可预防HPV-16和HPV-18病毒感染；四价HPV疫苗在二价的基础上，可另外预防HPV-6和HPV-11病毒感染；而九价HPV疫苗则在四价的基础上，可额外预防5种致癌型HPV（这些HPV病毒可导致20%的宫颈癌发生）。在接触HPV之前接种HPV疫苗的预防效果最好。因此，为还未开始性生活的群体接种HPV疫苗，能够最大限度地预防HPV感染和宫颈癌。WHO建议为9~14岁的女孩接种HPV疫苗。同时，一些国家也开始为男孩提供接种服务，以预防除宫颈癌之外的其他HPV相关疾病。近年来，我国也开始鼓励和推广妇女接种HPV疫苗。

幽门螺杆菌是一种常见的生存在人体胃里的细菌病原体，可导致胃炎、胃溃疡等，严重者可导致胃癌。世界胃肠病学组织估计，全球大约有一半的人口感染了幽门螺杆菌，中国人群的感染率大概在50%~69%之间。尽管当前科学界对幽门螺杆菌感染的确切传播方式仍不清楚，但目前普遍认为，直接接触幽门螺杆菌携带者的唾液、呕吐物或粪便，食用和饮用被幽门螺杆菌污染的食物和水，可能是感染幽门螺杆菌的两类主要途径。为了预防幽门螺杆菌感染，在过去很长一段时间内，科学家试图研发对应的疫苗，但目前多数的研发仍处于临床前阶段。少部分疫苗研发试验在动物体中获得成功，但未能转化为对人体同样有效的疫苗，幽门螺杆菌的疫苗研发之路任重而道远。因此，目前的预防手段主要还是通过注意个人卫生来降低感染风险。

三、疾病防控不仅仅需要疫苗

如果基于SIR的模型来思考，尽管人们可以通过疫苗接种来减少由S到I的发生，但它对促进I到R的作用有限。以乙型肝炎为例，据WHO估计，中国的乙型肝炎病毒（简称"乙肝病毒"）感染者约占全球的三分之一。2019年，全球有2.96亿人感染乙肝病毒，而其中9 000万人来自中国。《中国卫生健康统计年鉴（2020）》显示，2019年中国每10万人中有71.77例新发乙肝病例，这样的发病率远高于其他甲乙类法定报告传染病。值得欣慰的是，我国在乙肝预防方面成绩斐然，儿童乙型肝炎疫苗接种覆盖率达99.6%，预防垂直传播率达95.6%。但对于拥有较大乙肝病毒感染人群的国家来说，仅靠疫苗接种预防来控制疾病是远远不够的。在大量乙肝病毒感染者未获得诊断和治疗的情况下，除了疫苗接种，还需要结合检测、诊断、治疗和管理等多种手段打出组合拳，来控制和减少乙肝的危害。

尽管疫苗被认为是预防疾病最有效的手段之一，不愿意接种疫苗的情况却是普遍存在的。疫苗犹豫，是指能够有条件获得疫苗但拒绝接种的行为。在WHO公布的2019年全球十大健康威胁榜单中，疫苗犹豫赫然在列。这背后的原因是复杂的，主要包括：过度自信而忽视患病的可能性、不方便接种疫苗、对疫苗产品效果信心不足、担心疫苗接种的副作用等。然而,疫苗犹豫后患无穷。以麻疹为例,WHO指出,全球的麻疹病例增长了30%。在一些本来几乎已经消灭了麻疹病毒的国家,疾病正在卷土重来。因此,增加公众对疾病和疫苗的认知,减少疫苗犹豫对疾病防控尤为重要。在我国,"知情、同意、自愿"是疫苗接种的基本原则。在接种疫苗前,人们会收到知情同意书,上面详细说明了疾病的特点、接种疫苗的好处、疫苗类型和成分、疫苗品牌、疫苗作用、接种禁忌、不良反应、接种注意事项等内容。签署知情同意书后,才会对受种者进行疫苗接种。知情同意能够帮助普通大众了解疾病和疫苗预防接种知识,一定程度上消除公众心中的疑虑。除此之外,国家也需要通过官方和媒体渠道发声,向大众科普疫苗预防相关知识,引导社会形成健康科学的公共卫生与疾病预防理念。

四、没有疫苗的疾病预防

尽管已有越来越多的疫苗面世来帮助人们预防疾病,但仍有不少常见的传染病目前并没有疫苗可以使用,如内脏利什曼病(又称黑热病)和疟疾。因此,人们寻求通过减少传播媒介、药物预防等手段来达到疾病防控的目的。

（一）利什曼病

利什曼病是由以白蛉为传播媒介的利什曼原虫寄生于人体引起的疾病。其中,最为人熟知的黑热病——内脏利什曼病是最为严重的一种利什曼病,其主要特征是不规则发热、体重下降、肝脾肿大和贫血,如不治疗,会导致超过95%的病例死亡。利什曼病在热带传染病中发病率高居第二位、病死率排在第四位,流行于四大洲88个国家,受威胁的总人数约为3.5亿。由于没有对应的疫苗,减少地区白蛉数量是最有效也最为重要的控制感染源、阻断疾病传播的方法,其中喷洒杀虫剂、使用药浸蚊帐均是可行方案。在中国,利什曼病在20世纪曾大面积流行过。20世纪50—60年代,中东部平原地带,尤其是位于华北平原的苏北、皖北、豫东、山东、冀中南、湖北江汉平原的北部和陕西关中平原是内脏利什曼病的主要流行区,主要感染源为中华白蛉,但经过大规模防治,当地的居民已很难再见到中华白蛉。

（二）疟疾

与利什曼病情况类似,疟疾是由以按蚊为传播媒介的疟原虫寄生于人体引起的疾病。如今疟疾仍然是广泛流行的传染病之一,全球约有40%人口在疟疾流行地区生活,这些地区主要集中在非洲。非洲有5亿左右人民生活在疟疾流行地区,而每年全世界诊断为疟疾的1亿人中,约有90%来自非洲大陆。每年疟疾导致的死亡超200万例,疟疾的流行制约了非洲经济和社会发展。目前,全球没有预防疟疾的疫苗,主要预防手段为喷洒杀虫剂、使用药浸蚊帐以及服用药物。几十年前,疟疾也曾在我国肆虐。经过数十年防治,疟疾在我国已鲜有发生。在新中国成立以前,每年患有疟疾的人数达3 000万左右。如今人口比新中国成立前翻倍,全国的疟疾发病人数也不到原来的1%,这是新中国在疾病防治领域的重要成就。

2021年,WHO正式认证中国为"无疟疾"的国家,这是新中国成立70年以来在公共卫生领域取得的又一重大成就。回顾中国的"抗疟史",一个重要的特征就是公共卫生服务被作为一项基本的服务提供给每一个人。在中国,无论收入和社会地位如何,每个人都可以负担得起疟疾的诊断治疗。另外,中国抗击疟疾,具有多部门合作的特点。例如,2010年,中国联合包括卫生部在内的13个部委共同合作联手"抗疟"。成功的公共卫生措施通常具有综合性和多学科性,公共卫生这个学科本身也是跨领域的平台型学科。

第八章 公共卫生健康素养与健康传播

第一节 公共卫生健康素养

一、健康素养概念

1974年，Simonds首次提出"健康素养"（health literacy）这一概念，并指出"为促进人类健康发展，应将提高人类健康素养列入政府工作中"。1998年，Nutbeam将健康素养定义为"一种认知和社会技能，它决定了个人在促进和保持良好健康状况方面获得、理解和使用信息的动机和能力"。美国医学会科学事务理事会卫生知识普及特设委员会在1999年提出，健康素养是一系列技能，包括阅读和理解药品标签、预约单和其他必要的健康相关材料的能力，具有足够健康素养的患者能够阅读、理解并根据相关的卫生信息采取相应的行动。随着对健康素养重要性的认识以及研究的不断深入，健康素养的内涵被不断扩展和外延，其不再仅仅代表获取健康信息的能力，而是融合了功能性、互动性及评判性健康素养的多层次综合性内涵体系，更加强调个体理解、应用健康信息及管理健康的能力。美国《健康国民2010》对健康素养的定义被广泛引用，即："健康素养是指个人获取、理解、处理基本的健康信息和服务，并利用这些信息和服务，做出有利于维护和促进自身健康决策的能力。"

Nutbeam根据健康素养从低到高连续发展的不同阶段将健康素养分为功能性健康素养、交互性健康素养及批判性健康素养。其中，功能性健康素养是指通过各种传播方式获取和应用健康信息的能力，包括识字、计算及书写等基本能力。交互性健康素养是健康素养内涵层次的中间级别，注重人们在日常生活中个人技能的发展及对所获取信息的处理和运用能力。批判性健康素养，是指采用批判性思维分析和应用健康信息的能力，是最高级别的认知技能，侧重于批判地利用和分析信息。

我国自2005年引入"健康素养"概念，从字面上可以翻译为健康文化程度，但是为了体现其是一种后天培养和稳定下来的内在实用技能，并强调其对人的整体素质的影响，同时参照其他领域对于literacy的理解，最终翻译为"健康素养"。2008年，卫生部首次发布了《中国公民健康素养——基本知识与技能（试行）》，界定了健康素养主要内容并首次开展了全国性的居民健康素养调查。针对近年来我国居民主要健康问题和健康需求的变化，2015年在原基础上进行了增补、修订和完善，并印发了《中国公民健康素养——基本知识与技能（2015年版）》（简称《健康素养66条》），从基本知识和理念、健康生活方式与行为、基本健康技能三个方面界定了我国公民健康素养的基本内容，是评价我国公民健康素养水平的重要依据。《健康素养66条》号召公众树立科学的健康观，正确地对待健康和疾病的一些相关问题，尤其是要树立完整的健康观，即：健康不仅仅是身体没有疾病或者体弱,而且是包括生理、心理、社会适应三方面的良好状态,这种"三维健康观"非常重要。此外,《健康素养66条》还包括了传染病防治知识与技能、慢性病防治知识与技能、安全急救知识与技能、基本医疗知识与技能,以及健康信息的获取、甄别与利用等知识。

健康素养的概念自1974年提出后,其本身经历了不断丰富和完善的过程,相应的测量工具也随之出现。个人健康素养分为基本健康知识和理念、健康生活方式和行为、基本健康技能三个维度的内容,2008年我国卫生部组织编写了《中国居民健康素养调查问卷》,从以上三个维度通过科学健康观、传染病防治素养、慢性病防治素养、安全与急救素养、基本医疗素养五类健康问题评价健康素养水平,共包括71道题目,是监测我国居民健康素养水平的重要工具。后经不断优化更新,形成了多个版本的调查问卷。

二、如何提升健康素养

我国2008年首次开展的全国居民健康素养调查结果显示,具备健康素养的居民比例仅为6.48%,2012年的比例为8.8%,2022年达到27.78%,近年呈稳步提升态势。但是,与群众的健康需求还有很大的距离。2019年发布的《国务院关于实施健康中国行动的意见》中提出我国居民健康素养水平目标为2022年不低于22%,2030年不低于30%。

青少年作为祖国的未来和民族的希望,更应该注重自身健康素养的提升。青少年提升健康素养的途径,主要包括以下几个方面。

(一)积极参加各种健康知识讲座和健康宣传活动

首先,为了响应国家提升全民健康素养的号召,各大院校都增加了健康知识讲座的频次、丰富了健康讲座的内容,由各领域专家对包括肥胖症、高血压等常见慢性病以及脚踝扭伤、烫伤、摔伤等各种突发性伤害进行预防和初级护理知识讲授。其次是院校举办的形式多样的健康宣传日、宣传周、宣传月等活动。积极参加各种健康活动,在参与过程中以潜移默化的方式逐步丰富健康知识,提升健康素养。

(二)选修健康相关课程

对于大中专院校各个领域、各个专业的学生来说,除了学好专业必修课程,选修健康素养通识教育课程也有助于融会贯通、更好地理解和运用专业知识,增强健康意识、提升自身对健康信息和技能的掌握程度,从而运用所学知识加强自我健康管理。

(三)扩展健康信息的获取途径

在高速发展的多媒体信息时代,随着网络课程教育的兴起,人们接受健康教育和相关信息的主要渠道又多了各大网课平台。多所世界名校都有公开课程,可通过微课、慕课和其他云端课程平台等学习健康知识。同时,也可以利用智能手机通过社交软件、在线课程等平台获取健康信息并培养正确的健康意识。但是在学习过程中应该学会甄别信息真假,对甄别后的信息能够正确理解,并自觉应用于日常生活,维护和促进自身及家人健康水平。

(四)掌握基本的健康技能

在《健康素养66条》中,定期进行健康体检、接种疫苗、关注血压血糖变化等医疗健康知识被多次提及,掌握基本的慢性病防治、传染病防治、科学就医、合理用药以及精神卫生等医学知识,不仅能提高个体自觉预防疾病的能力,实现个体健康维护由被动到主动的转变,而且能够了解医学在健康维护中的局限性。此外,还应积极参加现场急救技能培训,掌握心肺复苏、创伤止血等基本的急救技能,必要时挽救他人生命,树立良好的社会互助风尚。可通过虚拟仿真实验教学云平台等类别的在线技能学习平台模拟自我与他人救护等急救技术。

（五）学以致用,将健康知识转化为健康习惯

改善自身生活方式,使之逐渐趋于健康化,包括积极参加体育活动、注意饮食营养、主动进行身体检查、保证充足睡眠、关注相关健康信息、监测自身身体变化、与周围人友好相处、及时调整心理状态等。也可通过手机软件或小程序等提醒与监督自己养成健康生活习惯。

三、健康素养案例

【案例 1】 互联网时代,如何从海量信息中获取最真实可靠的内容——以痤疮疫苗为例,打一针就可以实现只要"青春"不要"痘"吗?

"让不少人烦恼的痘痘,也要有疫苗了! 2021 年 12 月 1 日,记者从法国制药企业赛诺菲 - 巴斯德本部获悉,该公司目前正在开发一种针对痤疮的疫苗,预计将于 2023 年进入临床应用。"

这一消息让大一新生小宇欣喜若狂。小宇从高中开始就备受青春痘的困扰,但高中阶段有沉重的学业负担,因此他并没有对青春痘进行积极的治疗。上大学后,因为各种社交活动的增多,脸上的青春痘无疑为小宇融入丰富多彩的大学生活带来了一些障碍。因此,得知痤疮疫苗的消息后,小宇满怀希望,开始在网上搜索有关疫苗的更多信息,比如 2023 年哪家医院可以率先开始此疫苗的接种、疫苗接种有哪些适应证和禁忌证、价格如何,等等。随着获取信息的增多,小宇对痤疮疫苗的认识也越发模糊,因为网上对痤疮疫苗的可靠性和有效性褒贬不一,小宇一时不知如何是好。

小希是小宇的堂姐,是临床医学专业的硕士研究生。得知小宇的困扰后,小希开始多方求证,有针对性地搜集信息,最终为小宇找到了有关痤疮疫苗的最有力证据,也将整个搜集信息的过程分享给了小宇。

首先,因为目前是国外的制药公司在研发痤疮疫苗,所以小希没有在国内的搜索引擎上查询痤疮疫苗的最新进展,而是进入到学校的电子图书馆,在 PubMed 上查询有关痤疮疫苗的研究。小希找到了美国加利福尼亚大学科学家研制该疫苗的论文,该论文于 2018 年发表在名为 *Journal of Investigative Dermatology* 的期刊上。这个研究尝试用一种免疫学方法来预防和治疗痤疮,用微型注射器在患痤疮的皮肤内局部注射针对 Christie-Atkins-Munch-Petersen 2 因子（一种由痤疮丙酸杆菌分泌的毒素）的单克隆抗体,确实降低了炎症反应。然而,研究中该疫苗仅在小鼠和人体组织样本中进行过试验,还未在痤疮患者中进行临床试验。另外,小希在《大西洋月刊》(*The Atlantic*)找到苏黎世大学医院和医学院的某位高级助理对痤疮疫苗的研究做出的评论,他说:"有理由对新疫苗抱有希望,但疫苗可能会伴随一些副作用。痤疮丙酸杆菌是与痤疮相关的细菌之一,但并非所有的痤疮丙酸杆菌都是有害的。它由不同的菌株组成,虽然有些会导致痤疮,但有些是有益的。如果针对有益的菌株,疫苗可能会通过扰乱皮肤完整性来恶化患者的病情。"《大西洋月刊》上另一位皮肤科专家也表示痤疮的发生机制是多方面的,如遗传因素、激素水平、炎症反应、生活方式等,这种痤疮疫苗只是针对了其中一个因素,很难起到根治痤疮的作用。该痤疮疫苗最好与其他更成熟的痤疮治疗方法,如药物疗法一起使用。

有了这些背景信息之后,小希开始在网站上搜索国内知名的皮肤科医生是如何看待痤疮疫苗的,因为她知道让非医学专业背景的大一新生小宇读懂英文文献还是有一定困难的。于是她多方浏览,最后找到一个科普视频,作者是一位有 20 年临床经验的三甲医院皮肤科副主任医师,视频中的观点与《大西洋月刊》的专家评论大致相同。

小希把以上信息与小宇分享后,小宇不仅对痤疮疫苗有了更加深入和理性的认识,也明白了作为当代大学生,应该从哪些途径获取最科学且真实可靠的信息。

【案例 2】 如何甄别健康相关信息的真假——以因果关系和相关关系为例,不穿秋裤真的会冻出"老寒腿"吗?

 问题 1: 什么是"老寒腿"?

"老寒腿"其实就是膝骨关节炎的民间说法,它只是一个症状描述,很多膝骨关节炎患者在寒冷的冬季或湿冷天气会出现关节酸痛、肿胀,"老寒腿"的称谓由此而来。

 问题 2: 那什么是膝骨关节炎呢?

膝骨关节炎是以软骨病变为主,以皲裂溃疡而产生的软骨破坏引起疼痛和功能障碍为主要表现的膝关节退行性疾病。绝大部分是因为年龄的增加,关节发生了退变,造成关节软骨的磨损、关节间隙变窄、骨质增生、滑膜增生。

 问题 3: 寒冷会不会导致膝骨关节炎?

寒冷并不是膝骨关节炎的发病原因!那为什么在天气变寒冷的时候,膝关节不适或疼痛的症状都会更加严重呢?根本的原因就在于:

（1）由于自然状态下关节本身的血液流动就缓慢、血液供应不充足,寒冷刺激会造成血管痉挛,使血流更缓慢,膝关节的供血量进一步减少。

（2）血流放缓后,膝关节的代谢产物和炎症因子容易淤滞在关节周围,进而导致关节酸痛等症状加重。

（3）寒冷刺激容易造成关节周围肌肉收缩力量的下降、关节周围韧带的弹性下降,肌肉和韧带对关节运动时的保护作用和稳定作用下降,出现原有症状的加重和关节功能的障碍。

 问题 4: 冬天不穿秋裤会不会导致膝骨关节炎呢?

不会的!前面提到的膝骨关节炎的诱发因素中并无寒冷一说,研究也表明寒冷和膝骨关节炎没有直接因果关系,寒冷不会导致关节炎,不穿秋裤也不会冻出膝骨关节炎（老寒腿）。然而寒冷虽不会导致膝骨关节炎,但是会加重膝骨关节炎的症状。因此,膝关节炎患者要特别注重膝盖处的保暖!

 问题 5: 日常应该如何保护膝关节?

（1）省着用:上下楼梯、爬山及深蹲是最常见的容易损耗膝关节的活动,因此日常生活中应该尽量避免过度从事这些活动。

（2）勤锻炼：游泳、骑自行车以及其他各种锻炼股四头肌力量的运动均有助于增加膝关节周围肌肉群的力量，可以有效增加膝关节的稳定性，起到保护膝关节的作用。科学的运动有助于保护膝关节。

　【案例3】　购买食品时，你会看食品标签吗？你知道应该关注哪些内容吗？

随着市场经济的发展和科学技术的进步，食品种类繁多，食品包装设计更是色彩纷呈、抓人眼球。众多食品在满足人们食欲和视觉享受的同时，也给部分缺乏辨识能力的消费者出了一道难题，即如何在众多食品中，挑选出健康安全且适合自己需求的食物。

预包装食品标签是食品生产企业向消费者传递食品产品信息的重要载体，关系到广大消费者的健康和利益。为了买得放心、吃得安心，每位消费者在购买产品时都要看标签、懂标签。

小王是个十足的宅女，甜甜圈、奶茶、炸鸡、辣条、薯条、方便面、火锅、可乐、冰激凌……她基本上都喜欢。每天过量摄入这些不健康的食物再加上长期熬夜，她的脸上开始疯狂长痘、体重也极速飙升。越来越胖的身体成为小王的困扰，她几次尝试控制自己，合理饮食、健康作息。可是那些"诱人"的食物和饮品却总是让她难以抗拒，每次都是坚持几天就以失败告终。但是小王还在进行着自己的努力，她开始寻找各种可替代的"健康食品"，比如无糖可乐、"0脂"乳酸菌饮料、"非油炸"薯片……小王坚持了几个月，体重不但没有丝毫减轻，反而越来越重。小王内心很苦恼，为什么坚持几个月不吃垃圾食品，体重反而越来越重？直到有一天看到了一篇科普文章才明白原因。原来"无糖可乐"并不是真的无糖，"0脂"饮料只意味着不含脂肪，却不代表低糖低热量。非油炸食物在生产过程中也要用到油，而且和普通油炸食物相比，虽然脂肪含量普遍会低一些，但是钠含量和总能量甚至还有可能更高。有了这些亲身经历的惨痛教训，小王终于养成了买东西前先看食品标签的习惯。但由于平时了解较少，有些时候一些产品的成分含量还是会让她疑惑不已。在日常生活中有没有和小王有一样的经历和困惑呢？关于食品标签，需要了解以下这些信息。

1. 食品标签的定义　食品标签是指包装食品容器上的文字、图形、符号及一切说明物。食品标签上的内容不得以错误或欺骗的方式介绍食品。食品标签的所有内容必须通俗易懂、科学。

2. 食品标签的重要性　①让人们了解食品的基本营养成分及特点；②可以帮助人们选择合适的食品；③可以给人们的膳食平衡做参考，帮助做好健康管理；④是营养健康知识的来源；⑤可以监督并引导企业生产更多符合营养要求的安全食品。

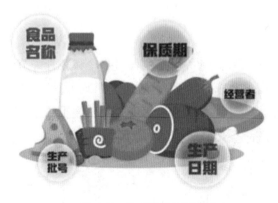

图8-1　食品标签元素

3. 食品标签上包含的重要信息　按照国家相关标准要求，直接向消费者提供的预包装食品标签标示应包括（图8-1、图8-2）：①食品名称及种类；②配料表和过敏信息，食品配料表按照"食物用料量递减"原则进行标识，复合配料要标示其原始配料，食品添加剂必须标示；③食品营养标签，向消费者提供食品营养信息和特性说明的部分,包括"营养成分表""营养声称"和"营养成分功能声称"三部分,是消费者直观了解食品营养组分、特征的有效方式;④净含量和规格;⑤储存条件、生产日期和保质期;⑥产品标准代号、食品生产许可证;⑦生产厂家的名称、地址和联系方式等。

4. 营养成分表上信息的含义(图8-3)

(1)营养成分名称:根据《食品安全国家标准 预包装食品营养标签通则》(GB 28050—2011)的规定,目前强制标示能量及4种核心营养素,即能量、蛋白质、脂肪、碳水化合物、钠;如果食物的配料或生产过程中使用了氢化和/或部分氢化油脂时,还应标示出反式脂肪酸的含量。

(2)含量值:指每份食品中能量及营养成分的含量数值(通常每份为100g或100ml,也可注明特定包装的克数或毫升数)。

(3)营养素参考值百分比(NRV%):指每份食品所含能量及核心营养素占营养素参考值(NRV)的百分比。NRV是指导正常成年人保持健康体重和正常活动的标准,即在不需要增重或减肥的情况下。我国现行的NRV,能量相当于2 000kcal(约8 400kJ),蛋白质、脂肪和碳水化合物分别为60g、60g和300g,钠为2g。

如图8-4所示,某品牌牛奶的脂肪含量为2.9g,NRV%为5%,也就是说每100g该品牌的牛奶可以提供人体每日脂肪总需求的5%(按保持健康体重和正常活动标准的成年人所需测算)。

常见食品标签

【产品名称】XXX牌牛奶

【产品种类】调制乳

【产品配料】生牛乳、饮用水、白砂糖、单/双甘油脂肪酸酯、海藻酸钠、三聚磷酸钠、卡拉胶、黄原胶、食品用香精

【过敏提示】该产品同时含有麸质、大豆、鸡蛋和坚果的产品

【产品标准代号】GB XXXXX

【生产日期】2021年XX月XX日

【保质期】6个月(常温避光保存)

【生产厂家】XXX乳业集团股份有限公司

【地址】XX省XX市XX区XX路XX号

【联系电话】400-XXX-XXXX

【食品生产许可证编号】SC105640XXXXXXXX

【净含量】500ml

营养成分表

项目	每100ml	NRV%
能量	250kJ	3%
蛋白质	2.4g	4%
脂肪	2.9g	5%
碳水化合物	6.0g	2%
钠	60mg	3%
钙	90mg	11%

常温避光保存,开启后需冷藏,并尽快饮用,少量沉淀和乳脂肪上浮属正常现象。

图8-2 常见食品标签示例

5. 食品标签上信息的应用

(1)安全第一,避免购买过期变质食品。购买食品时首先应查看生产日期和保质期,不购买过期食品;其次查看食品的存储要求,如要求冷藏,查看食品是否按照相关要求存放。

(2)看清净含量及规格,正确评估食品的能量营养。例如:一小袋饼干的净含量为80g,营养标签上的单位值为"每100g"。因此计算能量时都要乘以0.8,避免高估或低估食品的营养。

(3)查看配料表,了解食物真实成分。查看配料表时,主要关注三个方面:第一是顺序,因为食品配料表按照"食物用料量递减"原则进行标识,所以排在第一位的往往就是含量最多的成分,按照顺序依次递减;第二是长度,一般来讲,配料表越长,说明成分越复杂,食品添加剂种类可能越多;第三是成分,主要看有没有对健康不利的成分,比如反式脂肪酸、防腐剂、人工色素等。

(4)比较营养成分,购买健康的食品。膳食纤维、维生素、矿物质等是对人体健康有利的营养成分,需足量摄入,人体每日摄入量应尽量达到100%NRV;而饱和脂肪酸、钠、添加糖等过量摄入对人体有害,需限制摄入,人体每日摄入量应少于100%NRV。

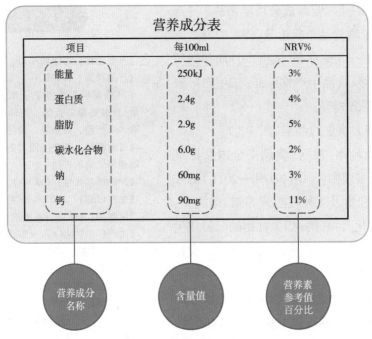

图 8-3　营养成分表三大元素

营养成分表		
项目	每100ml	NRV%
能量	250kJ	3%
蛋白质	2.4g	4%
脂肪	2.9g	5%
碳水化合物	6.0g	2%
钠	60mg	3%
钙	90mg	11%

图 8-4　营养成分表内容含义

（5）查看食品标签，警惕反式脂肪酸。一看营养成分表，注意反式脂肪酸的含量；二看配料表，少买或少吃含有"氢化植物油""起酥油""奶精""植脂末""人造奶油"等对人体健康不利的预包装食品。

（6）关注营养声称，追求健康饮食。营养声称是对食物营养特性的描述和声明，通常在营养成分表上方。购买食品时，请注意食品包装上的"无盐、无糖、无脂、低盐、低糖、减脂"等字眼，根据个人情况选购健康食品。

（7）查看过敏原信息，避免意外事件的发生。有过敏病史的消费者可以通过食品标签提示避免购买使用相关食品。食品过敏原为普通食品中正常存放的天然或人工添加物质，被过敏体质人群消耗后能诱发过敏反应。我国推荐生产企业在食品配料表中使用易辨识的名称标示，或在配料表邻近位置提示以下 8 种食品过敏原成分：含麸质的谷物及其制品、甲壳类及其制品、鱼类及其制品、蛋类及其制品、花生及其制品、大豆及其制品、乳及其制品（包括乳糖）、坚果及其制品。

（8）根据生产许可证号，辨别产品的真伪。当前社会假冒伪劣的"三无产品"防不胜防，为了健康安全，养成查验产品真伪的习惯很重要。

第二节　健　康　传　播

一、健康传播概念与实践的发展

健康传播是一个学术概念，也是一种社会实践，主要目的是通过健康信息的传播，以改变人们知识、态度和行为，其最终目的是改善人们的健康状况，提高健康水平。

健康传播是利用传播学来促进民众健康和福祉的科学和艺术。健康传播是一个多学科的研究和实践领域，主要通过应用传播证据、策略、理论等来促进健康相关的行为、政策和实践，最终提高人群的健康和福祉。健康传播研究的主要方向包括：健康宣教、健康大数据、环境与健康风险传播、全球健康传播、医患关系、健康信息与媒介效果等。

国内、外健康传播研究的兴起与发展分别如图 8-5、图 8-6 所示。

新中国成立以来，随着大众传播媒介和传播形式的变化，我国健康传播的社会实践主要经历了四次重要的发展。

1. 基于政治动员模式的健康教育　新中国成立初期的健康传播实践以 1952 年开始的"爱国卫生运动"为代表。爱国卫生运动是"高度组织化的国家动员"。在民众健康知识匮乏的新中国成立之初，这种以政治动员形式开展的单向度的健康教育成效卓著。爱国卫生运动的重要性一直持续至今。

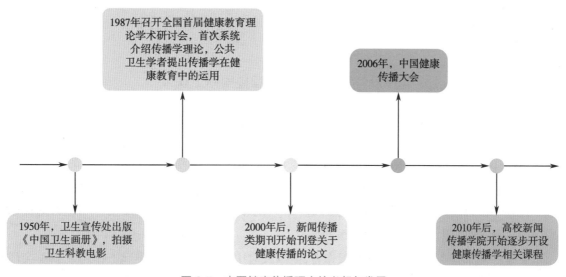

图 8-5　中国健康传播研究的兴起与发展

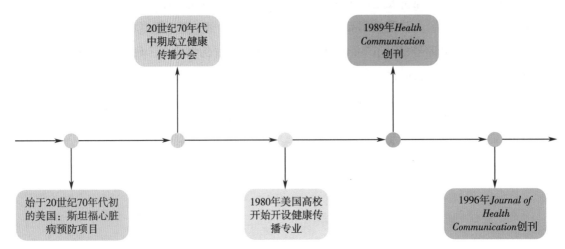

图 8-6 国外健康传播研究的兴起与发展

2. 重在扭转社会观念的健康教育 改革开放后,健康传播实践的市场元素、营销元素不断涌现。这一时期的健康传播仍在健康教育的体系之下,但话语模式和教育目标出现了明显的变化。健康传播从集中大量地灌输知识(knowledge)和信息(information),转变为关注人们的信念(belief)和态度(attitude)。围绕艾滋病防治和乙肝防治的健康教育是这一时期的典型案例。

3. 强调行为改变的健康促进 在这一时期,健康传播实践由以健康教育为主导转向以健康促进为主导,注重在普及健康知识的基础上,改变公众健康行为(behavior),完善健康卫生相关制度。

4. 颠覆知信行模式的全新传播范式 随着移动互联网技术的飞速发展,社交媒体的爆炸式增长,健康传播环境出现"信息碎片化""传者去中心化""大众生活社交媒体化"的趋势,由"知识传递""态度改变"和"行为达成"三个要素构成的知信行(knowledge-attitude-belief-practice,KABP)范式受到挑战。前三次健康传播实践的共性都是单向的,是从专家向大众传播的过程;而第四次更强调的是双向、多向的互动,是人的主体性被重新发现的时代,是交往理性被重新发现的时代。这一次变迁以各方主体的平等性和理性为前提,这一理念无疑更适合当前公众主体意识不断觉醒的社会环境。

二、健康传播案例

【案例1】 新媒体传播助力中医诊疗逐渐被国际上认可

中医药是中华优秀传统文化之一,也是我国国家形象的代表符号。然而中医药在国际上传播并不顺利。以往,国外媒体上常出现类似报告,如发现有药草从业者向患者提供未经测试的药丸,患者在服药后出现不良反应。但令人欣慰的是,随着新媒体传播与兴起,中医诊疗在国际社会上逐渐被认可。近来一段时间,在国际社交媒体上兴起一阵"刮痧"体验分享的热潮。分享者通过对比刮痧前后一周自身容貌变化情况,来展示中医的魅力。

Jack 是一名来自美国的金融行业工作者,他本人对中医药特别感兴趣。工作之余 Jack 会经常查阅和体验有关中医药文化的内容,像刮痧、针灸、拔罐等传统中医疗法他都一一尝试,并会随时记录自己诊疗前后的身体变化,第一时间录制感受视频上传社交媒体。

Jack 至今都忘不了自己第一次体验刮痧时的感觉。"刚开始我只是好奇,薄薄一个小板子在自己背上来回刮,会发生什么? 之前我也看过类似的刮痧视频介绍,感觉对于被刮痧者来说这是一种享受。等我真正体验时,才发现刮痧时后背确实会感到非常疼痛,像是被火烧了一样,不过这种感觉只是在刚开始才会出现,之后就好多了。等刮完整个后背,身体感觉特别舒服。"

像 Jack 一样体验刮痧、针灸、拔罐等传统中医的国际友人还有很多。经过社交媒体的传播,大家纷纷加入感受中医疗法的队伍之中,并随时上传视频分享感受。经过口口相传,加之社交媒体的推广,中医疗法逐渐被更多国际人士认可。

除了中医临床诊疗,中医药研究在健康传播中也应发挥独特的作用。基于循证的科学研究是传播健康的重要来源之一,但在科研领域,有观点认为相比于西医,中医药研究更难在国际高水平的杂志上发表研究成果。中医药研究在健康传播中的阻碍因素主要有以下几方面。

（1）临床研究方面:想在国际高水平的杂志上发表研究成果,需要严格遵循国际规范,比如提前注册,满足大样本、RCT 原则,还要尽量做到盲法。但事实上中医药研究,如针灸,很难做到双盲,目前针灸的研究大多是单盲。按照西医的评价方式去衡量中医的治疗方式,这其中难免会存在距离,无疑也阻碍了中医药研究在健康传播中发挥作用。

（2）机制研究方面:中医药的一些模型很难复制（比如肠易激综合征肝郁脾虚型标准化动物模型）,且中药复方的成分、针灸的动物模型穴位选择和部分干预参数也普遍存在争议。因而发表研究成果时,可能很难得到没有中医药背景的编辑的认可,这也阻碍了中医药研究在健康传播中发挥作用。

未来的中医药研究,在结合循证医学的前提下,要尽量做到规范化,在国际上才更容易被认可,才更容易将中医药的价值传播出去。在高质量的临床证据推荐下,复制稳定的动物模型,并借助新兴研究手段,做到可重复。随着目前中医药的规范化发展,相较于西医,其在国际高水平的杂志上发表研究成果的难易程度相当。最重要的是看文章质量和论文的研究价值。中医药讲究整体观念,是顺应自然的"天人观",认为疾病是源自不平衡,因而中医药的治疗就是调和,虚则补之,实则泄之。中医药不单单是自然科学,它融合着中国传统文化。中医药常说"大医精诚",要求医者不仅要医术精湛,还要医德高尚,先强调医德,再讨论医术。不同于西医,中医药的临床治愈标准主要是患者的自我感受,体检指标只是作为参考,因而中医药是主体医学,西医是客体医学。正因如此,中医药的某些理念反而是更为先进的,比如"和病痛共生存",只要患者的生活质量得到保证、主观感受是好的,并不一定要求客观指标的正常,也可以和肿瘤"和平共处"。而做中医药科研,去探究中医疗效的机制,实则是用现代医学剖析中医药,用现代语言去解释中医药,目的是让世界了解、理解、应用和传播中医药。

【案例 2】　智能手表如何通过改变个体的知识、态度和行为来促进健康的传播?

随着科技发展进步,移动化随身健康监测设备得到广泛应用和推广,尤其在健康指标监测和健康知识传播方面发挥着重要作用。智能手表属于移动化随身健康监测设备的一种。下面是一个运用智能手表改变个体知识、态度和行为来促进健康传播的案例。

目前,大多数智能手表都包含基本的健康监测指标,如心率、步数、热量消耗等健康数据。同时也可以获取健康知识,比如有氧运动和无氧运动结合的示范运动视频、膳食结构优化和营养套餐搭配等重要健康信息。还有一项重要的功能是运动量排名,每天都可以看到自己在运动朋友圈内的排名情况,以此来鼓励和激励自己坚持运动。可以说智能手表不仅传播了健康知识,同时还在影响大众的健康态度以及改变个体的健康行为。接下来,一起来看看智能手表给小康同学带来的改变。

小康同学是一名高二的学生,因平时饮食不合理,加之运动量过少,导致身材肥胖。学校体检结果出来后,小康同学的体重显示为 75kg,但身体质量指数(BMI)却严重超标,达到 $27.5kg/m^2$,等级显示为肥胖(我国高二男生 BMI 正常范围是 $16.8~23.7kg/m^2$,$23.8~26.5kg/m^2$ 为超重,大于 $26.5kg/m^2$ 为肥胖)。

为了健康,小康同学在暑期专门制定了一份瘦身计划。在这项计划中他使用了智能手表督促提醒自己。刚开始的时候,小康同学将自己的身高、体重、心率等健康指标数值一一输入智能手表中,并制定了自己的减肥计划。如把每天活动消耗能量设定为 360kcal,体能训练时长设置为 45 分钟,为了避免长时间久坐,每天设定站立目标次数为 12 次,每天目标步数 3 000~6 000 步等。

按照减肥计划,小康同学开始了自己的暑期锻炼生活。由于体型肥胖的原因,假期开头几天,起床对他来说都非常困难。一想到减肥后的阳刚帅气的自己,他马上起床投入锻炼。刚开始几天的锻炼,他都可以按时完成活动消耗能量、体能训练时长、站立次数、每天的目标步数和距离等各项指标任务,每天的健康圆环都会全部闭合,而且在朋友圈内的运动排名非常靠前。为此他还得到智能手表推送的"运动达人"奖章,这让小康同学感到特别有成就感。

但是由于长时间缺乏运动,小康同学在高强度连续运动几天后,明显感到疲劳。原来小康同学在每次锻炼时,没有按照"准备活动—基本活动—放松活动"的程序做好热身与放松运动。幸好小康的这款智能手表及时推送了热身运动和放松活动的标准示范动作视频,小康同学仔细认真学习后,很快就学会了基本的热身和放松活动等标准动作。在智能手表的帮助下,现在的小康同学每次运动前都会做好准备活动,运动结束后都会认真完成放松活动。

小康同学在连续运动一周后,还得到了智能手表推送的"完美一周"的奖章鼓励。他明显感觉到身体发生了很大的变化,虽然仍显肥胖,但是肌肉已开始变得结实起来。加上每天在智能手表上收看各种健康饮食推荐,小康同学在饮食方面也开始改变自己以前爱吃油炸食品的不良习惯。这些都离不开智能手表中的健康饮食知识的推送和引导。

经过一段时间的锻炼,小康同学小有成就,这时他开始变得心急起来。为了尽快看到自己的减肥成效,他将自己每天活动消耗能量目标更改为 660kcal,体能训练时长定为 90 分钟,每天设定站立目标次数为 16 次,步行目标数为 6 000~8 000 步,步行距离设置为 6km。

新的一周开始了,小康同学在周一结束的时候并没有按时完成所有目标,健康圆环也没能全部闭合,智能手表中的排名情况也不容乐观。晚上休息时,看到自己的各项指标情况后,小康同学有些失落。爸爸妈妈看到他的情绪有些异常,了解情况后,告诉他心急吃不了热豆腐,运动是需要长期坚持,减肥不是一蹴而就的事情,需要循序渐进。听完爸爸妈妈的劝导,小康同学的情绪才有所好转。他重新恢复了之前在智能手表上设置的各项适合自己的锻炼任务,并开始按照计划坚持每天有规律的运动。

小康同学就这样坚持了一个暑期,快要开学了,他发现自己的体重有所下降,BMI 指标也降到 $26kg/m^2$,等级显示为超重,比肥胖等级略降一级。虽然没能在暑期完全恢复到正常值范围,但是小康同学还是对自己能坚持锻炼感到满意,特别是对智能手表给他的带来的帮助感到欣慰。在小康同学的推荐下,班里许多同学也开始使用智能手表等移动健康监测设备或软件来监测自己的健康数据,以此改变自己的健康行为。

回顾小康同学的案例,不难发现:智能手表在小康同学的运动过程中,不仅第一时间向他推送各种量身定制的健康知识,同时也以量化和图表形式及时传递个人健康数据,这些都在影响着小康同学的态度和行为;通过智能手表的提醒和督促,小康同学保持了完成运动任务的良好习惯。这个案例充分体现了借助智能手表等健康设备或软件,能改变人们的知识、态度和行为,最终实现健康传播对自我健康的影响。

 【案例3】 面对疫苗接种犹豫,我们应该如何打赢疫苗接种"保卫战"?

疫苗接种是当今世界公认的最成功、最具成本效益的公共卫生干预措施,为改善全球健康做出了巨大的贡献。目前人类已经成功消除天花,大幅降低了白喉、百日咳等传染病的发病率。据 WHO 估计,接种疫苗可避免全世界每年 200 万 ~300 万人的死亡。

尽管疫苗是目前公认的改善全球健康状况的有效手段,但在世界许多地区,人们对于疫苗的争议和反对从未停止,反疫苗组织也通过互联网不断进行反疫苗活动,这些已经导致人们对于疫苗的广泛关注和担忧,严重影响公众对疫苗的信心,甚至产生了疫苗接种犹豫,导致疫苗接种率下降。

2019 年,WHO 已经将疫苗接种犹豫列为全球十大健康威胁之一。疫苗接种犹豫指的是在疫苗接种服务可及的情况下拒绝或延迟接种疫苗。疫苗接种犹豫会导致疫苗接种率下降,使长久以来形成的群体免疫遭到破坏,严重者会造成麻疹等疫苗可预防疾病的暴发和流行,对国家免疫规划,甚至全球疾病负担都会带来严重后果,所以各国对此都非常重视。

王大爷今年 63 岁了,爱学习,非常注重健康和养生,平时经常看报纸、新闻联播和健康养生节目,社区医务工作者定期举行的健康科普讲座他也一次不落下,每次都积极参与,还认真记笔记。平时,他还喜欢和社区的大爷、大妈一起聊天,谈论新闻,互相分享最近了解到的健康知识,是小区里的百事通。今年上半年王大爷的儿媳妇生了个大胖小子,王大爷和老伴儿对这个小孙子明明十分疼爱,一家人整天围着明明转,什么都希望给小孙子提供最好的。马上要给几个月的小孙子接种第三剂脊髓灰质炎疫苗了,可一家人却对明明是否需要再次接种脊髓灰质炎疫苗这件事情产生了分歧。

王大爷认为就应该听从医生的要求,按照国家的免疫规划执行,该打的疫苗就及时去接种,既保护自己不受感染,也避免增加他人受感染的风险。王大爷总是说:"我们小时候哪有这条件,以前因为家里穷看不起病的家庭太多了,多少小孩很早就病死了。现在发明了疫苗,很多以前的不治之症现在靠疫苗就可以避免了,而且现在国家推行免疫规划,很多疫苗都不用自费。这要是搁我们那个年代,那能救活多少人呀! 所以这疫苗一定要能打就打。"

但是明明的爸爸妈妈,都是 30 岁出头的年轻人,经常接触互联网,平时有啥问题,都喜欢上网搜索,看看广大网友的经历和建议,再做出自己的决定。最近几年国外出现了不少疫苗安全事故,比如有报道英国、美国的麻疹疫苗存在安全隐患的问题。每一个疫苗安全事件都曾在网上闹得沸沸扬扬。不少人看了之后确实对疫苗的品质和安全性产生了怀疑,不少家长很长一段时间内都产生了疫苗接种犹豫。明明的爸爸妈妈就是这种情况。而且小两口觉得明明已经接种过前两个剂次了,已经产生了一定的免疫能力,况且国内目前已经基本没有脊髓灰质炎病例,受感染的风险非常小,所以接种两个剂次就可以了。他们不主张继续给明明接种第三针脊髓灰质炎疫苗。

但是王大爷对自己的小孙子疼爱有加,而且听过很多医生的讲座,认识到接种疫苗的重要性,所以他觉得对孩子的健康马虎不得,必须重视。为了扭转小两口的观点,王大爷专门带着儿子、儿媳妇去当地的三甲医院,咨询了儿科医生。儿科医生专门给他们详细讲解了接种疫苗的好处和必要性,以及为什么一定要按照免疫规划的要求每一剂次都及时接种。除此之外,针对小两口对疫苗安全性的质疑,医生也给了他们正确的指导。经过医生的现场开导后,小两口对接种疫苗这件事有了更加深刻的理解,也大大消除了对疫苗安全性的质疑。最后,小两口带着明明按时去接种了疫苗,还不断地与家长朋友们分享最新学到的疫苗接种知识,呼吁大家一定要及时给自己的孩子接种疫苗。

面对越来越多的家长出现疫苗接种犹豫,应该如何行动才能打好疫苗"保卫战"呢?

其实,可以从我国麻疹防治的过程中寻找一些经验。在我国运用麻疹疫苗控制麻疹流行的实践中,健康传播贯穿了整个过程,并影响着防治麻疹的结果。面对麻疹危害,我国不同地区的卫生部门积极地与主流权威媒体合作,对公众进行健康宣传和教育,强调疫苗的安全性以及接种麻疹疫苗的重要性。在免疫启动前专门邀请专家学者对公众进行答疑解惑,并且当谣言出现的时候,政府及时发挥主流媒体的权威性进行辟谣,努力将麻疹疫情扼杀在摇篮中,取得了显著的成效。

因此,在当今快速发展的互联网时代,更要注重健康传播在疫苗免疫防治工作中的潜力。将政府、卫生工作机构、医务工作者、新闻媒体工作者、社区工作者和普通民众紧密结合起来,充分利用如今的互联网平台和各种科技手段,加大宣传力度,提高民众和政府、专家的互动效率,提高民众对疫苗接种的认识,加大疫苗研发、制作、运输、投入使用各个阶段的透明度,击破疫苗接种谣言。同时,发生疫苗事故之后,政府要及时调查并澄清,加大对不良厂家的惩罚力度,让民众放心,增强民众对疫苗的信心,逐步消除疫苗接种犹豫。

目前我国为促进疫苗接种采取的措施主要有:推广疫苗接种 APP 的使用,实现疫苗接种数字化服务和网络监测,推行家庭医生服务模式,研发推广疫苗接种车,鼓励提倡医务人员深入基层走访督查,广泛宣传动员,通过微信公众号、LED 屏幕、流动宣传车、海报等载体方式,加大疫苗接种方面的宣传力度,让所有群众知晓疫苗接种的相关知识,呼吁大家主动预约、积极配合,共筑防疫堡垒!

 【案例 4】　关注健康信息,让我们成为新媒体时代健康传播的受益人和参与者。

随着互联网时代的到来,各种各样的信息都会被各种传播媒介推送到你的眼前;电视、报纸、微博、微信朋友圈、小程序、短视频等各种类型的新闻媒介,铺天盖地的信息向你袭来! 你是否在众多信息中找到了自己想要的有用的信息,这些信息又是否真正地帮到了你呢?

小丽是某大学一名大二学生,性格沉稳安静,不太爱运动,平时除了学习,就是宅在宿舍。尤其是在疫情期间,学校改为线上授课,她和同学们都在宿舍上网课。一个宿舍 6 个人,几乎整天都待在宿舍里上课、娱乐、吃饭、睡觉。每天都是如此,持续了将近一个月。

因为每天长时间在宿舍,作息不规律,再加上缺乏体育锻炼,小丽和室友抱怨自己出现了脖子酸痛、腰疼等症状,有两个室友听了也应和自己浑身难受、不想学习。平时自律、爱运动、学习的宿舍长小雨听了大家的情况,便提议大家调整心态,和她一起制订学习和运动计划,互相监督,规律作息,健康地生活。

作为一名学生,大家其实都不想一直浑浑噩噩下去,更不想荒废学业,所以大家一听小雨的建议都纷纷赞同。经商讨大家一致决定,下载运动软件,锻炼起来。同学们还把自己在社交媒体中看到的各种优质推文和学习视频等发送到群里,大家一起互相学习。说干就干,同学们很快就讨论并制定了各项学习、运动、饮食和休息的计划,为了防止有人掉队,大家一致同意,每天必须进行学习和运动打卡。

经过一个星期的打卡,虽然很累,但是大家都咬牙坚持下来了,精神状态也好多了。隔壁的同学了解情况后也纷纷加入了他们。但是有些同学因为长时间缺乏锻炼,一不小心就伤到了自己。这个时候,平时经常关注"某某医生"社交媒体账号的小美了解情况后,临危不乱,根据学到的内容对受伤同学进行了妥善的预处理,并及时将同学送去就医,没有让受伤的同学受到二次伤害。事后,同学们都纷纷向小美学习请教。小美向大家介绍了发布内容简短有趣、专业性强、可信性强的"某某医生",同学们听后都关注学习了起来。

因为现在的大数据会根据人们的浏览爱好,锁定用户的兴趣偏好,并将相似的内容不断地推送给用户。所以小丽她们在疫情期间,看了很多优质推文,也听了很多场健康宣讲网络研讨会,不仅学会了如何管理自己,健康地作息、学习、运动锻炼,而且也学习到了大量其他方面的健康知识充实了自己。比如,少吃含有反式脂肪酸的食物,饮食要清淡、营养均衡,生活中常见疾病怎么预防,等等。她们不仅自己了解学习,还积极转发朋友圈,发到家庭微信群,每次和家里打电话都记得提醒爸爸妈妈做菜少放盐和油,定期去进行体验,没事多出去遛遛弯,锻炼锻炼身体,预防慢性疾病的发生。

时光飞逝,一学期很快就结束了,好多和小丽他们一起打卡的同学看着都神采奕奕,自信了不少。不少同学都感叹这段时间虽然很累,但每天都很充实,以后也要坚持养成好习惯,每天好心情,拥有健康的身体!并且用新媒体的方式将自己的生活和学习,记录并传播给更多的人,让更多的人更加健康的生活!

如今,我们正处于信息大爆炸时代,各种类型的新媒体都在进行各个方面的信息传播,传播速度快、范围广,只要是想要了解、想要学习的东西,互联网上基本都能搜索到相关内容。当然各种内容的质量参差不齐,这就需要有所选择,屏蔽掉虚假无用的信息,选择真实可行的方法,帮助自己更加自律、健康、从容地生活。同时,积极参与健康传播,把真实有用的内容转发、扩散,帮助其他有需要的人。

第九章　个体行为与健康

第一节　健康行为概述

一、人类行为

行为（behavior）是人类活动的总称，是人对环境的反应，是心理活动的外显形式。长期以来，人类面临的诸多健康问题，包括生理健康问题和心理健康问题，都和人类的行为息息相关；导致人类死亡的常见原因中（例如心脑血管疾病、癌症、道路交通伤害等），有很大一部分都归因于个人行为。WHO 研究发现，在所有的健康决定因素中，个体行为因素占比高达 60%。公共卫生干预措施和医疗健康服务往往最终都会落脚到人的行为上。如何改变人们的不良行为、促进有益健康的行为，是公共卫生与健康的重要研究范畴。

二、健康行为

（一）什么是健康行为

健康行为（health behavior），也称健康相关行为（health-related behavior），有多种定义的方式。Conner 和 Norman（2005）将其定义为"为了预防疾病、发现疾病、促进健康和福祉而采取的活动"。Gochman（1997）将其定义为"与保持健康、恢复健康和改善健康相关的行为模式、行动和习惯"。健康行为具体包括对医疗服务的利用（例如因病就诊、接种疫苗、疾病筛查）、对医疗方案的依从（例如坚持服药、控制饮食、定期随访）和日常生活习惯（例如吸烟、饮酒、运动、饮食）等。

（二）健康行为分类

健康行为可以分为健康损害行为（health-impairing behavior）和健康增益/有利行为（health-enhancing/beneficial behavior）。健康损害行为是指可能对健康产生有害影响、增加生理或心理疾病风险的行为，例如吸烟、过量饮酒、高盐高脂饮食、久坐等。健康增益/有利行为是指给健康带来益处的行为，能保护个体免受生理或心理疾病的影响，或帮助个体及时发现潜在的健康问题，或控制疾病的进展，例如身体活动和锻炼、摄入足量的蔬菜和水果、勤洗手、发生性行为时使用安全套、接种疫苗、呼吸道传染病流行期间戴口罩、定期参加健康体检、坚持按时服药等。

第二节　行为对健康的影响

个体行为可以通过三种途径对自身的躯体健康和心理健康产生影响：直接导致人体产生生物学变化、通过传递健康风险或阻断健康风险、通过促进疾病的及时发现和及时治疗。吸烟、饮酒、不良饮食习惯、对初级保健服务利用不足以及缺乏疾病筛查等都是个体健康状况不佳的重要决定因素，改变这些行为可以改善个体及人群的健康状况。此外，个体的生理和心理健康还可能受到他人行为的影响。例如他人在公共场所吸烟导致个体二手烟暴露（即被动吸烟），个体遭受他人歧视或霸凌，醉驾导致道路交通伤害等。

早期的健康行为研究确定了七种有益健康的生活方式，分别是不吸烟、适度饮酒、每晚睡眠时长7~8 小时、定期锻炼、保持理想的体重、不吃零食和定期吃早餐（Belloc and Breslow，1972）。这些健康行为可以有效降低疾病发病率、延缓疾病发展、提高疾病存活率、延长健康寿命并提高个体生命质量。目前，西方国家普遍推荐的健康行为包括增加水果和蔬菜的摄入、减少膳食脂肪摄入、增加身体活动以及减少烟草、酒精和毒品使用。"健康中国 2030"倡导的健康生活行为包括合理膳食、戒烟限酒、适量运动、避免不安全性行为和毒品使用。以上行为对于促进健康和预防疾病至关重要。

一、吸烟与健康

（一）吸烟的危害

吸烟是与不良健康结局关联最为密切的健康相关行为。烟草流行是人类迄今面临的最大公共卫生威胁之一。烟草所产生的烟雾中包含有害物质 3 000 余种，主要是尼古丁（烟碱）、烟焦油、一氧化碳、氢氰酸、氨及芳香化合物等。吸烟和被动吸烟是导致多种疾病的危险因素，目前已成为全球前 8 位死因中除了 HIV/AIDS 和腹泻外，其他 6 种疾病的主要危险因素（包括缺血性心脏病、脑血管疾病、下呼吸道感染、慢性阻塞性肺疾病、结核病、气管/支气管肺癌）。根据 WHO 数据，烟草每年使全球 800 多万人失去生命，其中有 700 多万人死于直接使用烟草，有约 120 万人死于接触二手烟雾。在全球 13 亿烟草使用者中，80% 以上生活在低收入和中等收入国家；烟草使用将家庭支出从食物和住所等基本需求转移到烟草上，从而加剧贫困。

所有类型和所有剂量的烟草使用都有害无利。烟草几乎可以损害人体的所有器官，吸烟导致的主要疾病如下。

1. 癌症　肺癌、口腔癌、喉癌、食管癌、胃癌、胰腺癌、膀胱癌、肾癌、肝癌、白血病，以及女性宫颈癌、乳腺癌等；其中 90% 以上的肺癌因吸烟引起，吸烟者肺癌发病率是不吸烟者的 18 倍。

2. 慢性阻塞性肺疾病　吸烟者极易患慢性支气管炎、哮喘、肺气肿，最后导致慢性阻塞性肺疾病、肺心病；吸烟者中患慢性阻塞性肺疾病的比例比不吸烟者高 3~5 倍。

3. 心血管病　吸烟可导致高血压、高胆固醇血症、动脉硬化等疾病，可降低人体对心脏病先兆的感应能力，最终引发冠心病、心脏性猝死。吸烟可使冠心病的患病时间提前 10 年，发生心肌梗死的概率比不吸烟者高 3.6 倍，使冠心病介入治疗后死亡的风险平均增加 76%。

4. 脑血管病 我国吸烟者发生脑卒中的风险是不吸烟者的 2~3.5 倍,男性脑卒中患者中有 90% 以上是吸烟者。吸烟还会损伤脑细胞,损害记忆力,影响人的思考判断能力,甚至导致精神紊乱以及阿尔茨海默病。

5. 消化系统疾病 吸烟可引起消化性溃疡、胃炎和食管、结肠疾病,尤其会引起消化性溃疡复发。

6. 内分泌疾病 每日吸烟 20 支,可使糖尿病危险增加 1 倍;吸烟还可促发甲状腺疾病。

7. 口腔疾病 吸烟轻者导致口腔异味、黄牙,重者可引起唇癌、口腔癌、口腔白斑、白假丝酵母菌感染等。

8. 眼科疾病 吸烟可引起中毒性视神经病变、视觉适应性减退、黄斑变性、白内障等。

9. 生殖健康问题 吸烟会严重危害男性性功能,会减少精子的数量,影响精子的质量,造成男性不育症或胎儿畸形。吸烟可使女性容颜早衰,月经紊乱,痛经,雌激素低下,绝经期提前,骨质疏松,尿失禁。孕妇吸烟会严重影响胎儿发育的各个阶段,易引起自发性流产、早产、死产或异位妊娠;引起胎儿发育迟缓、先天畸形等。妊娠妇女吸烟,其婴儿出生体重平均减少 200g,低出生体重儿是不吸烟妇女的 2 倍。

10. 其他 吸烟还可引起血液病、骨质疏松等疾病。

（二）二手烟的危害

被动吸烟是指不吸烟者吸入吸烟者呼出的烟雾及卷烟燃烧产生的烟雾,也称为"非自愿吸烟"或吸"二手烟"。由于二手烟雾包含很多能够迅速刺激和伤害呼吸道黏膜的化合物,即便是短暂的接触,也会导致健康个体的上呼吸道损伤、血液黏稠度增加、血管内膜受损等严重后果。因此,被动吸烟同样可引起肺癌、慢性阻塞性肺疾病、心血管病、脑血管病以及其他恶性肿瘤等严重疾病,尤其可危害孕妇、婴儿和儿童的健康。有研究表明:与吸烟者共同生活的女性,患肺癌概率比常人高出 6 倍;20%~30% 的肺癌患者是由被动吸烟引起的。婴幼儿尤其易受被动吸烟的侵害,可引起婴儿猝死综合征、肺功能低下、支气管炎、肺炎和哮喘等。在家中或工作场所的被动吸烟者,发生心脏病的风险增加 25%~30%,发生肺部疾病风险增加 20%~30%。

科学证据表明,目前的空气净化装置只能除去大的烟尘颗粒,不能清除微小颗粒,更不能清除二手烟中的各种有毒气体。一旦卷烟烟雾形成,很难加以清除,被动吸烟者不可避免地会吸入烟雾。在公共场所或室内设吸烟区,将吸烟者和非吸烟者分开,不能防止"二手烟"危害。美国通风问题权威机构（美国采暖 - 通风 - 空调工程师学会）已经做出结论,不能依靠通风技术来控制接触二手烟雾的健康风险。因此将吸烟者和非吸烟者分开、使用净化空气装置或通风设备等,都不能够消除二手烟雾对非吸烟者的危害。吸烟区设立在同一建筑内,通风、空调系统的正常运行,会把二手烟雾传送到整个建筑物中的每个角落。

（三）三手烟的危害

与二手烟一样,三手烟也是一种被动的吸烟方式,是目前危害最广泛、最严重的室内空气污染。三手烟是指烟民"吞云吐雾"后,残留在衣服、墙壁、地毯、家具甚至头发和皮肤等表面的尼古丁以及其他烟草残留物。这些残留物不仅可以通过空气传播,还能进入建筑物的通风系统。在家吸烟的同时,家中各处其实也会黏附和沉淀烟雾残留物,并再次释放和传播。日常生活中,如果此前接触过烟草烟雾的人,进入严格禁止室内吸烟的无烟区时,这些人就是三手烟污染物的重要携带者。因此,仅仅是自己不吸烟,也没有接触二手烟,仍然会在不知不觉中受到烟草中有害物质的不利影响。三手烟污染持续时间比一手烟和二手烟更长,甚至几个月都不消失,会通过呼吸道、消化道吸收及皮肤接触等方式危害人类。研究指出,三手烟更容易被皮肤吸收,婴幼儿和儿童皮肤细嫩,又喜欢摸家中的物品,还会经常将手放入口中,这些行为都可能使孩子接触或摄入三手烟的毒素。

（四）电子烟有害健康

电子尼古丁传送系统和电子非尼古丁传送系统（通常称为电子烟）是通过加热烟液产生雾气和可吸入气溶胶,进而供使用者吸用的装置。这些装置可能含有也可能不含尼古丁。这里仅讨论含尼古丁的电子烟。有充分证据表明电子烟危害人体健康,烟液中的低分子醛酮类化合物（例如,甲醛、乙醛）是对呼吸系统有强烈刺激作用的致癌物质。此外,电子烟加热溶液所产生的二手气溶胶（例如,重金属元素、羰基化合物）能够长时间附着于物体表面,威胁儿童等非吸烟者的健康。已有研究表明,使用电子烟会增加心血管疾病和肺部疾病的发病风险,影响胎儿发育,并造成长期不良后果。使用电子烟可能会导致人们更容易使用卷烟,特别是在青少年群体中尤为突出。青少年时期正处于神经生理发育的关键时期,使用电子烟会影响其大脑和神经系统的正常发育。因此,电子烟不是烟草的替代品,其本身就具有多种危害。WHO 对电子烟的观点是,电子烟用于戒烟的疗效及安全性尚未确定,而且在戒烟治疗方面不推荐使用电子烟,只有完全戒除尼古丁,人体才能够最大程度地获益。

二、饮酒与健康

（一）什么是有害饮酒

在许多社会中,饮酒都是根深蒂固的社会习俗。WHO 引入了"有害饮酒"（harmful use of alcohol）的概念,目的是明确公共卫生干预措施的范围和目标。"有害"一词仅指饮酒的公共卫生影响,并不以任何形式损害宗教信仰和文化规范。有害饮酒的概念既包括可能给饮酒者、饮酒者身边的人以及整个社会造成有害健康和社会后果的饮酒行为,也包括可能使有害健康后果风险增加的饮酒模式。根据美国疾病预防控制中心定义,过量饮酒（excessive alcohol use）包括豪饮（即 2 小时内,男性喝 5 标准杯或以上,女性喝 4 标准杯或以上;1 标准杯约含 14g 纯酒精）、重度饮酒（指男性每周喝 15 标准杯或以上,女性每周喝 8 标准杯及以上）、20 岁及以下青少年饮酒和孕妇饮酒。豪饮和重度饮酒会增加罹患饮酒障碍（alcohol use disorder）的风险。《中国居民膳食指南（2022）》建议成人如果饮酒,一天饮用的酒精量不超过 15g。儿童青少年、孕妇、乳母以及慢性病患者不应饮酒。

（二）饮酒的危害

有害饮酒可在社会中造成沉重的疾病、社会和经济负担。WHO《2018 年全球饮酒与健康状况报告》显示,有害饮酒是 200 多种疾病和损伤的影响因素。2016 年有 300 多万人因有害饮酒而死亡,占死亡总数的 5.3%,这些死亡中四分之三以上为男性。总体而言,由饮酒导致的全球疾病和损伤负担比例为 5.1%。有害饮酒与一系列精神和行为障碍、非传染性疾病及损伤（例如心脑血管疾病、消化道疾病、肝硬化、代谢障碍、癌症等）、结核病和艾滋病等传染病的发生相关。在所有可归因于饮酒的死亡中,28% 是因伤害所致,例如交通事故、自我伤害和人际暴力等;21% 源自消化功能紊乱;19% 源自心血管疾病,其余则由传染病、癌症、精神障碍和其他病症所导致。有害饮酒还对其他人造成伤害,比如家庭成员、朋友、同事和陌生人。因为由饮酒引起的疾病负担在很大程度上缘于无意及有意损伤,包括因交通事故、暴力和自杀造成的损伤。饮酒在生命相对较早的时期就会导致死亡和残疾,在 20~39 岁的所有死亡者中约有 13.5% 因饮酒导致。

（三）适度饮酒还是不饮酒

最新研究表明,任何水平的饮酒都存在着健康风险。2018 年《柳叶刀》公布了 195 个国家饮酒数据,该研究发现"饮酒没有安全剂量,喝一点也有害"。具体而言,即便适度饮酒对心血管系统能起到一定保护作用,但这些好处会被饮酒造成的健康危害(例如癌症)所抵消,因此任何水平的饮酒都会带来一定的健康风险。2021 年,国际癌症研究机构 Harriet Rumgay 等人在《柳叶刀·癌症》期刊报告,2020 年全球所有新发癌症病例中有 741 300 例(4.1%)可归因于饮酒;其中,适度饮酒(每天 <20g)贡献了 103 100 例,每天饮酒 10g 以下贡献了 41 300 例。此外,北京大学和牛津大学的研究者在《柳叶刀》发表研究称,遗传流行病学表明,适度饮酒对脑卒中的明显保护作用在很大程度上是非因果性的;随着饮酒均匀地增加,高血压及脑卒中风险不断增加。基于以上科学证据,越来越多的学者呼吁,应将适度饮酒的建议替换为低水平饮酒或不要饮酒,以表明在任何水平饮酒都存在着健康风险。

三、身体活动与健康

(一)身体活动的健康益处

身体活动(physical activity)是由骨骼肌肉产生的需要消耗能量的任何身体动作。身体活动是指所有运动,包括闲暇时间的活动,在不同地点之间的往返,以及工作中发生的身体动作,而不仅仅指体育锻炼。所有身体活动都有益,工作、运动、休闲、日常家务或交通(步行、骑自行车、轮滑等)都是身体活动的一部分。WHO 数据显示:2016 年,全球 18 岁及以上的成年人中,28% 身体活动不够(男性 23%,女性 32%),即不能达到每周至少 150 分钟中等强度或 75 分钟高等强度身体活动的全球建议;11~17 岁的青少年中,有 81% 身体活动不够(男性 85%,女性 78%),即不能达到每天至少 60 分钟中等强度到高等强度身体活动的建议。与身体活动充分者相比,身体活动不足者的死亡风险会增加 20%~30%。如果全球人口更加积极参加身体活动,每年可以避免 400 万~500 万人死亡。

WHO 在《关于身体活动和久坐行为指南》中明确提到,任何强度的身体活动都比没有好,多多益善;人人都可以从增加身体活动和减少久坐行为中受益,包括孕产妇以及慢性病患者或残疾人。身体活动对心脏、身体和精神都有好处:定期身体活动可以预防和帮助控制心脏病、2 型糖尿病和癌症,这些疾病导致了全球近四分之三的死亡;身体活动也可以减轻抑郁和焦虑症状,促进思维、学习和整体幸福感。65 岁及以上老年人应该增加强调平衡和协调的身体活动,以及肌肉强化,以帮助防止跌倒和改善健康。

(二)久坐行为的健康危害

由于使用机动交通工具出行和更多地使用屏幕进行工作、学习和娱乐,人们生活中久坐不动的时间变得越来越多。久坐行为(sedentary behavior)是指任何清醒状态下坐、倚、卧的行为,能量消耗小于等于 1.5 个代谢当量。代谢当量(metabolic equivalent, MET)是表示身体活动强度的生理指标,1MET 等于一个人静坐时消耗的能量。轻微强度身体活动是指 1.5~3MET 的身体活动;中等强度身体活动是指 3~6MET 的身体活动;高等强度身体活动是指大于等于 6MET 的身体活动。中等强度和高等强度的身体活动均可增进健康。

大多数办公室案头工作、开车和看电视都属于久坐行为;久坐的定义也适用于无法站立者,比如使用轮椅的人士。科学研究表明,久坐行为会造成不良健康结果。与每天久坐不动时间不超过 2 小时的人相比,每天久坐不动时间超过 6 小时的人患 12 种慢性病的风险增加 26.7%。对于儿童和青少年,久坐会增加肥胖症(体重增加),降低心脏代谢健康、健壮程度、行为能力 / 亲社会行为,缩短睡眠时间。对于成年人,久坐会增加全因病死率、心血管疾病病死率和癌症病死率,增加心血管疾病、癌症和 2 型糖尿病的发病。尽量减少久坐时间,积极锻炼身体,用中高强度的身体活动替代久坐行为,将对健康产生积极影响。

（三）身体活动指南

《中国人群身体活动指南（2021）》（表9-1）与WHO的指南一致,强调了四个总原则:①动则有益、多动更好、适度量力、贵在坚持。②减少静态行为,每天保持身体活跃状态。③身体活动达到推荐量。④安全地进行身体活动。

表 9-1 各年龄段群体的身体活动指南

各年龄段群体	身体活动指南
2 岁及以下儿童	①每天与看护人进行各种形式的互动式玩耍。 ②能独立行走的幼儿每天进行至少 180 分钟身体活动。 ③受限时间每次不超过 1 小时。 ④不建议看各种屏幕。
3~5 岁儿童	①每天进行至少 180 分钟身体活动,其中包括 60 分钟活力玩耍,鼓励多做户外活动。 ②每次静态行为不超过 1 小时。 ③每天视屏时间累计少于 1 小时。
6~17 岁儿童青少年	①每天进行至少 60 分钟中等强度到高强度的身体活动,且鼓励以户外活动为主。 ②每周至少 3 天肌肉力量练习和强健骨骼练习。 ③减少静态行为。每次静态行为持续不超过 1 小时;每天视屏时间累计少于 2 小时。
18~64 岁成年人	①每周进行 150~300 分钟中等强度或 75~150 分钟高等强度有氧活动,或等量的中等强度和高等强度有氧活动组合。 ②每周至少进行 2 天肌肉力量练习。 ③保持日常身体活动,并增加活动量。
65 岁及以上老年人	①成年人身体活动推荐同样适用于老年人。 ②坚持平衡能力、灵活性和柔韧性练习。 ③如身体不允许每周进行 150 分钟中等强度身体活动,应尽可能地增加各种力所能及的身体活动。

慢性病患者进行身体活动前应咨询医生,并在专业人员指导下进行。如身体允许,可参照同龄人群的身体活动推荐。如身体不允许,仍鼓励根据自身情况进行规律的身体活动。

四、睡眠与健康

（一）健康睡眠的必要性

就像需要饮食和呼吸一样,身体也需要睡眠。睡眠在保持身心健康的过程中扮演着关键角色。健康睡眠需要充足的睡眠时长、良好的睡眠质量和睡眠规律性,以及没有睡眠障碍或紊乱。健康的睡眠模式可以提高人们的学习能力、记忆力、创造力,改善情绪,还能增强免疫系统功能。

（二）睡眠问题的健康危害

据中国疾病预防控制中心的调查显示,我国有 4 亿多人受睡眠问题的困扰,近六成的儿童青少年睡眠不足。与睡眠相关的疾病有 80 多种。最新研究表明,长期睡眠不足会加大心脑血管疾病、抑郁症、糖尿病和肥胖的风险,并损害认知功能、记忆力和免疫系统。在睡眠中,身体分泌激素,帮助控制食欲、能量代谢和血糖。睡眠太少会破坏这些激素平衡,例如,睡眠不足会导致皮质醇分泌增加,皮质醇通常被称为"压力激素"。睡眠不佳还与饭后胰岛素分泌增加有关,而高水平的胰岛素是糖尿病的危险因素。此外,长期睡眠问题还会导致抑郁、焦虑等精神问题。

(三)如何保障健康睡眠

确保每天晚上有足够的睡眠时间,有相对不间断的睡眠,并保持规律的睡眠节律,便能够从睡眠中收获健康益处。《健康中国行动(2019—2030年)》指出,成年人每天应保持7~8小时睡眠,同时应规律作息,积极调适心理,有了睡眠问题及时就医。保障健康睡眠的建议包括:①每天晚上在同一时间睡觉,每天早上在同一时间起床,周末也不例外。②确保卧室安静,黑暗,放松,温度舒适。③把电视、电脑、电话等电子设备从卧室移走。④睡前避免进食过多、摄入咖啡因和饮酒。不使用烟草。⑤适量的体育锻炼可以帮助人们在晚上更容易入睡。

五、性行为与健康

(一)性行为对健康的影响

性行为(sexual behavior)关系到人类的生殖繁衍,因其对于性病、艾滋病等疾病的影响而被认为是健康相关行为。导致性传播疾病感染的性行为主要包括无保护的阴道性交、肛交和口交。目前,已知有30多种不同的细菌、病毒和寄生虫可以通过性行为传播。有8种病原体的主要感染途径是性传播,其中有4种疾病目前可以治愈:梅毒(syphilis)、淋病(gonorrhea)、衣原体感染(chlamydia infection)和滴虫病(trichomoniasis);另外4种病原体的感染无法治愈:乙型肝炎病毒(HBV)、人类免疫缺陷病毒(HIV)、单纯疱疹病毒(HSV)和人乳头瘤病毒(HPV)。

据WHO估计,2020年全球有约150万人新感染HIV,其中绝大多数通过性传播途径感染;约有1.29亿人新感染衣原体、8 200万人新感染淋病、710万人新感染梅毒和1.56亿人新感染滴虫病。2016年,估计有超过4.9亿人感染了生殖器疱疹病毒,估计有3亿妇女感染人乳头瘤病毒,估计有2.96亿人患有慢性乙型肝炎。除感染本身造成的直接影响外,性传播感染还可能引发严重的后果。例如,人乳头瘤病毒感染可导致宫颈癌,宫颈癌是全球女性中第四大常见癌症。据估计,2018年全球有57万新增宫颈癌病例,有31.1万人死于宫颈癌。乙型肝炎可导致肝硬化和肝细胞癌;2019年,约82万人死于乙型肝炎引发的疾病。此外,淋病和衣原体感染等性病是女性盆腔炎和不孕症的主要原因。

(二)什么是高危性行为

高危性行为主要指无保护(即未正确使用安全套)的性行为(肛交或阴道性交),也可广泛指多人同时发生性行为、临时性行为、使用精神活性物质(例如酒精、毒品)后发生性行为等容易导致无保护性行为发生的行为。性行为中的不同角色感染疾病的概率不同,以艾滋病为例,见表9-2。

表 9-2　不同性行为类型一次行为感染 HIV 的概率

性行为类型	一次行为感染 HIV 的概率 /%
不使用安全套的阴道性交,女方传染男方	0.04
不使用安全套的阴道性交,男方传染女方	0.08
不使用安全套的肛交,插入方传染接受方	1.38
不使用安全套的肛交,接受方传染插入方	0.11

（三）正确使用安全套

安全套不仅可以用于避孕,也是预防性病、艾滋病的重要手段。但只有当在性行为过程中正确使用安全套,才能达到以上效果。正确使用安全套需要注意以下几点。

1. 使用前应特别留意安全套的出厂日期和有效期,确保安全套不过期;要将安全套前端的小囊捏瘪,排出空气。

2. 每一次性行为都要使用新的安全套,不重复使用。

3. 全程都要使用安全套,即在阴茎接触阴道、肛门或口腔之前,就要戴上安全套。

4. 良好的润滑对防止安全套破裂很重要,但只能使用水性的润滑剂,油性润滑剂容易造成安全套破裂。

5. 射精后应立即抽出,注意安全套有无破损;如有破损,应考虑去相关医疗机构进行咨询检测。

六、疾病筛查与健康

（一）疾病筛查的意义

疾病筛查(disease screening)包括常规体检和出现不适症状后及时就诊检查。为保护自己的健康,人们可以通过参加各种疾病筛查项目,尽可能在疾病早期或无症状阶段发现疾病,从而及时治疗,提高治疗效果、生存率和生存质量,实现早诊断、早发现、早预防、早治疗。目前,多个国家已经针对多类疾病建立了筛查计划,包括各种癌症(例如宫颈癌、乳腺癌、结直肠癌)、高血压、糖尿病、贫血、支气管炎等。

以宫颈癌为例,宫颈癌是全球女性第四常见癌症,2020年约有60.4万新发病例,34.2万例死亡,约90%的新发病例和死亡发生在低收入和中等收入国家。宫颈癌筛查是指对没有症状且可能感觉自己很健康的妇女进行人乳头瘤病毒(HPV)感染检测,以发现癌前病变和癌症,并随后进行适当治疗。如果筛查发现人乳头瘤病毒感染或癌前病变,则很容易为其提供治疗并避免癌症。同时,筛查还可以发现早期癌症,早期癌症治愈的可能性较高。科学研究表明,如果女性每3年进行一次筛查,宫颈癌病死率可降低70%~95%。

当前,世界上最常见的癌症是乳腺癌。2020年,WHO国际癌症研究机构(IARC)发布了全球最新癌症负担数据,该数据显示,全球有230万名女性被诊断患有乳腺癌,占所有新增癌症患者的11.7%,首次正式取代肺癌(220万),成为全球女性第一大癌症,且当年有68.5万人死于乳腺癌。乳腺癌是已被明确的可治愈癌症,尤其当早发现时,其治疗非常有效。《中国女性乳腺癌筛查与早诊早治指南(2021)》显示,对于一般风险人群,推荐从45岁开始、每1~2年进行乳腺癌筛查,可有效降低乳腺癌病死率和晚期乳腺癌发病率。WHO制定了全球乳腺癌倡议(GBCI)目标,旨在将全球乳腺癌病死率每年下降2.5%。实现这一目标的三大支柱是:早发现、及时诊断和全面的乳腺癌管理。

（二）双丝带行动

我国"双丝带行动"起源于2009年,特指女性乳腺癌和宫颈癌的"两癌"筛查项目。2009年7月7日,全国妇联、卫生部共同启动了全国农村妇女"两癌"检查项目,旨在通过三年试点,采取宣传、健康教育和检查等方式,对项目试点地区的18~65岁农村妇女实施"两癌"免费筛查项目。同时在北京开展"双丝带行动"活动,重点为在京务工的外地女性提供"两癌"免费检查服务。自2009年起,"两癌"筛查得到了国家的高度重视,被写入政府工作报告,成为我国医药卫生体制改革中的重大公共卫生服务项目。2022 年,国家卫生健康委员会发布《宫颈癌筛查工作方案》和《乳腺癌筛查工作方案》,指出要坚持预防为主、防治结合、综合施策,以农村妇女、城镇低保妇女为重点,为适龄妇女提供宫颈癌、乳腺癌筛查服务,促进疾病早诊早治,提高妇女健康水平。其中,筛查对象由农村适龄妇女扩大为城乡适龄妇女,优先保障农村妇女、城镇低保妇女。工作方案中提出,到 2025 年底,要实现适龄妇女宫颈癌筛查率达到 50% 以上,宫颈癌筛查早诊率达到 90% 以上;乳腺癌筛查率不断提高,乳腺癌筛查早诊率达到 70% 以上。

第三节 健康行为干预

一、行为是可以改变的

人的行为是可以改变的。通过了解个体为什么会执行 / 不执行健康相关行为,即行为的影响因素,可以制定行为干预(behavioral intervention)措施,达到促进健康的目的。健康行为的影响因素有多个水平维度,可以通过健康行为生态学模型(ecological models of health behavior)来概括,例如可分为政策环境因素、社会文化因素、群体组织因素、个体心理认知因素,如图 9-1 所示。由于不同水平间的因素可以相互影响,因此多水平融合的行为干预措施能够最有效地改变人的行为。

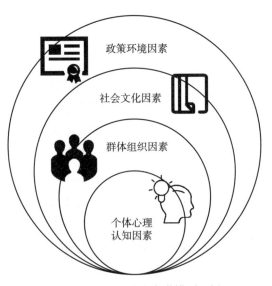

图 9-1 健康行为生态学模型示例

二、健康行为的影响因素

(一)政策环境因素

人们的健康相关行为往往会受到政策环境因素的影响,包括国家和地方的法律法规,全球和国家的健康战略行动计划、各类疾病控制和健康促进的策略措施等。以控烟为例,可以通过出台无烟法规,有效减少公共场所吸烟的行为,减少二手烟暴露;可以通过提高烟税、强制烟盒包装上显示烟草危害警示图片,以减少吸烟行为。《“健康中国 2030”规划纲要》提到:“全面推进控烟履约,加大控烟力度,运用价格、税收、法律等手段提高控烟成效。深入开展控烟宣传教育。积极推进无烟环境建设,强化公共场所控烟监督执法。推进公共场所禁烟工作,逐步实现室内公共场所全面禁烟。”再例如,促进身体活动水平,可通过建设公共健身设施的方式,促进群众的锻炼行为。《“健康中国 2030”规划纲要》中提到:“统筹建设全民健身公共设施,加强健身步道、骑行道、全民健身中心、体育公园、社区多功能运动场等场地设施建设。推进公共体育设施免费或低收费开放,确保公共体育场地设施和符合开放条件的企事业单位体育场地设施全部向社会开放。加强全民健身组织网络建设,扶持和引导基层体育社会组织发展。”

（二）社会文化因素

社会文化观念也深刻影响着人们的健康行为。文化反映在群体的价值观、信仰、规范、行为、沟通和社会角色中，并且能够在代际间传递。社会文化能够直接或间接地影响人们的健康行为，健康行为干预措施也需要考虑文化的适宜性。例如，2007 年美国疾病控制与预防中心数据显示，美国亚裔妇女接受乳腺钼靶（X 线）检查、宫颈癌筛查以及遵守癌症筛查指南的比例是美国所有族裔中最低的。亚裔群体的文化观念可能是造成该差异的原因之一，该群体可能更倾向于接受生命的自然秩序，而不愿意主动采取干预措施。在设计健康行为干预项目时，文化适宜性（cultural appropriateness）是一项重要的考量因素。在我国一项关于"过年送礼不送烟，送烟等于送危害"的媒体宣传项目中，一则根据恐惧诉求理论（fear appeal theory）制作的视频脚本在前期筛选测试中获得了巨大争议。一方面，该脚本在促使人们改变送烟行为这一指标上的评分最高，因为视频中大量显示吸烟危害的真实图片以及"敲警钟"式的背景音乐，能够唤起人们的危机意识和紧张心理。另一方面，它在文化适宜性这一指标上的评分最低，大部分参与测试的大众人群表示该视频并不适合在喜庆祥和的春节期间播放，可能会造成反效果。最终，考虑到文化因素，这一视频脚本并没有被采纳。

（三）群体组织因素

人们的健康行为受到所在群体组织的影响，包括居住的家庭环境、社区环境、工作和学习环境，以及个体参与的各种正式和非正式的组织环境。以高血压、糖尿病等慢病管理为例，倡导健康的饮食和生活方式能够有效地预防和控制慢性病的发生发展。例如，上海市爱国卫生运动委员会自2007 年开始在全市所有社区大规模推广"市民健康自我管理小组"，通过标准化的健康科普教育提高上海市民慢性病防控意识和健康管理技能。小组组员可以成为社区科普健康教育的志愿者，将亲身的经历分享给社区里的其他居民，从而让科普受众的外延覆盖了小组所在社区的绝大多数居民，提升社区的凝聚力和整体的健康素养。再以儿童营养与健康促进为例，调动学校和家庭在学生健康教育中的作用，学校可以在课堂上通过科普知识的讲授增加学生健康知识，家庭可以在营养膳食供应、无烟家庭营造、亲子运动等方面，让儿童随时随地都处于健康环境中，从而引导学生形成健康的行为和生活方式，塑造学生健康的生活习惯。

（四）个体心理认知因素

个体的心理和认知因素同样会影响其健康行为，包括其精神心理健康状况（如压力、焦虑、抑郁、孤独感、社会支持状况）、认知能力、价值观念、健康知识、健康素养等。例如，英国老龄化纵向研究（English longitudinal study of ageing, ELSA）发现，相比于非社会孤立的老年人，社会孤立的老年人参与中高强度身体活动的次数更少，同时，孤独感越强的老年人在随访过程中戒烟的可能性越小。再例如，中国教育追踪调查（China education panel survey）考察了青少年健康危险行为与其认知能力的关系，结果发现，青少年的认知能力越低，健康危险行为风险越大。

三、重要行为干预方法

（一）基于健康信念模型的疾病筛查行为干预

1. 理论模型简介　健康信念模型（health belief model, HBM）最初创立于 19 世纪 50 年代，由服务于美国公共卫生机构的社会心理学家 Hochbaum 等人提出，用于解释人们在采取预防、筛查和控制疾病状况等健康相关行动上的可能性。健康信念模型认为个体采取的具体行动是由对潜在行动方案的评价决定的。这种行为评价依赖于个体对健康行为的益处或效果的信念,以及感知到的行动成本或障碍。如果个人认为自己易受某种疾病的影响,相信这种疾病会有潜在的严重后果,相信可以采取的行动将有助于降低他们对这种疾病的易感性或减轻这种疾病的严重程度,并且相信采取行动的预期收益大于行动的障碍(或成本),他们很可能采取认为会降低风险的行动。HBM 的要素如图 9-2 所示,理论模型要点包括以下几方面。

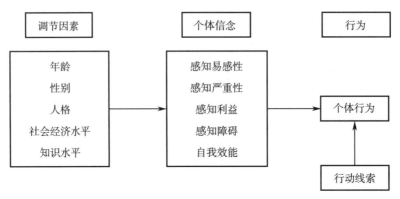

图 9-2　健康信念模型

(1)感知易感性(perceived susceptibility):即个体对自身患病可能性的信念。例如,"母亲和姐姐得了乳腺癌,我会不会也得上?"这种信念越强,个体采取乳腺癌筛查的行动可能性就越大。

(2)感知严重性(perceived severity):即个体对不接受治疗的后果(如死亡、残疾)和社会后果(如工作关系、家庭关系)严重程度的预期。

(3)感知利益(perceived benefits):即个体对采取某一健康行动对减少患病风险的有效性和益处的信念。即便个体感知到自己对高危疾病的易感性较高,是否会积极采取行动也会受到感知到的行动益处的影响。例如,"戒烟会节省经济开支""定期接受乳腺癌筛查会让家庭成员更加安心"。

(4)感知障碍(perceived barriers):即某种健康行动的负面因素可能会成为个体行动的阻碍。这是一种无意识的成本效益分析。例如,"虽然宫颈癌疫苗可能会对我的健康有益处,但是疫苗接种很贵,而且还可能存在无法预知的副作用"。

(5)行动线索(cues to action):即实现行为改变的触发因素。行动线索包括各种触发个体采取行动的因素,通常分为内部因素(如躯体症状)或外部因素(如大众传媒活动,来自他人的建议等)。

(6)自我效能(self-efficacy):即个体对自身采取某一行动的胜任力的信心。高自我效能者采纳建议、实施有益于健康的行为转变的可能性更高。

(7)其他变量:人口统计学因素(年龄、性别、教育水平、相关知识)和社会心理因素(如人格、同伴压力、对行为的感知控制)都会通过影响感知从而对行为产生间接影响。

2. 应用实例　基于健康信念模型,Skinner 等人(1998)开展了一项面向城市少数民族老年女性的社区健康教育活动——"学习、分享和生活",该活动的目的在于改变参与者的认知和实践,使他们在同龄群体中有效处理乳腺癌筛查相关的认知和做法。干预活动的开展主要是专业的卫生人员带领下的 3 次核心教育研讨会。

第一次研讨会聚焦于信念塑造,参与者能够学习到乳腺癌筛查的过程以及早期发现和治疗的益处。例如,为了使参与者认识到进行早期筛查的益处,项目负责人分发了大小不一的木珠项链(直径从 6mm 到 28mm),这样参与者就可以直观感觉到乳房中肿块大小的不同。

第二次研讨会聚焦于风险与阻碍,强调了老年女性面临的相对更高的患病风险以及患病的后果。例如,通过呈现不同类型的人(男性、女性、青少年、儿童)来引导参与者认识到"谁患有乳腺癌的风险更高"。传递的信息是所有成年妇女目前都有患乳腺癌的风险,少女和小女孩成年后也会有患乳腺癌的风险。

第三次研讨会聚焦于鼓励同伴,对前两次研讨会中学习的信息进行回顾和进行相关传播技能的排练。例如,参与者进行了角色扮演,练习询问朋友们做或不做乳房 X 线检查的"原因",然后用头脑风暴的方式帮助他们的朋友克服这些障碍。在 HBM 的指导下设计了干预活动的学习目标,如表 9-3 所示。

表 9-3　HBM 指导下的乳腺癌筛查干预项目学习目标

学习目标	理论要素
①认识到乳腺癌的筛查能够有效地发现早期癌症	感知利益
②认识到早期筛查能够增加有益结果的可能性	感知利益
③认识到乳腺癌的风险会随着年龄升高	感知易感性
④认识到可能会阻碍乳腺癌筛查的多种因素	感知障碍
⑤明确可以用来确定女性在乳腺癌筛查中感知到的好处和障碍的问题	健康教育原则中的行为诊断
⑥针对不同的个体信念选择相应的信息	健康教育原则中的信息匹配
⑦培养参与者对于鼓励同伴接受乳腺癌筛查的信心	自我效能

大量观察结果表明,"学习、分享和生活"干预项目取得了成功,参与者们计划和参加了后续的活动并且鼓励了同伴群体进行乳腺癌筛查。

（二）基于计划行为理论的身体活动干预

1. 理论模型简介　计划行为理论(theory of planned behavior, TPB)由社会心理学家 Ajzen(1991)提出,阐明了影响个体做出特定行为决策的关键因素。该理论假设,个体的行为意图和实际行为是由三个独立因素决定的:行为态度、主观规范和知觉行为控制。如果个体相信从事某个行为会得到他们看重的特定结果(行为态度);如果个体相信他们看重的人认为他们应该这样做(主观规范);如果他们有必需的资源和机会从事这个行为(知觉行为控制),那么他们就有可能从事这种行为。理论模型要点包括以下几方面。

（1）行为意图(behavioral intention):作为核心要素,是个体有意识地计划或决定努力从事某种特定行为,决定了个体是否采取行动,受到行为态度、主观规范和知觉行为控制的综合影响。这三种行为决定因素都有基于认知与情绪基础的深层信念。

（2）行为态度(attitude):是个体对行为结果好坏程度的评估,受到个体突出行为信念和行为结果评价的影响。例如,"锻炼会降低我患心脏病的风险",代表了人们对锻炼可能带来的预期结果的感知。

（3）主观规范(subjective norm):指个体在决策是否执行某特定行为时感知到的社会压力,它反映的是重要他人或团体对个体行为决策的影响。主观规范受到个体规范信念和顺从动机的影响。规范信念指个体对重要他人(包括配偶、家人、最要好同伴等)对其行为改变的认可和倾向程度的感知。顺从动机代表个体对重要他人期望的遵从程度。例如,"我的家人认为我应该锻炼"。

（4）知觉行为控制(perceived behavioral control):是个体对行为难易程度的感知,类似于自我效能,是个体对于成功获得从事某种行为所需的资源和机会的信念,受控制信念和知觉强度的影响。

控制信念是个体知觉促进或阻碍行为执行的因素,知觉强度是指个体知觉到这些因素对行为的影响程度,例如,"我可以很容易地找到锻炼的场所"。

行为态度、主观规范和知觉行为控制从概念上可完全区分开来,但有时它们可能拥有共同的信念基础,因此它们既彼此独立,又两两相关。

(5)个人以及社会文化等因素:该类因素(如人格、智力、经验、年龄、性别、文化背景等)通过影响行为信念间接影响行为态度、主观规范和知觉行为控制,并最终影响行为意图和实际行为。

2. 应用实例 坎贝尔幸福感调查(Campbell Wellbeing Survey)是一项针对加拿大人口的全国代表性研究,该项调查在计划行为理论的指导下展开。Wankel 和 Mummery(1993)的研究通过该调查的结果考察了 TPB 的有效性,从而为特定的目标群体制定身体活动促进的干预策略。他们参照 TPB 框架进行了问卷的设计,如表 9-4 所示。

表 9-4 TPB 指导下的居民身体活动相关情况调查的设计内容

测量指标	测量方式
行为意图	参与者在未来的 12 个月中打算每周参与多少次高强度的身体活动 *
行为态度	参与者需要在态度量表上指出参与高强度身体活动的感受(例如,枯燥 - 有趣,有害 - 有益,不愉快 - 愉快)
主观规范	参与者需要在 5 点计分量表上指出,其重要他人(配偶 / 男朋友 / 女朋友,父母,儿子 / 女儿,亲密好友,老板,医生)对其参与高强度身体活动给予的支持和鼓励程度。
知觉行为控制	参与者需要回答两个 5 点李克特式问题,问题用于评估个体对是否参加身体活动的控制程度,分别为:"综合考虑,在是否定期参加高强度身体活动方面,你有多少选择?""如果你愿意,你可以很容易地每周参加 3 次或更多的高强度身体活动,每次至少 20 分钟,你同意这个观点吗?"
与个体的行为态度、主观规范和知觉行为控制相关的行为信念	参与者需要回答 28 个相关的问题,用于考察对有规律的身体活动的结果和可能影响其参加身体活动的因素的普遍信念,分为 2 个维度: 目标维度——参加高强度的身体活动对你_____(放松身体、控制体重)有多大的帮助? 阻碍维度——下面这些因素(如缺乏家庭或朋友的支持、由于工作或学习而缺乏时间)在多大程度上影响你参与身体活动的积极性?

* 高强度身体活动是指在参与者的空闲时间进行,每周三次及以上,每次 20 分钟或更长的活动。

研究发现,该理论在解释一般人群以及不同年龄和性别亚组的行为意图中取得了满意的效果。无论是模型的直接预测因素(如行为态度、主观规范、知觉行为控制),还是间接预测因素(如这些预测因素背后的信念),都不存在性别间差异,但是存在年龄间差异。这些差异可以用来指导如何促进不同年龄组人群更多地参与身体活动。例如,对于 20~35 岁的年轻群体来说,参与身体活动最大的阻碍是缺少足够的时间,在干预策略上应该重点考虑对该群体进行时间管理训练;而对于 60 岁以上的老年群体来说,参与身体活动最大的阻碍是受伤和害怕受伤,因此干预策略的制定应该着重考虑消除该群体对于受伤的过度恐惧。

(三)基于社会认知理论的饮食行为干预

1. 理论模型简介 社会认知理论(social cognitive theory, SCT)由社会心理学家 Bandura(1982)提出,具体阐明了个体心理决定因素、环境决定因素和行为因素相互作用的机制。SCT 为理解影响人类行为的因素和学习发生的过程提供了一个全面的概念框架,为深入了解各种健康相关问题提供了见解。但 SCT 的更大意义是将其应用于设计干预措施,以应对医学和公共卫生领域的重要实际挑战。理论模型如图 9-3 所示。理论模型要点包括以下几方面。

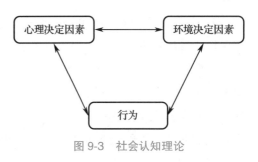

图 9-3　社会认知理论

（1）行为的心理决定因素：在 SCT 中已经发现了许多个体水平的心理决定因素。一个主要的决定因素是结果预期，指"个体对计划实施的行为产生的各种结果的可能性的信念以及行为结果的感知价值"，与计划行为理论中的行为信念类似。例如，"改变人们对吸烟带来的快乐的期望"。另一个重要的决定因素是自我效能感（self-efficacy），指对一种行为在或不在个体控制范围内的信念，是个体在面对各种障碍时仍能执行该行为的信心程度，与计划行为理论中的知觉行为控制类似，例如，"我有信心，即使有人给我一支烟，我也能拒绝"。自我效能感是健康行为最有力的预测因子之一。自我效能感强的个体被认为会产生更强的行为意向，花更多的精力去实现目标，并在面对障碍时能坚持得更久。

（2）观察学习（observational learning）：人类非凡的观察学习能力，特别是通过大众传播的观察学习，是 SCT 的核心。观察学习包含 4 个过程：注意、保持、复现和动机。例如，个体接触的来自家庭、同伴和媒体的榜样决定了其能够观察到什么行为，而预期从榜样行为中得到的结果的感知功能价值决定了他们选择密切关注什么。对观察到的行为的认知保持取决于智力能力，如阅读能力。复现，即模仿行为的表现，取决于身体和沟通技能，以及表现所观察行为的自我效能。动机是由所观察到的行为的成本和收益的预期结果决定的。

（3）行为的环境决定因素：SCT 描述了环境对行为的强大影响。除非观察者的环境支持新的行为，否则观察学习不会导致行为改变。环境变化改变行为的基本形式有两种，一种是动机激励，即对想要或不想要的行为提供奖励或惩罚；另一种是促进，即提供新的结构或资源，使行为能够更容易发生。

（4）自我调节（self-regulation）：即个体通过自我监控、目标设定、反馈、自我奖励、自我指导和社会支持来控制自己。例如，戒烟电话咨询。SCT 认为，自我调节并不取决于一个人的"意志力"，而是取决于个体对管理自己的具体技能的掌握。SCT 强调人类在预期重要的长期积极结果时承受短期消极结果的能力也是通过自我调节实现的。

（5）道德脱离（moral disengagement）：指产生一些特定的认知倾向，这些认知倾向包括重新定义自己的行为使其伤害性显得更小、最大限度地减少自己在行为后果中的责任和降低对受害者痛苦的认同。比如"委婉标签"（euphemistic labeling），指个体的行为受到大家谴责时，就用中立的语言使行为在道德上看上去不那么有害甚至是有益的；通过将决策归咎于群体或权威人物而导致责任的扩散和转移，例如"众多旁观者麻木不仁的现象"。

提高自我效能感是不同类型治疗实现行为改变的共同机制（Bandura 和 Adams，1977），包括以下 4 种途径。

（1）掌握经验：使个体能够在可达到的但越来越具有挑战性的行为中取得成功。

（2）社会榜样：向人们展示像他们一样的人也能做到。

（3）改善身体和情绪状态：确保人们在尝试新行为之前休息好和放松，努力减少压力和抑郁，同时建立积极的情绪。

（4）口头说服：告诉对方他／她能做到。强烈的鼓励可以增强足够的信心，促使个体开始努力改变自己的行为。

2. 应用实例　20 世纪 90 年代,美国国家癌症研究所为降低国民癌症患病率,开展了"每日五蔬果促进健康计划",鼓励国民每天吃五份或更多的水果和蔬菜,而饮食模式通常是在童年时期形成的。因此,学校干预研究具有重要且长远的意义。Perry 等人（1998）开展了一项基于学校的随机干预试验来考察"每日五蔬果促进健康计划"干预方案对增加儿童对水果和蔬菜的食用量的效果。这项干预在美国明尼苏达州圣保罗的 20 所小学进行,目标群体是 1995 年春季四年级和 1995 年秋季五年级的儿童。干预措施包括以下 4 个部分。

（1）课堂行为课程:通过课程教材中的漫画和冒险故事引入了新的角色榜样。在课堂上,学生们会组成团队,进行在午餐时间吃水果和蔬菜的团队竞赛。结束后,学生们会获得个人和团队的奖励。这个干预措施强调了观察学习中的榜样作用和环境因素中的动机激励,团队竞赛的结果对于自我效能感也会产生影响。

（2）家长参与:学生将活动信息带回家,家长参与进来和学生共同学习营养相关的知识。这个干预措施主要强调了家庭环境和家长参与作为一种重要的环境因素。

（3）学校食品服务改变:通过 4 种策略鼓励学生在学校午餐时选择和食用水果和蔬菜:利用课堂课程中的特征和信息宣传水果和蔬菜;增强水果的吸引力;增加学生可获得的水果和蔬菜的种类和选择;在提供烘焙甜点的日子里提供额外的水果。这个干预措施强调了环境决定因素中的促进,即提供新的资源以改变行为。

（4）行业支持和参与:学校合作的食品公司为本次活动提供了蔬菜水果资源和教育素材。

研究者通过午餐室观察和 24 小时饮食回顾测量了食物摄入量;通过与父母电话沟通调查了解家庭环境中蔬菜水果的摄入情况;通过健康行为问卷测量了学生的心理 - 社会因素。研究发现,该干预措施增加了学生午餐时的水果摄入量和综合水果和蔬菜摄入量、女孩的午餐蔬菜摄入量、每日水果摄入量以及水果和蔬菜占每日总热量的比例。

（四）基于创新扩散理论的艾滋病行为干预

1. 理论模型简介　创新扩散理论（diffusion of innovations, DOI）由美国新墨西哥大学的 Rogers 在 1962 年提出。该理论用于了解广泛传播和传播公共卫生创新所需的步骤和程序,可以解释一种想法或产品是如何随着时间的推移而获得动力并在特定人群或社会体系中传播的。这种传播期望的最终结果是,人们作为社会系统的一部分,采用新的想法、行为或产品。Rogers（1995, 2003）将个体采用创新的过程描述为一个正态的钟形分布,有五种采用者类型:创新者、早期采用者、早期多数采用者、后期多数采用者和落后者。

早期和后期的多数采用者在曲线的平均值或中间值的一个标准差范围内,早期采用者和落后者位于两个标准差的位置,创新者是在平均值的三个标准差的位置。Rogers 认为,识别采用者类别可以为设计和执行针对特定群体的干预措施提供强有力的基础。理论模型如图 9-4 所示,主要包括以下要点。

（1）扩散（diffusion）:一项创新通过特定渠道在社会成员之间随着时间的推移而传播的过程。

（2）推广（dissemination）:为使一项创新更广泛地应用而设计的有计划的努力。

（3）创新（innovation）:个人或其他采用单位认为的新的想法、实践或物品。

（4）传播渠道（communication channels）:传播信息的途径,包括大众传媒、人际传播渠道和电子传播。

（5）社会系统（social system）:一组相互关联的单元,参与联合解决问题以实现共同的目标。社会系统有结构,包括规范和领导。

（6）创新发展（innovation development）:所有的决定和活动（及其影响）发生在一个想法的早期阶段到它的发展和生产。

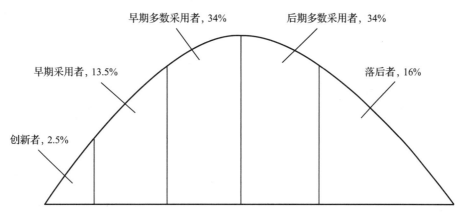

图 9-4　创新扩散模型

（7）采纳（adoption）：指目标受众对创新的接受程度。

（8）实施（implementation）：在确定的环境中实施创新的、主动的、有计划的努力。

（9）保持性（maintenance）：一段时间内对创新的持续使用度。

（10）可持续性（sustainability）：在最初的资源消耗之后，创新或变革计划的持续程度。

（11）制度化（institutionalization）：将创新计划纳入组织或更广泛的政策和立法的日常工作中。

影响扩散的 5 个创新特性包括：①相对优势：创新是否比以前更好？只有当一项创新被认为比它所取代的理念、产品更好时，它才会被采纳。②兼容性：创新是否适合目标群体？与目标群体的价值观、规范、信念和感知需求相匹配的创新更容易被采纳。③复杂性：创新是否易于使用？易于使用的创新更有可能被采纳，而更复杂的创新则不太容易被采纳。④可试验性：在决定采用之前，是否可以对创新进行试验？有意向的个体或群体可以在一定程度上进行试验的创新，更容易被采纳和吸收。⑤可观察性：创新的结果是否可见且易于测量？如果一项创新的好处很容易被他人发现和觉察，那么它就会更容易被采纳。

2. 应用实例　美国早期防治艾滋病的经验证实了创新扩散理论的有效性。迄今为止最有效的 HIV/AIDS 干预项目之一——"终结艾滋病"（STOP AIDS）正是将这一理论作为核心。

在 20 世纪 80 年代初，"终结艾滋病"项目通过组织焦点小组来了解男同性恋者对 HIV/AIDS 的了解程度，以此作为设计有效干预措施的基础。小组创始人很快意识到焦点小组具有很强的教育效果，因为参与者分享了有关艾滋病预防的信息。组织随后从同性恋社群雇用了一群外联工作人员，在同性恋社群的公寓中举办小型小组会议，从而启动了传播过程。

根据创新扩散理论，只有那些占人群较小的一部分的早期采用者需要启动一种新的行为，使其在整个群体中传播。在"终结艾滋病"项目的案例中，一位受人尊敬的血清检测呈阳性的人主持了由其他同性恋和双性恋男性参加的会议。他会解释病毒如何传播，并鼓励参与者要么使用安全套，要么寻求一夫一妻制。在每次小组会议结束时，要求参与者保证安全性行为，并自愿组织和主持之后与男同性恋者的小组会议。与此同时，媒体宣传活动也帮助提高同性恋群体对 HIV/AIDS 的认识。

从 1985 年到 1987 年，"终结艾滋病"项目通过各种各样的推广活动，向 3 万名男同性恋者提供服务。20 世纪 80 年代中期，新感染率急剧下降。参加会议的人数减少，而且也很难再招募到新的志愿者。1987 年，"终结艾滋病"项目宣布取得胜利，并停止了在当地的运作，直到 1990 年才重新开放，以接纳移居城市的年轻男同性恋者。

第十章 心理健康

第一节 健康与心理健康

一、心理健康对健康的重要性

1948 年,在《WHO 组织法》中提出:健康是一种在身体上、精神上的完美状态,以及良好的适应力,而不仅仅是没有疾病和衰弱的状态。由此可见,健康包括生理健康、心理健康以及良好的社会适应功能三大部分(图 10-1)。其中,心理健康不仅对生理健康有重要的促进作用,还会影响个人功能的实现和幸福感的获得,甚至会对社会稳定和发展产生重要影响。本章主要探讨心理健康的概念及其在公共卫生领域中的作用,理解心理健康对疾病预防的重要意义以及特殊人群心理健康干预的重要举措等。

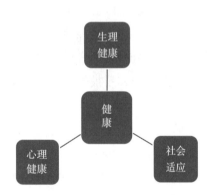

图 10-1 生理 - 心理 - 社会的健康模式

(一)心理健康的概念

心理健康是一种良好的心理状态,目前对心理健康的定义有很多种。根据 WHO 发布的《促进心理健康:概念、证据和实践》研究报告,心理健康(mental health)是指"一种幸福的状态,在这种状态下,个人能够实现自己的能力,能够应对正常的生活压力,能够富有成效地工作,能够为他 / 她的社区做出贡献"。这一定义引出了心理健康的三个核心思想:心理健康是健康的组成部分,心理健康不仅仅是没有疾病,心理健康与身体健康和行为密切相关。从这一意义来说,心理健康是个人幸福和社会有效运作的基础。该报告还在此基础上提出了"心理健康促进"(mental health promotion)概念,意指为促进个体幸福所做出的努力,突破了传统的"治疗",开始关注心理问题的"预防",旨在全面提升心理健康水平。

针对心理健康的评判标准问题,目前还没有一个大家公认的理想标准。虽然不同时代、不同文化环境对心理健康的要求不同,但综合国内外学者的观点,总结出以下几点:①智力正常;②情绪良好;③人际关系和谐;④能够适应社会环境;⑤人格和谐完整。然而,心理健康与否并非是绝对的,而是呈现出一种连续状态,存在处于中间的亚健康状态。另外,心理健康是一个动态而又复杂的问题,是较长时间内一种较为稳定的状态,而不能用一时的短暂、偶尔的心理现象去评估。

（二）心理健康与公共卫生

心理健康一直以来是公共卫生的关注热点。心理健康和心理疾病是由社会、心理和生物等多种相互作用的因素决定的。社会经济、结构和资源的配置以及文化价值观等都会对人们的心理健康产生影响。例如，《中国国民心理健康发展报告（2021—2022）》中指出我国心理健康服务的可及性和规范性仍需继续提高，当存在心理困扰的个体无法获得以心理咨询为代表的服务支持时，心理问题有可能持续加重。但我国当前仍存在优质心理咨询服务不足，需要长时间排队等待的情况。此外，心理健康会受到日常生活、家庭和学校、街道和工作中经历的影响。反过来，每个人的心理健康又会影响不同领域的生活，从而影响一个社区或人口的健康。因此，在公共卫生框架内，可以制定相关政策和采取相应措施来改善心理健康，主要包括心理健康促进、心理疾病的预防以及心理疾病的治疗和康复。为此，我国积极开展健康中国行动，旨在到 2030 年，居民心理健康素养水平提升到 30%；失眠现患率、焦虑障碍患病率、抑郁症患病率上升趋势减缓；建立完善的精神障碍社区康复体系、心理危机干预和心理援助服务模式等，以全面提升国民心理健康水平。

（三）心理健康与疾病预防

近年来，我国焦虑症和抑郁症患者越来越多。根据 2019 年 3 月在《柳叶刀·精神病学》（*The Lancet Psychiatry*）上刊发的一篇涉及 32 552 名年满 18 周岁的中国人的流行病学调查结果显示，焦虑症是最普遍的，访谈前 12 个月加权患病率为 5.0%，终身患病率为 7.6%。2021 年 9 月发表的另一篇文章中显示，我国成人抑郁障碍终生患病率为 6.8%，其中抑郁症为 3.4%，心境恶劣障碍为 1.4%，未特定型抑郁障碍为 3.2%；抑郁障碍 12 月患病率为 3.6%，其中抑郁症为 2.1%，心境恶劣障碍为 1.0%，未特定型抑郁障碍为 1.4%。因此，促进心理健康行动迫在眉睫。

积极的心理信念，如乐观、自我控制和意义感，对心理健康和身体健康都有保护作用。例如，高水平的幸福感除了提高生活质量和寿命外，还能减轻抑郁、焦虑等精神症状，甚至预防症状的复发。目前，积极心理学在迅速发展，主张研究积极的情绪、人格特质和社会环境，帮助人们面对困境时能够获取积极的心理资源，在日常生活中追求更高品质和更幸福的生活。同样，心理健康也影响身体疾病的发病、病程和结果。例如，研究显示，人在长期处于压力状态时，肠道内会增加沙门菌、梭菌和大肠埃希菌等病原体，同时也会减少乳酸菌等有益微生物，因而更容易感染和引发炎症，并形成恶性循环。

反过来，躯体疾病在一定程度上也会影响心理健康水平。有研究指出，在患有慢性躯体疾病的人群中，情绪困扰的患病率显著升高。例如，抑郁症在糖尿病患者中的发病率是普通人群的两倍。反之，糖尿病共病抑郁症对患者的精神生活质量有附加的负面影响，并增加衰弱并发症的风险，进一步增加疾病负担。

生理健康和心理健康两者相辅相成，相互影响。例如，在精神疾病患者中身心健康之间的相互关系变得很明显，精神障碍与躯体疾病共病率较高。众多研究表明，与普通人群相比，精神疾病患者的肥胖、糖尿病和心血管疾病的风险增加 1.4~2 倍，提示促进心理健康在生理和精神障碍方面均具有重要意义。

（四）特殊人群的心理健康

近年来，随着社会的飞速发展，心理健康关注的群体范围也更加广泛。《中国国民心理健康发展报告（2021—2022）》（以下简称《报告》）指出：应重点关注低收入群体、无业／失业群体、青年群体和职业人群中的工作倦怠群体，这些群体面临更为严重的心理健康压力，存在更高的心理健康风险，更需要心理健康服务的帮助与支持。《报告》结果显示,我国学龄儿童和青少年中,有 14.8% 的个体可能有一定程度的抑郁表现。其中,有 4.0% 的抑郁得分较高,属于重度抑郁风险群体,有 10.8% 的个体为轻度抑郁风险群体。乡村小学生的抑郁风险检出率为 25.2%,高于平均水平。而存在中度及以上焦虑风险的小学生占 25.7%,并表现出显著的性别差异,即女生焦虑检出率显著高于男生。

随着全球人口老龄化进程的加速,老年人成为不可忽视的群体,同时随着我国物质文化水平的提升,老年人群体平均寿命延长,其对健康的需求也越来越强烈,而目前《报告》中显示我国 55 岁及以上人群的抑郁检出率为 6.3%,他们的心理健康状况应受到社会更多的关注。

妊娠期和分娩后女性生理和心理上均发生巨大变化,情绪波动大,易产生焦虑和抑郁情绪,严重危害孕产妇和胎儿的身心健康。一项关于中国产后抑郁发生率的系统综述分析显示,我国产后抑郁发生率介于 1.1%~52.1%,平均为 14.7%,高于世界平均水平。现阶段我国孕产妇健康管理服务中尚缺少孕产妇心理健康问题的常规筛查与诊断,基层妇幼保健机构在为孕产阶段女性提供孕产期保健服务的同时,应多加关注孕产妇的心理健康,对孕产妇实行孕产期全程心理健康筛查,并提供心理咨询服务。

鉴于以上情况,在制定公共卫生政策时应结合不同人群的问题,整合资源、合理布局,加强人才队伍建设,提升服务水平,做好科普、宣传和筛查工作,形成长效机制,以提高我国国民心理健康素养。

（五）突发公共卫生事件下的心理危机干预

突发公共卫生事件会影响个体的心理健康,如果得不到及时有效的干预,则很可能出现认知、情绪、行为等方面的功能失调。2020 年暴发的 COVID-19 是一次重大的突发公共卫生事件。COVID-19 具有较强的传染性和不确定性。据此,不同国家均采取了相应的应对措施。例如,减少聚集性活动,对高风险地区实行严格管理,提倡保持社交距离等,由此带来的经济和心理压力增加了人们出现精神健康问题的风险,并在全球范围内加剧了健康不平等。

当前的研究结果表明,COVID-19 疫情增加了人们对生活中断、感染疾病、社交隔离、经济下行等压力性事件的担忧,具体表现为全球范围内孤独、抑郁、焦虑、失眠等发生率大幅增加。COVID-19 患者在隔离和住院期间,由于缺乏与家人或亲人的接触,可能会出现心理不稳定的情况,创伤后应激症状发生率更高。

为了降低新冠疫情对人们心理健康的消极影响,国家卫生健康委员会印发的《新型冠状病毒感染的肺炎疫情紧急心理危机干预指导原则》将确诊患者、疑似患者、医护及相关人员、与患者密切接触者（家属、同事、朋友等）、不愿公开就医的人群、易感人群及大众等分为六类,列举了可能出现的心态表现与干预措施,由精神卫生、心理健康专家研判,通过"健康中国""12320"等健康平台、心理危机干预热线和多种线上通信手段、线下干预等展开心理危机救援。这反映出新冠疫情大流行是对我国心理卫生服务体系的重大考验,同时也是积累经验,为心理健康体系建立健全打好坚实基础的一个重要契机。

二、影响心理健康的因素

（一）生态系统理论

生态系统理论（ecological systems theory）是发展心理学领域的关键理论,最初由康奈尔大学的尤里·布朗芬布伦纳教授提出。该理论常用于研究人类的心理发展,强调人与环境之间的不断演化与相互作用。在此之前,对于心理的研究要么片面关注人的特点,要么仅仅关注人所在环境的基本特征,较少从个体和环境的互动过程出发理解个体心理的发展变化。生态系统理论实现了人类发展观从静到动的转变,开创了一个全新的理论框架。

生态系统理论提出了一个类似鸟巢的环境结构,每个层次都嵌在相邻的层次里。按照与个体相互作用的程度,从内向外依次划分为:微观系统、中间系统、外在系统和宏观系统,由于所有的发展变化都在特定的时间里,并受到时间的影响,因此还存在一个时间系统。这五个系统相互作用,共同对人类的心理发展产生影响。每个系统的具体含义见表 10-1,系统之间的结构关系见图 10-2。

表 10-1　生态系统理论具体含义

层次	含义	举例
微观系统(microsystem)	与个体直接互动的环境	家庭,学校,同龄群体等
中间系统(mesosystem)	微观系统之间的联系	一个孩子的家和学校等
外在系统(exosystem)	间接产生影响的外部环境条件	父母的工作场所
宏观系统(macrosystem)	较大的背景及意识形态	国家经济、政治、文化等
时间系统(chronosystem)	环境事件与生活方式的改变	年龄、时代等

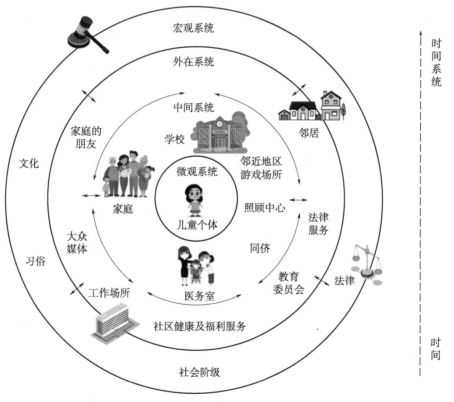

图 10-2　生态系统理论环境结构图

生态系统理论的核心是个体遗传发展的生物学构成。个体身体和社交环境(微观系统)的相互作用会继续影响和修改这种构成。其他更广泛的社会、政治和经济状况(外在系统)也会影响微观系统的结构。最后,社会、政治和经济状况本身受社会成员所共有的普遍信仰和态度(宏观系统)的影响。

生态系统理论通常被应用于解释和改善人与环境之间的相互作用,促进个体的成长与发展。以儿童的心理健康为例:儿童直接接触的家庭、学校、同伴等微观系统可以直接影响儿童的认知模式和行为习惯,例如,专制型的父母教育儿童时往往采用惩罚的方式,使得儿童容易出现退缩行为,也更容易出现焦虑抑郁等心理问题。儿童直接接触的系统相互影响形成了中间系统,例如,儿童在与专制型的父母相处中形成的习惯也会影响其与同学、老师的相处方式,表现为难以融入同伴,难以与同学和老师建立良好的人际关系。除了直接相关的环境会影响儿童的发展外,间接关联的外在系统也会对儿童产生影响,例如,父母在其工作过程中感受到较大压力,导致与孩子相处时无法给予足够的关注与支持,甚至会把工作中的消极情绪发泄到孩子身上,不利于孩子的健康成长。除此以外,传统文化、社会规范、伦理道德等宏观系统也会潜移默化地影响着儿童的认知和行为,例如,遵守社会规范可以减少儿童与他人的冲突,使其更好地适应社会,进而促进其心理健康的发展。

（二）影响心理健康的因素

按照生态系统理论将影响心理健康的风险性因素和保护性因素分为六类,分别是:遗传因素、生物因素、心理因素、家庭因素、社会因素和文化因素。

1. 遗传因素　人的心理和行为是受遗传（先天）因素的影响,还是受环境（后天）因素的影响,哪个的影响更大,一直是心理学家关注的问题。遗传（先天）是指父母通过基因将生理和心理的特征传递给子女,遗传物质在精子和卵子结合的时候就大致确定了;环境（后天）是指一个人后天生长发展的外部条件总和,随着个体的成长而变化。目前,心理学家普遍认为遗传和环境的交互作用共同塑造着人的心理发展轨迹。

为了进一步了解遗传和环境对心理的影响程度,心理学家提出了一种巧妙的研究设计:通过比较同卵双生子之间和异卵双生子之间在心理发展程度上的差异,来了解遗传和环境因素对心理发展的影响。同卵双生子是指受精卵在第一次卵裂后,每个子细胞各自发展成一个胚胎,两个胚胎的性别、遗传特征和表型完全相同;异卵双生子是指两个卵子分别与精子受精,发展成两个胚胎,其性别不一定相同,遗传和表型具有某些相似性。

以重度抑郁症（一种常见的精神疾病）的研究为例。一项瑞典的双生子研究,包含了 15 493 对完整的双生子,并且将其划分为女-女同卵双生子、女-女异卵双生子、男-男同卵双生子、男-男异卵双生子、男-女异卵双生子五个组别,对他们进行终身重度抑郁症评估。结果发现:终身重度抑郁症具有中等程度的遗传效应;重度抑郁症的遗传风险存在性别差异,具体表现为女性的重度抑郁症遗传率（42%）显著高于男性（29%）。

2. 生物因素　一切心理过程（认知、情绪、意志）均与大脑有关,大脑是心理现象的物质基础。大脑像是一台计算机,虽然只有 1.36kg,但含有的细胞数量却超过 1 000 亿个,大脑通过其精妙的构造实现了惊人的信息储存与信息交换。神经科学家将大脑划分为了 4 个区域:额叶、顶叶、枕叶和颞叶。每个区域都与特定的感觉运动功能相关。具体位置和功能见表 10-2。

表 10-2　脑区的位置及功能

脑区	位置	功能
额叶（frontal lobe）	外侧裂之上和中央沟之前	认知活动和运动控制
顶叶（parietal lobe）	中央沟之后	触觉,痛觉,温度觉
枕叶（occipital lobe）	大脑的后部	视觉过程
颞叶（temporal lobe）	外侧裂下部,大脑半球侧面	听觉过程

能解释大脑与心理之间关系的一个经典的案例是：1848年9月铁路监工盖吉（Phineas Gage）遭遇了一场事故，一根一米长的铁杆刺穿了他的颅骨，导致他左眼失明，左脸面瘫，虽然他的运动和言语功能没有受损，但性情却大变。受伤前他聪明、努力、受人尊敬，受伤后变得暴躁、易怒、爱说脏话。后来研究者们发现盖吉受伤的额叶就与其行为模式和人格的变化有关。

随着科技的发展和研究的深入，对于大脑和心理的研究逐渐形成了一门新的学科——认知神经科学，其目的在于阐明心理历程的神经机制，了解大脑产生心理现象的过程。认知神经科学的研究发现：从毕生发展的角度来看，人脑的发展与心理的发展存在密切的联系。

（1）婴幼儿时期：神经网络开始发育。这一时期神经功能的改变与后期发育的神经异常或精神障碍（如孤独症，注意缺陷等）存在关联。

（2）儿童和青少年时期：运动控制、认知控制、冲突监控、信息加工、情绪管理等相关的神经网络初步形成，但这网络功能并不稳固。与此对应的是青少年时期行为问题较为突出，例如物质滥用、冲动冒险、情绪障碍等。

（3）成年时期：神经网络的结构和功能发育趋于完善，但同时学习、经验、职业会持续地塑造着大脑的结构与功能。

（4）老年时期：大脑结构和功能出现老化，体现为个体在记忆、注意等功能上的衰退。鉴于大脑的可塑性，体育锻炼、积极的人际关系都可以促进大脑的功能连接，保护个体的心理健康。

3. 心理因素

（1）应激与压力：应激是指个体应对外在刺激时的反应模式，当外在刺激打破了有机体原有的平衡时，个体就会感受到压力。短暂的应激是个体的一种自我保护行为，帮助个体在面对强烈且具威胁性的事件时做出快速的反应。但当个体长期处于慢性应激时，应激激素的增加会损害免疫系统。应激是一个典型的身心交互的过程，下丘脑-垂体-肾上腺皮质轴（hypothalamic-pituitary-adrenal cortex axis，HPA轴）是应激过程中的重要内分泌轴，应激所导致的生理疾病都与HPA轴的功能异常有关。

当个体感受到压力时，HPA轴就会激活，下丘脑诱发促肾上腺皮质激素释放激素（corticotrophin releasing hormone，CRH），刺激垂体分泌促肾上腺皮质激素（adrenocorticotrophic hormone，ACTH），进而释放糖皮质激素（glucocorticoids，主要是皮质醇）。在多种激素的协同作用下，血液中的葡萄糖水平上升，为个体提供应对压力时战斗或逃跑所需的能量。个体暴露于应激事件时出现的反应称为一般适应症候群（general adaptation syndrome，GAS），主要体现为以下三个阶段。

1）报警阶段（alarm）：表现为肾上腺素分泌增加，心率加快，生理处于唤醒状态以帮助个体调动身心资源应对压力。

2）抵抗阶段（resistance）：高度的生理唤醒，对压力的敏感性提高，如果压力一直保持较高水平，个体的激素耗尽，没有资源抵抗就会发展到第三个阶段。

3）衰竭阶段（exhaustion）：个体的适应性激素消耗殆尽，没有资源进行抵抗，通常感觉为疲劳倦怠和情绪低落，严重甚至会导致疾病和死亡。

（2）人格特质：人格（personality）起源于希腊语中的"面具"（persona），在心理学中指个体内部稳定的倾向和一系列复杂的心理品质。人格具有跨时间跨情境的一致性，呈现出整体性、稳定性、独特性和社会性等基本特征。

对于人格的研究一般基于人格类型的划分。最早的人格理论来源于公元前5世纪希波克拉底的体液说,他将人的气质分为多血质、黏液质、抑郁质、胆汁质。该理论认为每个人先天有着不同的体液比例,就会形成不同的性格。1949 年,卡特尔提出了人格的 16 因素理论,该理论包含了 16 种相互独立的特质。随后,艾森克通过人格测验提出了"人格三因素模型",将人格划分为 3 个维度,包括外向性(内源或外源导向性)、神经质(情绪稳定性)、精神质(善良体贴或攻击、反社会)。现在比较常用的是人格的五因素模型,又称大五人格理论。该理论将人格划分为 5 个维度,分别为:开放性、尽责性、外向性、宜人性和神经质。具体的表现和定义见表 10-3 和图 10-3。

表 10-3 大五人格理论

维度	双极含义	
开放性(openness)	有创造性的,聪明的,开放的	简单的,肤浅的,不聪明的
尽责性(conscientiousness)	有组织的,负责的,谨慎的	马虎的,轻率的,不负责的
外向性(extraversion)	健谈的,精力充沛的,果断的	安静的,有保留的,害羞的
宜人性(agreeableness)	有同情心的,善良的,亲切的	冷淡的,好争吵的,残酷的
神经质(neuroticism)	稳定的,冷静的,满足的	焦虑的,不稳定的,喜怒无常的

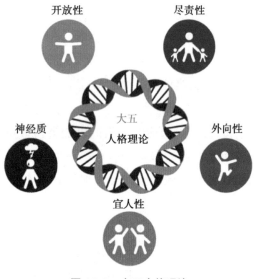

图 10-3 大五人格理论

1999 年发表了一项关于人格与生命历程的研究,该研究包含了 163 名被追踪超过 45 年的男性。他们在大学生涯结束时和 67~68 岁时接受了人格评估。结果发现:神经质、外向性和开放性在 45 年里保持着高相关(说明这些特质较为稳定);人格特质与适应性、职业成功、创造力、社会关系、心理健康、药物滥用等生命历程变量相关;大学时的尽责性是预测男性未来发展的良好指标。

4. 家庭因素 家庭作为每个人出生、成长和发展的重要居所,对个体身心健康的重要性是不言而喻的。目前众多证据表明家庭结构、家庭社会经济地位、教养方式、文化素质、亲子关系等相关主题对个人身心健康的影响巨大。

(1)家庭结构对心理健康的影响:家庭结构主要是说家庭的组成类型,如核心家庭、重组家庭、单亲家庭等。不同的家庭结构类型会对青少年的身心健康产生不同的影响。父母婚姻破裂会给学龄儿童的身心发展和生活带来消极影响。离异家庭子女在亲子关系、同伴关系等人际关系上,不良社会性发展中都存在更多的问题,主要表现在患抑郁症及出现自伤自杀行为的可能性更高。在不完整家庭(单亲、重组家庭等)成长的孩子,他们的性格更倾向于孤僻、冷漠、粗暴等;当父母长期处于不断争吵、相互仇视、关系紧张等状态下,孩子在人际交往过程中往往会表现出敌视、紧张、自私等。然而尽管众多证据表明单亲或不完整家庭会对孩子的身心健康造成不良的影响,但是也有证明指出,即使在单亲家庭中,也存在有利于孩子成长的良性因素,如家长的加倍关爱和正确的教育方式、良好的家庭氛围等,这些过程性变量会对心理健康起间接影响。

(2)家庭社会经济地位对心理健康的影响:家庭社会经济地位对青少年发展的影响主要有两个理论假设,家庭压力模型和家庭投资模型。

家庭压力模型认为:"家庭经济困难可能会导致父母出现更多的负面情绪和不良问题行为,如冲突分离、低参与度及苛刻专制的教养方式等,这可能会进一步引发儿童出现更多的情绪和行为问题。"该理论指出,家庭经济压力所带来心理压力,会让体验到压力的父母在对待孩子时缺少关爱和鼓励,反而更多采用指责和惩罚等不良的教养行为,这些不良教养行为会导致青少年的发展问题和社会适应不良。此外,家庭经济情况较差会给孩子带来一定程度的生活压力,而长期处于生活压力之中会使个体产生焦虑认知和不良的应对方式,诱发抑郁症状。

家庭投资模型认为:"由于社会经济地位偏低的家庭缺乏教育资源、娱乐资源及社会关系,生活在这样家庭中的青少年与社会经济地位较高的家庭的孩子相比会经历更多负面影响,如遭遇更多的消极事件,进而面临发展困境。"该理论认为,社会经济地位较高的家庭中的青少年,不仅拥有更多的发展资源(如经济条件,物质水平),同时也拥有更多的社会资源(如与父母相处的时间、民主自由的教养环境),这些资源可以共同促进青少年全方面的积极发展;而社会经济地位偏低的家庭中的青少年却没有充足的发展资源和社会资源,经济条件欠佳导致他们能接触到的教育教学资源有限,而父母不得不花更多的时间来工作维持收入,也导致了生活在这些家庭中的青少年缺乏父母的陪伴和教养,从而妨碍了其身心的健康发展。儿童从出生到9岁,家庭经济条件越差,他们的外化行为就越低,越容易出现习得性无助。经济地位与性别、种族因素等相互作用,共同影响儿童的焦虑情绪,同时也是除与父母分离外,影响女孩分离性焦虑的第二因素。然而家庭社会经济地位高的孩子也会出现心理问题,如缺乏内在价值观和意义感,缺乏存在感,甚至出现严重的心理疾病和障碍。

(3)家庭环境对心理健康的影响:家庭基础环境对个体的身心发展和健康都起至关重要的作用。在放任型、专制型和民主型三种父母教养方式中,民主型更能促使孩子身心健康发展和良好个性特征的形成。当孩子处于和谐的家庭氛围,具有完整的家庭成员、母亲的支持和父亲的参与度,有助于孩子健康人格的塑造;当孩子处于充满矛盾和家庭暴力的家庭,会导致抑郁、焦虑等心理问题的发生,严重影响身心健康。亲子关系在家庭结构、文化程度对子女身心健康的影响中起重要作用,家庭关系和睦、教养方式科学得当,孩子的心理健康水平较高。

5. 社会因素 人类是社会性生物,这种社会性最突出的表现是我们每个人都生活在社会群体当中,并且已经适应了以社会群体进行活动的生活方式。社会群体塑造着我们每个人的思维和行为,这种塑造不仅体现在为我们的行动所构建的外部世界特征,与之相对的,社会群体也通过内化的方式塑造着我们每个人的心理活动,帮助我们建立和发展自我意识。也就是说,社会群体为我们提供了一种社会认同感,即:我们属于某些社会群体,我们对这个群体产生情感和意义。

(1)社会认同对心理健康的影响:社会认同指的是一个人自我概念的一部分,来源于一个人对于其作为一个或多个社会群体的成员这一身份的态度。与自我认同定义"我"是谁不同,社会认同定义"我们"是谁。通过这种方式,在心理上将个体与其所在群体中的其他成员联系在一起。根据自我归类理论,当一个人的自我意识被定义为某个特定群体的成员时,这种对于自己作为该群体成员的认同会对个体产生三点影响:①促使个体与群体规范保持一致;②个体会希望影响其他群体成员;③个体希望与其他群体成员合作,实现有价值的群体目标。这种自我归类的过程对个体的心理健康和幸福感有着深远的影响。研究证实,对一个或多个群体的社会认同为人们提供了自尊、个人控制感以及意义和目标的感觉。此外,社会认同也是提供和接受社会支持的基础。举例来说,作为一支特定足球队的球迷,人们可以从与其他球迷的情谊中受益,热情地观看球队的足球比赛,从球队的成就中获得集体效能感、热情和活力,同时也能在失败面前获得其他球迷的支持和安慰。

与之相对的是,如果一个人失去或缺乏社会认同,可能会对其心理健康产生负面的影响,个体可能会因为失去那些来自社会认同的心理资源而发生严重的心理问题。例如当一个人从工作岗位退休后,原本身份的丧失可能会导致他失去原来由员工这一身份所带来的意义感、目标感和来自其他员工的支持,他的生活可能会变得失去控制感。这些心理资源的缺失会对个体的生活幸福感产生很大的影响,甚至有可能发展为焦虑、抑郁等心理健康问题。

（2）社会认同对行为健康的影响:社会认同在决定人们是否从事危及自身或他人健康的行为上同样发挥着重要的作用,例如吸烟、物质滥用以及性行为等。对社会身份的认同会规范个体按照所认同的群体行为准则行事。研究发现,当一名成年男性非常认同自己的社会身份时(如丈夫、父亲),他更有可能不会吸烟,同时也更有可能不会受到其他吸烟者的影响。

6. 文化因素　文化是人类生存和发展最基本、最重要的氛围,不同的风气和氛围往往会对人们的世界观、人生观和价值观产生影响。良好的文化环境熏陶让人们的生活娱乐愈加精彩;而不良社会风气会给人们带来危害。

（1）不同文化对心理健康的影响:良好的风气和正能量有益于塑造人们健康的心理素质,会使人们热爱劳动、刻苦学习、意志坚定;然而不好的社会风气会使人们办事效率低下、思想狭隘、自私自利,进而产生抑郁、自卑和颓废等病态心理。然而随着社会的不断发展,不论是文化还是风俗习惯也会发生变化。而由这些风俗习惯或传统观念形成的文化,也是不断发展完善的,如孔子的"三人行,必有我师焉"等,这些积极、健康的处事方式,可以使人们树立正确的世界观。而"男主外,女主内"的观点,虽然在以往能适应社会发展,并且也符合人们的思想观念,但是在目前男女平等且女性不断在提升自己、努力展示自己才能的时代,显然已经过时。如果还是固执地用以往文化对待目前经济飞速发展的世界,显然会对人们的身心健康产生不良的影响。

（2）东西文化差异对心理健康的影响:个体不能脱离特定环境孤立成长,总会受到与之发生关系的环境影响。美国心理学家皮特森说:"文化是心理学理论中最重要的,也是误解最深的一个概念……如果不考虑文化背景,任何精确评价、有意义的理解和适当的改变行为的尝试都是误导的、天真的和危险的。"

在人与自然、主体与客体的关系上,中华传统文化强调"天人合一",这不仅是一种人生理想,更是一种思想觉悟;在人与人的关系上,则以家庭为社会伦理本位,崇尚"克己复礼",以服众、谦让为美德。而西方文化是以个体为社会伦理本位,个人的自由、独立是神圣的,个人的发展和完善不受限制。

第二节　常见的心理疾病及其诊疗概述

一、常见的心理疾病

（一）抑郁

1. 疾病发生率　抑郁症是世界范围内导致残疾或失去劳动能力的主要疾病之一,根据 WHO 2020 年的报告显示,全世界有超过 2.64 亿人患有抑郁症。数据表明 12~17 岁的青少年重度抑郁症患病率最高(14.4%),其次是 18~25 岁的年轻人(13.8%)。而 50 岁及以上的老年人重度抑郁症患病率最低(4.5%)。此外,2013—2018 年之间,大学生重度抑郁症的患病率从 9.4% 上升到 21.1%。

2. 正常的抑郁情绪　抑郁情绪是一种很常见的情绪状态。每个人在生活中都会有感到难过、沮丧甚至绝望的时候。正常的抑郁情绪都是事出有因的。当人们遇到痛苦、挫折、丧失等压力源时,理所当然会产生抑郁情绪。正常情况下的抑郁情绪,并不需要额外的专业心理干预。经过一定的时间,情绪会自然消退。一般情况下,情绪本身并不存在正常或异常之分,且每种情绪都有其相对应的作用。抑郁情绪本身的体验是不愉快的,但是抑郁情绪给个体提供了一个机会去思考和面对那些让其痛苦难过的事情,这是一个使其能够更加了解自己的机会。通过感受和接纳自己的情绪,也接纳了自己。

抑郁情绪如同其他所有的情绪一样,是从正常到异常的一个连续体。只有当抑郁情绪达到了一定的严重程度并且持续存在一段时间,也已经严重影响到了正常生活和社会功能,这时的抑郁可能就是异常的,且需要借助于专业治疗的。

3. 抑郁症的典型症状　抑郁症与正常的抑郁情绪不同,它是一种病理性的心境障碍。抑郁症的主要症状可以概括为(表 10-4):① "三低":情绪低落、兴趣减退和行动减少;② "三无":感到"无助""无望""无用";③并且持续 2 周及以上。

表 10-4　抑郁症的具体表现

1. 总是感到悲伤、空虚、绝望,甚至是忍不住流泪。
2. 几乎对所有事情的兴趣明显减少。以前感兴趣的事情,现在不感兴趣也不想做了。
3. 在不节食的情况下,体重和食欲可能出现明显变化。
4. 容易失眠或嗜睡。
5. 几乎每天都觉得疲劳,感觉自己变得很"懒散"。
6. 容易觉得自己毫无价值,并且过分苛责自己。
7. 注意力很容易分散不集中,记忆力也可能下降。
8. 反复出现自杀的念头,或有自杀企图,甚至是具体的自杀计划。
9. 存在主观的痛苦,并且正常的工作、学习、社交功能也受到了影响。

4. 抑郁症和躯体症状　有一部分抑郁症患者很容易出现被误诊的情况,他们的疾病表现以身体症状为主,而且患者也会认为自己的躯体不适是躯体疾病导致的,完全否认心理疾病的可能。即使出现情绪低落的情况,也会认为是由于自己躯体不适所导致的。这也给临床医生对抑郁症的识别和诊断带来很大的困难。这种抑郁症称为隐匿性抑郁症。同时这种类型的抑郁症患者的漏诊或误诊率也偏高,因为患者本人不愿意或者不知道自己应该去心理科或精神科就诊。而直接针对躯体症状的治疗,也不能达到最好的治疗效果,甚至有可能由于耽搁而加重病情。同时治疗效果的不佳,可能也会给患者带来更多的心理压力,从而加重抑郁情绪,导致更多躯体不适的出现。

这些患者以各种躯体不适为主诉,包括性质不明的疼痛(头痛、背痛、腰痛以及关节痛)、食欲减退、失眠、心慌、不安、乏力、便秘、胃部不适等。不只是抑郁症,其他各类心理疾病也可能主要表现为躯体上的不适。通过各种身体检查,却不能明确主要的病因和诊断时,应该考虑心理疾病存在的可能,及时求助于心理科或精神科,进行精神诊断,以防错过最佳的治疗时机。

5. 关于抑郁症的错误观念　只有正确理解抑郁症,才能更好地预防和应对抑郁症,下面列举了人们对于抑郁症的常见误解:①抑郁症是意志薄弱的表现。②抑郁症的人就是因为想不开才生病。③抑郁症的人就是作的,是他们自己的问题。④抑郁症没什么大不了的,自己调节一下就可以了。⑤得抑郁症是一种耻辱,如果让其他人知道,会遭到嘲笑的。⑥抑郁症的人说自杀都是闹着玩的,不能当真。⑦抑郁症就是绝症,治不好的,所以也不用费心治了。⑧治疗抑郁症的药物会有很严重的副作用,所以能不吃就不要吃。

（二）焦虑症

1. 疾病发生率　2015 年全球患有焦虑症的人口比例为 3.6%。与抑郁症一样,焦虑症在女性中比男性更常见（全球范围内女性患病比例为 4.6%,而男性为 2.6%）。不同年龄组之间的疾病发生率没有显著差异,尽管老年组中存在明显较低的趋势。全世界患有焦虑症的总人数是 2.64 亿。由于人口增长和老龄化,2015 年的患病总数自 2005 年以来增长了 14.9%。

2. 焦虑的典型症状　焦虑症以焦虑情绪体验为主,表现为无明确客观对象的紧张担心,坐立不安,还有自主神经症状,包括手抖、出汗、心悸、尿频等（表 10-5）。

表 10-5　焦虑症的具体表现

1. 对大部分事件表现为过分焦虑和担心。

2. 难以控制自己的焦虑和担心。

3. 同时可能伴随有以下一些症状:

（1）容易坐立不安或感到紧张。

（2）容易疲倦。

（3）注意力难以集中或大脑一片空白。

（4）难以入睡或难以保持睡眠。

（5）肌肉紧张。

4. 存在主观的痛苦,并且正常的工作、学习、社交功能也受到了影响。

3. 焦虑与抑郁的共病　焦虑与抑郁共病的发生非常普遍,患者比例高。我国焦虑抑郁共病的比例为 68.9%。焦虑共病抑郁群体的总体疾病特征更复杂,病情更严重,自杀风险更高,社会功能损害更严重,治疗难度更高,复发率更高,生活质量更差,主观痛苦程度更高。

（三）双相障碍

1. 疾病发生率　全球范围内,双相障碍的患病率因国家而异,从 0.3% 到 1.2% 不等。在全球范围内,2017 年估计有 4 600 万人患有双相情感障碍,其中女性和男性分别占 52% 和 48%。

2. 双相情感障碍的典型症状　双相情感障碍又名双相障碍,是一种既有躁狂发作（表现为持续的、明显的、异常的情绪高涨）,又有抑郁发作的常见精神障碍。双向障碍患者抑郁发作时的症状同抑郁症患者类似。在抑郁症状发作的基础上,患者还存在躁狂发作的症状（表 10-6）。

双相障碍抑郁发作和躁狂发作的状态分为三种情况。第一种情况是躁狂发作和抑郁发作的时间都比较长,可能长达几个月。两种状态转变时不会突然切换,而是分阶段渐进切换。第二种情况是抑郁发作持续较长时间,长达几周;躁狂发作持续时间长短不稳定,可能从几个小时到几天。这种情况从躁狂到抑郁的切换较为突然。第三种情况下,躁狂和抑郁状态可能会在一个时间段内多次切换。

表10-6 双相情感障碍中躁狂发作的具体表现

1. 心境明显高涨、膨胀或易激惹，并且有持续且异常的精力旺盛。
2. 与平常的行为有明显的差异：
（1）自尊心膨胀。
（2）睡眠需求减少。
（3）思考或说话速度过快。
（4）注意力很容易转移。
（5）过度参与高风险活动（比如无节制购物）等。
3. 躁狂发作期间，个体通常不觉得自己生病了，而且会强烈拒绝治疗。
4. 个体躁狂发作时，可能会改变他们的穿着打扮，使个人形象过于浮夸艳丽。

注：双相情感障碍的抑郁发作与抑郁症的表现相同（见表10-4）。

3. 双相障碍的自杀风险 有双相障碍的个体具有极高的自杀率，至少是普通人群的10~15倍。在所有自杀死亡的人群中，双相障碍的比例可能占到四分之一。25%~50%的双相障碍患者有过自杀行为，11%~19%的双相障碍患者自杀身亡。

（四）强迫症

1. 疾病发生率 全世界大约2.3%的人口患有强迫症。强迫症患病率女性（1.8%）高于男性（0.5%）。在有强迫症病史的家庭中，另一个直系亲属出现强迫症状的概率为25%。强迫症的平均发病年龄为19.5岁。男性占极早发病案例的大多数。几乎四分之一的男性在10岁之前发病。大多数女性在青春期（10岁之后）被诊断出强迫症。发病年龄早的人有更严重的强迫症症状和更高的双相情感障碍发病率。

2. 强迫症的典型症状 强迫症的主要特征是强迫思维、强迫行为，或两者皆有。而这些强迫思维和强迫行为会干扰患者的日常生活，给他们带来很多痛苦。

强迫思维主要表现为难以自控地怀疑自己行为的正确性，明明毫无意义但难以摆脱。强迫思维包括强迫怀疑、强迫联想、强迫性穷思竭虑、强迫回忆等。比如说，出门总是产生怀疑自己没有锁好门的想法，尽管在离开前他已经仔细检查并确认多次，但离开后还是忍不住怀疑。当出现这些情况时，患者会试图忽略或压抑这些冲动。

强迫行为指的是反复出现的刻板行为或仪式动作。强迫行为包括强迫清洁、强迫检查、强迫计数等。比如说有些患者会出现强迫洗手的行为，总是频繁地洗手，尽管已经损伤了自身手部的皮肤，还是克制不住地继续洗手。对于患者来说，这些重复出现的行为和活动是为了防止或减少焦虑和痛苦，或者防止某些可怕的事件或情况发生。

3. 强迫症与完美主义的区别 与强迫症表现较为相似的是完美主义，其特点是不断地追求完美，往往伴随着对自我不断地否定和对他人评价的紧密关注。完美主义矛盾的地方在于这个世界上是不存在完美的人、事和物的，而追求完美的人却没办法接受这一点。完美主义有积极的一面，也有消极的一面。积极的一面在于完美主义有时能带给人们追求目标的动力，并且完美主义者拥有面对多次失败和挫折的勇气。同时，完美主义可能会使人追求过高且无法实现的目标，这会在失败时给他们带来极大的痛苦，也可能导致他们不停地责备自己，从而影响自尊。

强迫症与完美主义的区别，主要体现为以下几方面。

（1）强迫症患者的目标始终是相同的，是为了减轻这一刻的心理痛苦或者防止可能发生的灾难性的事件。而完美主义的人并不存在这种特征。

（2）强迫症总是有害的，但是完美主义并不总是有害的。在有些情况下，完美主义的人能够获得更好的结果。

（3）强迫症的患者可能存在非常具体且重复的仪式动作，但是完美主义的人并不存在这种行为模式。

（4）强迫症的患者相信这些仪式化的动作能够有助于预防坏的事件发生，这是一种有点迷信的思维。而完美主义的人并不存在这种思维。

（五）精神分裂症

1. 疾病发生率　各国精神分裂症的患病率通常在 0.2%~0.4% 之间。据估计，2017 年全球有 2 000 万人患有精神分裂症。患有精神分裂症的男性和女性人数大致相同（各约 1 000 万）。精神分裂症发病最常见于青春期后期和二十多岁，男性的发病往往比女性更早。

2. 精神分裂症的典型症状（表 10-7）　精神分裂症是一组病因未明、症状各异的慢性综合征，涉及感知觉、思维、情感和行为等多方面的障碍。对于精神分裂症来说，遗传因素起到了很重要的作用。但是被诊断为精神分裂症的大多数个体并没有精神疾病的家族史。同时，具备这种风险因素的后代并不一定发展为精神分裂症。

表 10-7　精神分裂症的具体表现

1. 存在幻觉，包括幻视、幻听、幻嗅等。

2. 存在妄想，包括被害妄想、钟情妄想、关系妄想等。

3. 言语或行为紊乱。

4. 存在阴性症状，即情绪表达减少或意志活动减退。

5. 生活中重要方面的功能受到显著影响。

3. 精神分裂症患者的自知力　自知力指的是患者对其自身精神状态的认识和判断能力。大多数心理疾病的患者自知力完整，通常能够认识到自己的不适，主动报告自己的病情，寻求治疗。而精神分裂症的患者，随着病情发展往往会丧失对自己精神状态的认识和判断能力，否认自己有精神疾病，甚至拒绝治疗。这种情况分为有部分自知力或无自知力。经过恰当的治疗，患者的自知力会随着病情的好转而恢复。在自知力受损的情况下，精神分裂症患者身边的人需要更加主动地帮助他们去寻求治疗。

二、精神疾病诊断工具与评估量表

（一）心理健康评估的概念与意义

心理健康评估是指专业人员（例如，精神科医生、心理学家等）对个体的身心状况进行检查，目的是评估个体的认知功能、精神状态并且诊断其心理的健康问题。全面的心理健康评估内容包括基本的个人信息、成长经历、社会关系网络、精神病史、既往的物质使用、精神状态检查、体格检查、身体功能检查等。其中，最核心的内容是精神状态检查。

心理健康评估的意义是多样化的。对于临床学家而言，心理健康评估是为了系统了解患者（或来访者）当下的认知、情绪或者物质滥用等问题，从而对心理健康问题进行针对性治疗。对于流行病学家来说,心理健康评估是为了计算各种心理健康问题的患病人数及患病率,找出每种健康问题的相关因素和易感人群等,目的是制定更科学的心理健康政策,更好地规划公共资源,从而高效地提供社会心理健康服务。

心理健康评估的过程中,诊断工具的作用十分重要。临床学家会有更充裕的时间和精力对某个单独的个体进行全面的评估,诊断的形式和手段很多,最重要的方式是通过访谈聊天。流行病学家则需要对人群进行大规模的评估,使用的评估工具必须是经济高效的。目前,心理健康量表是流行病学家最常用的评估工具。

（二）心理健康测量工具

当测量一个物体的长度时,需要借助一把尺子。同样地,评估一个人的心理健康时,常被作为评估工具的则是心理量表。值得注意的是,与测量物体的长度不同,"心理健康"这种抽象的概念无法直接测量,因此只能通过不同心理健康问题的具体症状表现来进行间接性的测量。

尺子的精确度决定了长度测量结果的精确性。心理量表的质量则决定了心理健康评估的准确性,通常采用两个指标来判断心理量表的质量:信度和效度。

信度（reliability）指的是量表的可靠性,即指心理量表对同一对象反复测量时的一致性程度。效度（validity）指的是量表的有效性,即指心理量表能够准确测出所需测量事物的程度。

信度高是效度高的必要非充分条件,即信度高,效度不一定高;效度高,信度一定高。可以把量表的信效度想象成射击打靶:当信度高时,就像多次射击的点都比较集中;当效度高时,就像多次射击的点都非常接近靶心。常见的量表信效度的情况见图10-4。

低信度,低效度　　　　高信度,低效度　　　　高信度,高效度

图 10-4　量表信效度的靶心图

心理健康量表的种类非常多。根据测量的心理健康问题不同（情绪障碍、精神病性症状、物质滥用、自伤自杀等）,会采用各种不同类型的心理健康量表。对于同一心理健康问题,不同的开发者也研发了不同版本的量表。因此,选择一个可靠有效的量表是十分重要的。

（三）常见的心理健康评估量表

1. 抑郁量表

（1）贝克抑郁量表（Beck Depression Inventory, BDI）:该量表包括21个题项,为4点评分,每个题项分别为一条常见的抑郁症状。评估使用者过去一周中每个症状产生困扰的频率。得分越高,表明抑郁症状越严重。该量表更多应用于临床评估。

（2）抑郁症状筛查量表（Patient Health Questionnaire 9-item, PHQ-9）:该量表包括9个题项,为4点评分。评估使用者在过去两周中行为抑郁的表现。得分越高,表明抑郁症状越严重。该量表更多应用于人群筛查。

2. 焦虑量表

（1）贝克焦虑量表（Beck Anxiety Inventory, BAI）:该量表包括21个题项,为4点评分,每个题

项分别为一条常见的焦虑症状。评估使用者过去一周中每个症状产生困扰的程度。得分越高,表明焦虑症状越严重。该量表更多应用于临床评估。

（2）广泛性焦虑量表（Generalized Anxiety Disorder 7-item, GAD-7）：该量表包括 7 个题目,为 4 点评分。评估使用者在过去两周中行为焦虑的表现。得分越高,表明焦虑症状越严重。该量表更多应用于人群筛查。

3. 综合性量表　症状自评量表（Symptom Checklist 90-item, SCL-90）,该量表包括 90 个题项,评估了非常广泛的精神病症状,具体包括了躯体化、强迫症状、人际关系敏感、抑郁、焦虑、敌对、恐怖、偏执、精神病性等。

根据不同的评估方式,还可以分为自评量表和他评量表。大多数心理健康问卷为自评量表,即量表使用者根据题目对自身的情况进行评价。而他评量表通常运用于被评估者无法自评,需要通过他人进行评估的情况。他评的心理健康量表也有被广泛应用,例如儿童行为量表（Child Behavior Checklist）用于家长评估 4~16 岁儿童的社交能力和行为问题,汉密尔顿抑郁量表（Hamilton Depression Scale）用于医生评估患者的抑郁症状。

一份心理健康量表也会因为使用的目的或者应用的人群不同,而逐步发展成不同的版本。比如,抑郁症状筛查量表（PHQ-9）为了更方便进行筛查,选取了量表的前两道题目编制成了 PHQ-2;另外,抑郁症状筛查量表（PHQ-9）为了更精准地测量青少年人群,修订了青少年版本（PHQ-A）。

4. 如何使用和解读心理评估量表　为了防止误用和滥用心理测量工具,在进行心理测验时,要注意以下使用原则。

（1）必须向使用者说明选择该量表的意义、对诊断的帮助,在使用前要征得使用者的同意。如果未经过使用者的同意就采取了心理量表测量,使用者可能会对量表测量结果产生排斥,并且拒绝接受测量结果,同时会破坏使用者和施测者之间的关系。

（2）根据使用者心理问题的性质,选择合适的心理测量量表,不能乱用心理健康测量工具。

（3）不能使用心理测量量表进行"地毯式轰炸",并不是使用越多的量表就能得到越全面和准确的测量结果。测量量表的选择不当和滥用反倒会使测量结果发生严重偏移。

（4）心理测量量表只是一个工具,所以测量结果只能提供参考。它必须结合临床观察、问诊结果来对使用者进行一个综合的判断。如果测量结果与临床判断不符,则必须进行再次问诊,而后再次进行心理测量量表测评。

（5）必须向使用者解释清楚量表的结果是完全保密的,不会向其他人随意泄露。也有不适用保密原则的情况,比如存在使用者有伤害自己或者他人的计划的情况。

（6）量表的结果需要客观且真实的告知使用者,不得夸大或编造测量结果。

三、常见的心理障碍治疗手段

心理障碍的多元多样性决定了其所需的治疗手段不尽相同。同样,人们（包括患者及普通人群）寻求心理治疗的原因也因为各自过往或当下的经历具有独特性。不同心理治疗师擅长的治疗流派和治疗形式（心理咨询、药物治疗及物理治疗）各有不同特点,基于专业架构下的心理治疗并不是特指某一种可以针对广大人群进行的普遍性干预措施,相反,其具有来访者针对性。来访者生活中遇到的心理难题可存在于下述细分层面:认知功能障碍、情感功能障碍或行为功能障碍等。心理治疗师在与来访者交流的过程中,通过其袒露的信息识别出来访者的心理受损后,心理治疗师将把治疗重点放在协助来访者做出认知、情感及行为层面的改变,最终帮助来访者在其心理受损方面恢复及重建。基于心理健康问题是预测人群寿命的主要因素这一特性,加强相关领域的预防和管理具有重大的公共卫生意义。

（一）心理治疗的一般流程

心理治疗的具体流程是指,在建立信息的私密性、空间的安全性及良好的心理治疗关系的基础上,由经过专业训练的心理治疗师带领来访者进行由双方或多方参与的互动,并最终达成改善来访者生活中的难题的目标。心理治疗的目的在于改变患者存在的对其心理健康不利的观念、态度和行为,图 10-5 中的七个步骤可帮助心理治疗师达成此目的。

（二）心理治疗的具体流派

1. 精神分析与心理动力学　精神分析（psychoanalysis）是由奥地利心理学家西格蒙德·弗洛伊德于 19 世纪末期所创立的学派。其被创立时深受工业革命时代思潮及生物学的影响,并主张将来访者的心理现象基于下述原则进行剖析及解读:①来访者当前所面对的困境与其过去及幼时的经历高度相关;②来访者的行为、经历及对事物和情感的认知,很大程度上受其无意识的生理动机及欲望的影响;③来访者的心理难题可能由意识、潜意识、与其所属现实生活的矛盾所导致。基于上述原则,精神分析学说认为来访者所遇心理问题是无力从个人层面进行解决的,因为其根本是存在于个人体内的冲突。精神分析学说的效用则是帮助来访者调节自我、本我及超我间互动所产生的矛盾,提升来访者的自我觉察,并降低其对潜意识生理动机与欲望的过度服从,从而帮助其重建个体层面的和谐。

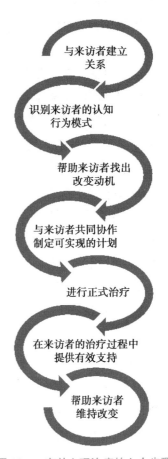

图 10-5　有效心理治疗的七个步骤

心理动力学（psychodynamics）源于弗洛伊德所创立的精神分析,主张人的行为是由内在继承的本能及生物驱动力驱动的,而其行为的目的即为调节个人与周遭环境（微观）及社会（宏观）在互动过程中产生的冲突、生理唤起及剥夺状态。其中“动力”二字则代表调节过程中冲突、生理唤起及剥夺状态为新行为的产生所提供的力量,类似于汽车发动时所需注入的汽油。弗洛伊德思想和学派的追随者们（例如亨利·沙利文、梅拉妮·克莱恩及罗伯特·武德沃斯等）在保留其精神分析学说的基础上,扩展了下述内容:①相比关注来访者的过去,更加注重其所在的社会环境对其的影响;②不再仅仅关注来访者童年时期的经历和冲突,并将治疗重点转移至来访者生活经历对其现在所遇难题的持续性影响;③更加重视社会动机与人际关系的互动对来访者当前所面对的难题的影响,而非生理动机;④更加强调自我,而非本我及超我。

2. 行为治疗与认知行为疗法　行为治疗基于伊凡·巴甫洛夫提出的经典条件反射原理和伯尔赫斯·斯金纳提出的操作性条件反射原理,包括:①当一个中性刺激正好出现在另一个引发反射性反应的刺激之前时,经典条件反射就会发生。②如果中性刺激和任何其他触发反应的刺激经常配对,中性刺激就会产生反射性反应。③操作性条件反射与奖励和惩罚以及它们如何增加或减少某些行为有关。

更具体来说,行为治疗是基于行为主义以问题发展的方式来看待来访者当下所遇到的问题,这一主张假定与来访者心理问题相关的行为是通过影响来访者其他行为发展的相同学习过程而发展并恶化的。与上文提及的心理动力学和精神分析学说不同,主张行为治疗的治疗师在诊疗过程中着眼于来访者的具体的、习得的行为,以及环境或其他人的心理状态如何影响来访者的这些行为,并倾向于寻找客观可测的治疗结果。行为治疗并不涉及一种特定的方法,但它有一系列广泛的技术,可以用来治疗一个人的心理问题。其中应用最广泛的应属应用行为分析(applied behavior analysis,ABA),其侧重于从功能性上评估来访者的行为是如何受到可观察的学习环境的影响,以及治疗师如何通过应急管理或暴露疗法来改变来访者的行为。

行为治疗有时与认知行为疗法(cognitive behavioral therapy,CBT)处于并行关系,主要因为认知行为疗法整合了认知疗法(cognitive therapy,CT)和行为疗法两种方法的各个方面,如认知重组、正强化、脱敏及对抗条件反射等。认知行为疗法由阿伦·贝克(Aaron Beck)所创立,是一种心理社会(psychosocial)干预,其旨在通过挑战和改变来访者的认知扭曲(如思想、信念和态度)及其相关行为,以改善其情绪调节能力,并制定针对解决当前问题的个人应对策略,从而最终达到减轻各种心理问题症状的效果。虽然它最初被设计用于治疗抑郁症,但其当今用途已扩展到治疗许多精神健康问题,包括焦虑症、物质滥用障碍、创伤性应急后遗症及饮食障碍等。

如上所述,认知行为疗法结合了行为心理学和认知心理学的基本原理。它不同于历史上的心理疗法,如精神分析疗法,即治疗师寻找行为背后的无意识的意义,然后制定诊断。相反,它是一种"以问题为中心"和"以行动为导向"的治疗形式,这意味着它被常用于治疗与来访者已经被诊断出的精神障碍所相关的特定问题。在此过程中,治疗师所扮演的角色是协助来访者探索、寻找和实践有效的策略,以完成减轻相关症状的治疗目标。直至目前,认知行为疗法已经演化出多种疗法,例如,短期认知行为疗法(brief CBT)、认知情感行为疗法(cognitive emotive behavioral therapy)、小组认知行为疗法(group CBT)、正念认知行为疗法(mindfulness-based CBT)、辩证行为疗法(dialectical behavioral therapy,DBT)及理性情绪行为疗法(rational emotive behavioral therapy,REBT)等。

3. 人本主义疗法 人本主义疗法(humanistic therapy),又称罗杰斯心理治疗,是由心理学家卡尔·罗杰斯于20世纪40年代开始发展的一种心理治疗方法。其基于人本主义的理念,试图通过无条件的积极关注、体现出真诚的治疗师一致性和移情来促进来访者的自我实现倾向,即"一种内在的成长和实现倾向"。

罗杰斯指出,通过人本主义疗法达成正向改变需要六个必要条件。

(1)治疗师与来访者的心理接触:来访者和治疗师之间必须存在联结,且在此联结中双方互相的看法都被彼此尊重。

(2)来访者具备不一致性:即其真实自我和理想自我之间缺乏一致性。

(3)治疗师具备一致性:治疗师愿意与来访者建立透明的关系,而不是隐藏在专业或个人的外表之下的"表演"。与此同时,治疗师深入地参与治疗过程,并利用自己的经验(自我表露)来促进与来访者之间所存在的健康的治疗关系。

(4)治疗师无条件的积极关注:治疗师无条件地接受来访者,并在治疗过程全程中不带任何评判、反对或赞同,并表现出愿意认真倾听,不打断、不评判或不给出建议。这有助于增加来访者的自我反思和自我认同。

（5）移情理解：治疗师的同理心有助于来访者相信治疗师对他们无条件的关心，从而推进治疗进程。

（6）来访者感知：来访者至少在最低程度上感知到治疗师无条件的积极关注和移情理解。

4. 心理疾病的其他治疗方式

（1）药物治疗：精神药理学（psychopharmacology）由 David Macht 在 1920 年首次提出，是指探索药物对人类情绪、感觉、思维和行为的影响的科学研究。其有别于神经药理学（neuropharmacology），后者强调由药物引起的神经系统细胞功能变化与意识和行为变化之间的关联性。与之相对，精神药理学领域内的研究专注于各种具备精神活性特性的物质，且主要关注与大脑的化学物质之间的相互作用。更加具体地来说，精神药理学试图通过精神活性药物与神经系统中发现的特定靶位或受体相互作用来引发生理或心理功能的广泛变化，从而达到医治心理疾病的效果。

近代精神药理学的兴起标志着使用药物治疗心理疾病的开始，例如 20 世纪 50 年代出现了用于治疗躁狂症的锂盐、用于治疗精神分裂症的氯丙嗪，针对抑郁症的三环及四环类抗抑郁药、单胺氧化酶抑制剂和苯二氮䓬类药物，以及其他抗精神病药和抗抑郁药。这个时期精神药理学得到迅速发展的原因是研究方法学的演变（包括但不限于建立了安慰剂对照、双盲研究等）。

（2）物理治疗：美国国立卫生研究院发表的一项研究指出，由于大脑和身体系统之间存在许多通信网络，因此身心之间并没有真正的区别。因此，身心健康之间的联系逐渐成为心理健康领域中的焦点之一。当下，越来越多的相关研究表明心理健康和身体活动之间的存在关联。具有执业资格的物理治疗师可帮助来访者通过下述方式改善其心理问题：制定个性化的锻炼计划，改善情绪、增加幸福感；对来访者心理健康诊断的相关躯体症状进行干预；提高来访者在身心健康自我管理方面的素养。

（3）远程心理咨询：新冠疫情限制了面对面的交流，远程心理咨询逐渐进入人们的视野。远程心理咨询是指使用电信或视频会议技术提供心理健康服务。研究表明，远程心理健康服务对许多具有不同心理问题的来访者都有效，包括但不限于注意力缺陷/多动障碍（attention deficit and hyperactive disorder，ADHD）、创伤后应激障碍（post-traumatic stress disorder，PTSD）、抑郁症和焦虑症。随着人们对于线上心理服务的相关需求增加，心理治疗师们使用电话和视频会议的方法为他人提供治疗、评估、干预和药物管理变得更加普遍。

远程心理咨询潜在的好处有以下几个方面。

1）方便：远程医疗预约不需要出差，通常意味着更少的时间花费和更顺畅的后勤协调，例如交通或儿童保育。患者还可以安排预约，时间更灵活。

2）更广泛的覆盖范围：该技术适用于以前可能无法获得心理健康服务的人，包括偏远地区和需要紧急心理干预的人。

3）更少的障碍：对于那些过去可能对寻求心理健康护理犹豫不决的人来说，远程心理健康服务可能比传统的心理健康服务更容易迈出第一步。

4）技术支持：随着远程心理健康服务的增加，心理治疗师对于如何善用当下高速发展的视频会议技术来达成传统意义上的治疗目标及效果这一过程越来越熟悉。

远程心理咨询潜在的缺点有：①技术问题：服务可能因缺乏互联网连接和设备而受到限制。②质量问题：不同水平的技术质量会影响服务的提供和接受方式。③成本：不断发展的技术意味着为患者更新设备、平台和网络。④隐私：用户家中的摄像头和虚拟在线平台会引起隐私问题。在其他人可能听到的情况下，个人也可能更不愿意与提供者共享敏感的个人信息。

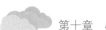

第三节 心理疾病的预防

一、预防的概念

心理疾病的预防项目旨在减低精神疾病及相关失能(disability)的发生率、普遍性及复发率。通过采取不同的预防干预策略,来减少与疾病相关的风险因素的影响,或增加保护因素及心理韧性,从而起到预防心理疾病的作用。心理疾病的预防策略可分为心理健康促进干预、普遍性初级预防干预、选择性初级预防干预、指向性初级预防干预、二级预防干预及三级预防干预。

1. 心理健康促进干预(mental health promotion interventions) 目标对象是公众群体,通过增强面对逆境的适应能力和心理韧性,来促进心理健康。常见的例子有在校内培养良性的应对技巧。

2. 普遍性初级预防干预(universal primary preventive interventions) 目标对象也是公众群体,不同在于它是为减少有可能会导致心理疾病的风险因素而设计,比如预防霸凌的校园干预。这类干预项目应符合有效、安全及低成本的标准。

3. 选择性初级预防干预(selective primary preventive interventions) 目标对象是根据生理、心理或社会风险因素划分,有高于平均发展心理问题风险的个体或亚群(subpopulation)。通过减少这些特定人群的风险因素及强化他们的能力,来减少他们发展心理疾病的可能。

4. 指向性初级预防干预(indicated primary preventive interventions) 目标对象是高风险并且已经出现早期可检测的临床症状,但目前还未符合诊断标准的个体。这类干预的目标是为了防止这些亚临床症状恶化成全面暴发的症状,因此可能会需要投入更高的成本,并且可以接受一些风险。比方说,可以把已经出现轻微精神病症状,并且最近功能下降的个体视为处于有恶化为精神病的高临床风险个体,并为他们提供干预。

5. 二级预防干预(secondary preventive interventions) 目标对象是已达到心理疾病诊断标准的早期患者,基于"早发现,早干预"的策略尽早提供合适的治疗来提高治疗满意度,减少药物滥用,以及预防复发。比如,尽早检查出有抑郁症的患者,为他们提供及时的医疗服务,来缩短抑郁症不被治疗的时间。

6. 三级预防干预(tertiary preventive interventions) 目标对象是长期患有心理疾病的个体,这类干预的主要作用是通过治疗来防止疾病的恶化,或其带来的失能和并发症。比如,为双相情感障碍患者提供锂治疗来预防自杀。

二、常见的预防项目

一项研究报告发现,无论是针对抑郁、焦虑、反社会行为及滥用药物问题的心理干预项目,还是促进心理健康发展的项目,如校内的社会情绪能力学习项目(social and emotional learning, SEL),对预防儿童青少年心理疾病及行为问题都有显著的效果。同样的,一项对随机对照实验的元分析及系统回顾研究发现,为5~19岁的儿童和青少年设计的校内心理干预能有效减少抑郁和焦虑症状,而且那些为有风险因素或症状的青少年所设计的干预比普遍性干预的效果更为显著。此外,为接受高等教育的学生设计的心理预防干预策略,可以通过放松疗法、认知行为、正念、冥想和心理教育等方式,来减少抑郁、焦虑、压力症状及一般的心理压力,或是提升社交情感技能、自我认知、学习行为及能力。

除此之外,由于自杀是青少年的主要死因之一,青少年自杀预防干预也是常见的校园心理健康干预项目。校园自杀预防干预可根据预防策略的不同而整合进一个多层次支持系统的框架,涵盖了从普遍性预防干预到二级和三级预防干预的各类项目。常见的普遍性校园自杀干预项目分为几种类型,有培训学校教职工或家长识别有自杀风险学生的"守门人"项目,比如"提问、说服、转介"和"自杀干预技巧培训"等项目;还有提高学生自杀预防意识以及技巧的心理健康教育项目,比如"自杀的信号"。其他类型的普遍性干预项目还包括专业筛选和同伴带领者培训。

三、预防心理疾病

(一)规律的饮食、运动和睡眠

饮食习惯、运动和睡眠,这些生活方式因素和心理健康息息相关,因此鼓励这些健康行为也被用作预防和治疗心理疾病的方式。接下来,将逐一介绍各个因素与心理健康的关系。

有综述研究发现,在儿童和青少年中,高质量的健康饮食模式与良好的心理健康状态有显著的正相关关系;与此相反,长期的不良饮食习惯(如经常食用加工食品)则与高抑郁及焦虑风险紧密联系。对处于成年期(即年龄处于18~29岁)的个体来说,饮食质量不单与抑郁和焦虑相关,还与自杀意念,积极、消极情绪,以及心理健康有所关联。

反过来说,患有严重心理疾病的人会摄入相对高热量以及高钠的饮食,而这两者通常代表低质量饮食。一项对国内12~17岁留守儿童的研究调查发现,不吃早餐和水果是高心理问题(即抑郁、焦虑症状及失眠)风险的相关因素,而且这个关联在女生中更为明显。另外,随着研究逐渐发现胃肠道微生物群会对大脑功能造成影响,肠道微生物组与饮食相互作用之下对心理疾病发展的复杂影响也开始被探索。例如,过度摄入脂肪可能会对情绪产生急性影响,从而导致焦虑和抑郁症状。

体育活动,特别是团体运动可以减少青少年的抑郁、压力、消极情绪及总体的心理困扰,并提高自我形象、对生活的满意度和幸福感以及心理健康水平。反之,久坐不动的生活方式,比如每天高于两小时的电子屏幕娱乐时间,则可能会增加抑郁症状,或降低生活满意度或幸福感。在研究锻炼对心理健康影响的不同机制中发现,最有证据支持的关联是运动可以提高对自我身体的感知,从而提高自尊水平。另外,久坐不动、长时间使用电子屏幕的生活方式可能会导致社会孤立和孤独感,让个体接收到更多媒体传送的、可能会影响到心理健康行为的信息,同时健康行为(如睡眠和人际沟通)也被屏幕时间取而代之。近期,一项回顾了三十种校园体育干预项目的综述及元分析研究发现,鼓励学生增加体育活动能有效减少焦虑症状,提高心理韧性,以及促进心理健康。除此之外,锻炼还可以显著改善心理精神疾病、认知错误及情绪障碍。比如,研究发现运动是治疗抑郁症的有效方式,而且也可以考虑被选为传统治疗的替代方案。

睡眠和心理健康息息相关。研究表明,提高睡眠质量能够有效减轻抑郁、焦虑和压力的症状,而且睡眠质量提高得越高,对心理健康水平的改善就越大。反之,失眠则是预测抑郁、焦虑、酒精滥用等精神疾病发作的显著因素。比如,睡眠问题自从新冠疫情以来变得更加普遍,而同时这与增加的心理困扰水平显著相关。因此,定期评估并尽早治疗睡眠问题也被推荐为一种预防精神疾病发作的策略。

(二)压力管理与健康

当个体的自身资源无法满足情景需求时,个体处于应激(stress)状态中,所以"应激"也可被理解为当个体的体内平衡被内部或外部的刺激事件(应激源)打破而受到的影响。应激反应对心理和生理健康都会造成影响,特别是当这些应激源持续且强烈,而个体生理脆弱,并且缺乏心理社会资源或应对策略时,长期应激有可能会导致疾病发生。对学生而言,研究发现学业压力会减低成绩,减弱学习动力,增加辍学的风险,甚至影响长期的就业前景。为减少压力对学生生理、心理健康以及学习成绩的影响,学校应该提供有效的减压干预项目。比如,研究发现认知行为疗法、应对技巧培训和社交支持干预可以有效减轻学生的压力,而放松练习、正念减压和心理教育等干预可以有效减低他们的焦虑感。

那么,平时自己可以如何调节和应对压力呢?掌握有效且多样的应对策略,培养心理韧性,以及寻求社会支持都是在面对应激源时可以有效维护心理健康的方式。比如,四种主要应对压力的策略是:聚焦于解决带来压力的问题,聚焦于调节压力所带来的情绪,尝试在压力情况下提取意义,以及寻求社交支持。聚焦问题策略对于应对那些可控应激源通常是有效的,而情绪聚焦则更适用于处理那些因不可控应激源而产生压力的情景。此外,渐进式肌肉放松、腹式呼吸、冥想、意象引导等技巧都是简单有效的缓解压力的技巧。

(三)寻求专业的心理帮助

当出现心理精神疾病时,人们应该及时寻求专业心理医生及精神科医生的帮助。然而,由于受到与心理精神疾病以及向专业人士求助相关的污名化的影响,很多有需要的人可能难以主动地去寻求帮助。除此之外,对专业精神心理服务和医生的负面态度、心理疾病的严重性以及现实因素(如治疗费用,交通,候诊时间)等都可能会阻碍有需要的青少年求助。反之,掌握相关的精神健康知识、之前有过良好的求助经历、与身边的潜在的"守门人"(如老师,家长,医生等)有可信任及紧密的关系、熟悉求助过程等都是促进求助的因素。因此,为了鼓励受心理疾病困扰的个体寻求帮助,相关的干预设计策略应包括提高精神健康素养、去病耻感及增强求助动机等元素。

四、特定群体的自杀预防

(一)基于校园的青少年自杀预防

一直以来,青少年自杀是全球关注的重要公共卫生问题。WHO 报告指出,自杀是 10~24 岁年轻人死亡的主要原因之一,为全球各国带来了巨大的疾病负担。

由于学校是青少年的主要生活场所,以学校为基础的自杀预防计划是解决青少年自杀问题和促进青少年寻求帮助的最有效方法之一。为了更好地帮助有需要的个体寻求帮助,不同类型的"守门人"项目即是通过教授指定人群一些相关的知识和技巧来辨别他们身边有高自杀风险或心理疾病的人,从而及时为高风险人群提供帮助及转介治疗。"守门人"是指与有自杀风险的学生有主要接触的人,他们具有意识到危机和识别预警信号的机会,如教师、家长和同学,"守门人"培训的目的是教授如何识别自杀的迹象和征兆,与识别出的风险对象进行沟通,并将其转介到专业机构寻求帮助。这一培训计划的设计是由于许多具有自杀想法的人不主动寻求帮助,而自杀的危险因素是可以被识别的,从而使具有高自杀风险的人可以被识别并区分出来。

目前国际上已被大量应用及研究的"守门人"培训干预项目有"提问、说服、转介"(Question, Persuade, Refer, QPR)和应用自杀干预技能培训(Applied Suicide Intervention Skills Training, ASIST)等。内容包括:理解人们的态度是如何影响自杀和自杀预防的;为具有风险的人提供自杀急救和援助;确定有效安全计划的关键元素并明确其实施所需的行动;整合社区的自杀预防资源并意识到改善资源的价值;识别自杀预防的其他重要方面,包括自我照顾。研究证据表明,"守门人"培训可改善参与者的知识和态度,减少对自杀的污名化,增加自杀知识,提高"守门人"进行干预的自我效能感。

(二)针对男性的自杀预防

除此以外,还有针对特定性别设计的干预项目。例如,研究发现男性(男性青少年)面对心理问题时的求助意愿与女性相比较低,这会增加其心理健康风险。因此,"致命沉默"(Silence is deadly)是专门为澳大利亚中学男生设计研发的干预项目,旨在通过鼓励男孩们尽早为情绪问题寻求帮助,从而最终达到预防自杀的目标。这个标准化的公共卫生干预项目主要内容有关于心理健康、自杀和寻求帮助的关键数据,男性规范是怎样影响求助的,以及邀请当地著名的男性运动员来分享自己积极的求助经历。在鼓励男生们向身边朋友或身边的成年人求助的同时,这个项目也鼓励男生们去帮助正经受情绪困扰或有自杀想法的同伴。研究结果表明,与对照组相比,完成该干预培训的男生更愿意在经历情绪困扰时向同伴寻求帮助。

第十一章 全球公共卫生与健康

全球公共卫生与健康是一个侧重于改善全球人口健康并致力于实现健康公平的研究和实践领域。它着重研究跨国卫生问题以及产生该问题的决定因素和解决方案；涉及健康科学领域及其他领域的许多学科，促进跨学科合作；是一门综合了以人群为基础的预防和个体临床护理的综合学科。在各国卫生健康命运相互联结、唇齿相依的全球化时代，看似遥远的全球公共卫生与健康就在我们身边。本章将从我们身边的全球公共卫生与健康谈起，进而提供当前该领域治理体系的多元图景，最后落回关于中国角色的探讨。

第一节 我们身边的全球公共卫生与健康

一、国际公认的健康权

健康是人类最基本、最重要的"资产"。当谈论福祉的时候，健康往往会第一时间出现在我们脑海中。传统上，健康被认为属于私人领域，而非公共领域。健康也被理解为"没有疾病"。第一部包含健康相关条款的法律可以追溯到工业时代之前。英国分别于 1802 年和 1848 年通过了《学徒健康和道德法》（Health and Morals of Apprentices Act）和《公共卫生法》（The Public Health Act），以遏制因恶劣劳动条件引起的社会压力。随着 1946 年 WHO 的成立，健康被该组织定义为"一种在身体上、精神上的完美状态，以及良好的适应力，而不仅仅是没有疾病和衰弱的状态"，而健康权首次在国际上得到承认："享受最高而能获致之健康标准，为人人基本权利之一。不因种族、宗教、政治信仰、经济或社会情境各异，而分轩轾。"这一认识在若干国际和区域人权文书中以各种形式得到重申，其中包括《世界人权宣言》《美洲人的权利和义务宣言》《欧洲社会宪章》《经济、社会及文化权利国际公约》《非洲人权和民族权宪章》等。1978 年，《阿拉木图宣言》进一步确认了对健康权的普遍承认，其中各国在宣言中重申了保障民众健康的责任，承诺逐步发展全面的卫生保健系统，以确保有效和公平地分配维持健康的资源。虽然该宣言不具有约束力，但它为实施初级卫生保健制度奠定了基础。总之，健康权与所有国家、每个个体都息息相关，目前几乎所有国家都批准了至少一项确认健康权的国际人权条约。

二、全球化的穹顶之下

全球化的催化作用使得当前世界各国的相互联系比以往任何时候都更加紧密。全球化的本质是全球人口的功能整合,也是不断增加社会间相互联系的过程——这种联系使得世界某一地区发生的事件对其他国家或地区的人群及社会都产生深远影响。而当前人类的健康则很大程度上是全球化在社会文化、生物、经济、环境和制度层面产生的综合结果。健康的决定因素通常可分为五大类:遗传、健康行为、环境因素、医疗服务与社会因素。这五个类别在相互关联的同时也受到全球化的影响。因此,准确理解这些决定因素对于预防和控制个体可能容易受到的健康风险至关重要。

全球化增加了传染病和非传染病的发病风险。例如,埃博拉出血热是跨越国界并迅速传播的众多疾病之一,其暴发的主要原因是人口迁移的增加、致病病毒的进化机制和未知的人畜共患病宿主。又如,不健康产品的广告和营销使得人们的饮食习惯逐渐西化,加上久坐不动的生活方式,导致肥胖和 2 型糖尿病发病率上升。

然而,人们可以利用全球化的正面效应来对抗健康风险。例如,改善全球监测系统有助于预防新发传染性疾病的传播,而采用全球筛查系统和旅行点的及时隔离措施可以应对因人口迁移而传播的潜在疾病。又如,全球贸易自由化使更多国家能够进出口更便宜的蔬菜和水果,这将有助于鼓励人们健康饮食。因此,在全球化的穹顶之下,人们可以通过建立强大公共卫生基础设施、改变行为方式等以抵消全球化带来的健康风险。

三、守护安全的世界

人们对于流行病和全球大流行威胁的认识正随着时间的推移而不断提高。40 多年来,人们已经发现了多种新发传染病,一些已知疾病也"重新出现",其中有些疾病则对更广泛的人群和地区产生影响(例如,登革热和埃博拉出血热),有些疾病对现有的治疗措施产生了耐药性(例如,耐多药结核病),还有些疾病被证实会产生新的不良健康结果(例如,寨卡病毒病)。

虽然并非每一种新发传染病都会对公共卫生与健康产生重大影响,但它们中的一些会发展成为广泛的流行或导致全球大流行。除了对健康造成损害之外,这些疾病还可能对日常生活产生影响,导致商业活动的中断并造成巨大的经济损失。例如,2003 年 SARS 暴发造成了约 300 亿美元的经济损失,即每例病例造成的经济损失超过 300 万美元。

因此,为了更好地应对疫情,各地区、各国和国际社会都在努力提高应对新发疾病的能力。例如,2005 年 WHO 修订《国际卫生条例》(IHR),概述了各国和国际组织在全球卫生安全中的作用和责任,要求各国提高检测、报告、评估和应对疫情及其他突发公共卫生事件的最低能力:"各国及全球范围内所采取的预防和应对流行病和全球大流行的行动,旨在尽量加强防范可能造成跨地理区域和国际边界危及人口健康的急性公共卫生事件,这包括努力提高各国预防、检测和应对传染病威胁的能力。"

虽然迄今为止各国已经在全球卫生安全方面做出了很多努力,但疫情在全球范围内仍容易暴发。根据 WHO 的一项统计,2018 年大多数国家对新发疾病的国家防范水平仍为"低至中等"水平,未达到《国际卫生条例》的核心能力要求。从全球应对新冠疫情的经验来看,相较于缺乏对于流行病或疾病全球大流行的防范和应对能力,缺乏资金来建立强大的公共卫生系统、完善社会保障计划、加强国际合作和全方面提升全球卫生安全的问题显得更为突出。因此,保障健康以守护安全的世界,既与每个个体息息相关,也需要各国联手行动。

四、可持续发展目标:不让任何一个人掉队

面对全球日益加剧的发展不均衡和气候变化等威胁,联合国所有会员国于 2015 年 9 月一致同意通过《变革我们的世界——2030 年可持续发展议程》(Transforming our World: The 2030 Agenda for Sustainable Development)。该议程是 2015—2030 年全球可持续发展合作的全体行动计划,是由 193 个联合国会员国共同达成的成果文件。其中确定了 17 项可持续发展目标和 169 项具体目标,将推动世界在今后 15 年内实现 3 个史无前例的非凡创举——消除极端贫穷、战胜不平等和不公正以及遏制气候变化。该议程亦高度重视改善公平,特别是满足妇女、儿童和其他弱势群体的需要,以便"不让任何一个人掉队"。

健康是 2030 年可持续发展议程的重点关注领域。可持续发展目标 3(SDG3)为"确保健康的生活方式,促进各年龄段所有人的福祉"。其中包括 13 项子目标和 28 项指标,用于衡量实现目标的进展情况。前 9 个子目标是"成果目标",分别是:降低孕产妇死亡率、消除五岁以下所有可预防的死亡、对抗传染病、确保减少非传染性疾病死亡率并促进心理健康、预防和治疗药物滥用、减少道路伤亡、普及性健康和生殖保健服务及教育、实现全民健康覆盖、减少危险化学品和污染造成的疾病和死亡。后 4 个子目标则是实现该目标的四种"手段",分别是:实施《WHO 烟草控制框架公约》,支持研究、开发和普及可负担的疫苗和药品,增加发展中国家的卫生融资并支持卫生人力,改善全球健康风险的早期预警系统。

此外,几乎所有其他 16 项可持续发展目标都与健康有关,可通过 WHO 提倡的"健康融入所有政策"实现。例如,改善女孩的教育水平(目标 4.1)将改善孕产妇健康结局(目标 3.1);解决儿童营养不良问题(目标 2.2)将对儿童健康产生重大影响(目标 3.2)。

第二节　多元的全球公共卫生与健康治理

在全球化时代下人类面临疾病乃至死亡的威胁。虽然利益相关主体的联手行动十分重要,但全球公共卫生与健康治理体系还是杂乱无章。当前的体系中,有政府间的治理机制及其背后的国家,也有追逐利益的企业及其支持下的慈善基金会,有各种各样的非政府组织,也有各类主体构成的全球伙伴关系。每个主体有着不同的价值、利益和动机,进而形成很多针对同一卫生健康问题的不同治理机制,各种机制交叉重叠,故而在产生一定成效的同时,摩擦与矛盾也难以避免。

一、政府间治理机制

在联合国系统中,WHO、联合国开发计划署、联合国儿童基金会、世界粮食计划署、联合国人口基金会等都是全球公共卫生与健康领域中的重要机构。联合国人道主义事务协调办公室、联合国毒品和犯罪问题办公室、联合国难民事务高级专员公署等机构也在特定议题中开展公共卫生与健康项

目。联合国艾滋病规划署更是联结以联合国机构为主导的政府间国际组织、国家和非政府组织的伙伴关系机构。世界银行则凭借大量资源和技术专长,以及与各财政部高层决策者的紧密联系,在全球公共卫生与健康领域的影响力日益增强,目前是该领域最重要的多边援助方之一。

当前全球公共卫生与健康的核心技术机构是 WHO。1945 年 4 月,在筹建联合国的旧金山会议上,中国代表施思明和巴西代表苏札提议建立统一的国际卫生机构。1946 年,联合国经济及社会理事会在纽约组织召开关于 WHO 宪章、框架的会议,当时的 51 个联合国成员国和 10 个非成员国都签署了该宪章,并同意在 26 个国家国内批准宪章后正式建立 WHO,将该组织作为联合国系统中的专门机构。至此,人类历史上诞生了第一个覆盖全球范围的公共卫生与健康治理机构。

WHO 宪章阐明了人类健康权的普适价值,每年 5 月召开的世界卫生大会及其决议表明 194 个成员国的意愿。该宪章第十九条规定世界卫生大会在三分之二成员国投票同意的情况下,可以通过 WHO 能力范围内的公约或条约。成员国必须在大会通过一项条约后的 18 个月内接受或拒绝该条约,而接受条约的成员国则需要把条约纳入国家内部的法律体系。

由于国际体系中没有高于国家的“世界政府”,法律的国内实施依靠的是国家主权。本国利益优先的原则使得具有法律约束力的一些国际法常被认为是“软法”,WHO 做出的决定也常被各国仅当作“建议”。不过,WHO 作为全球卫生专业机构的地位仍然受到大多数国家政府、非政府组织、专业人士的认同。更重要的是,随着全球化程度的加深,病原体的传播无法局限在某一国国界之内。不遵守 WHO 准则或建议的国家,往往会面临由于国内疫情失控蔓延至国外而遭受别国外交制裁、WHO 公开批评等压力。

在 WHO 框架下的国际法中(表 11-1),《WHO 烟草控制框架公约》和《国际卫生条例(2005)》的全球影响力最大,而守则、战略、行动计划和准则具有一定的号召力,用以制定标准或引领全球议题。

表 11-1　WHO 框架下的国际法

国际法类型	作用	举例
公约	在 WHO 下各缔约方谈判达成的公约,签署公约的会员国被要求努力批准、接受或核准公约并做出不破坏公约所列目标的政治承诺。	《WHO 烟草控制框架公约》
条例	具有约束力的国际法律工具。	《国际卫生条例(2005)》
全球守则	卫生相关的自愿原则、标准和做法;帮助成员国制定或改进相关法律和制度框架、拟定和实施适当的措施;会员国酌情用于拟定和实施有约束性和自愿性的双边协定及其他国际法律文书。	《国际母乳代用品销售守则》(1981 年)、《WHO 全球卫生人员国际招聘行为守则》(2010 年)
全球战略	应对全球卫生威胁的战略性愿景,其中包括特定的目标和对利益相关者的指南。这些全球战略往往强调 WHO 的比较优势,例如通过建立伙伴关系和协调各方的能力。	《2016—2021 年全球卫生部门艾滋病毒战略》
全球行动计划	实施卫生战略的针对性步骤,列明详细任务、时间规划和资源。	《2013—2020 年预防控制非传染性疾病行动计划草案》、《COVID-19 关键防范、准备和应对行动》
准则	准则审查委员会制定的确保适当使用证据的全球准则,是可影响卫生政策或临床干预措施的建议。	《艾滋病自我检测和伴侣告知指南》(2018 年)、《WHO 关于分娩护理以获得积极分娩经历的建议》(2018 年)

资料来源:根据 WHO 官方网站的信息整理。

《WHO 烟草控制框架公约》是针对烟草的第一部世界范围多边协议,也是 WHO 第一个具有国际法约束力的全球性公约。它规定广泛禁止烟草广告、提高价格和税收、在烟草制品上印制健康警告标签以及除了其他烟草控制战略以外的避免人们接受被动烟草的措施。虽然公约得到了大多数国家政府和社会民众的支持,但是它有一些弱点,例如,语言表述模糊,实施时的裁量空间大,而且没有保障低收入国家或高收入国家实施相关政策的能力。

《国际卫生条例(2005)》则是目前唯一获国际公认的、抗击跨国疾病暴发与其他卫生危机的国际法。截至 2022 年,它有 196 个缔约国。WHO 总干事被赋予宣布"国际关注的突发公共卫生事件"(Public Health Emergency of International Concern, PHEIC)的权力,突发事件委员会则为突发疫情和长期卫生问题提供更具体的规则和指南。2007 年正式实施《国际卫生条例(2005)》起至 2022 年,WHO 共声明了七次"国际关注的突发公共卫生事件",依次为 2009—2010 年的甲型 H1N1 流感大流行、2014 年脊髓灰质炎疫情、2014—2016 年的埃博拉出血热疫情、2015—2016 年寨卡病毒病疫情、2018 年刚果埃博拉出血热疫情、2020 年的新冠疫情以及 2022 年的猴痘疫情。而履行该条例的责任则是落在各个国家身上,监测到疫情暴发的国家有责任迅速公开地通报疫情,其他国家也有责任通过停止不公正的贸易、旅行限制。过往的经验也表明,当通报疫情导致经济的损失超过了国际社会补偿的资金与技术支持时,往往倾向于瞒报或迟报实际疫情。

虽然上述法律体系不具备绝对约束力,但 WHO 通过与国际非政府组织、医学专家和来自各国的科学家建立 WHO 合作中心,积极组织医学专家向公共卫生与健康问题严重的国家和非政府组织提供建议。目前,WHO 在 80 个会员国有 800 多所 WHO 合作中心从事护理、职业健康、传染病、营养、心理健康、慢性病和卫生技术等领域的工作。WHO 还下设六个区域办事处和多个国家办公室,为需要帮助的国家提供支持与援助,这也是各类公共卫生与健康信息的重要来源。

二、主权国家:依旧核心的治理主体

全球公共卫生与治理在国家主权下往往不堪一击,在国际政治博弈中反复无常。全球化使得传染病迅速向世界各地传播,微生物不需要携带护照,也无须跨越主权国家的地缘政治边界,便足以削弱单个主权国家对公共卫生的控制能力。但是,全球化削弱国家主权的力度有多大,各国固守主权、损害国际合作的回应就有多强烈。然而,没有国家的支持,上述的政府间公共卫生与健康治理机制便无法成型。传统观点总是集中在发达国家对发展中国家的援助与卫生资源的再分配。"施舍"与"接受",是目前南北"卫生鸿沟"很难破解的刻板印象。

除了上述 WHO、世界银行等多边机制主导的多边援助外,双边援助更易控制、更具针对性。双边援助长期占全球官方援助的 2/3 左右,并呈增长趋势。援助国的动机除了人道主义外,往往还包括与自身利益相关的考量。

经济合作与发展组织发展援助委员会的 31 个成员是最大的卫生救援资金提供者,所提供的援助占据了全球官方发展援助的 90%。但是这些国家中,达到联合国"官方发展援助占援助国国内收入总值的 0.7%"标准的国家大多为北欧国家。总体而言,发达国家官方卫生发展援助的不足是制约全球公共卫生与健康治理发展的主要因素之一。

美国和英国是发展援助委员会成员中对外卫生援助最多的两个国家。美国政府 2020 财年的全球卫生发展援助金额为 157.5 亿美元,较 2006 财年的 52 亿美元增长约两倍,但该国官方发展援助占美国国民总收入的百分比远远低于 0.7%,美国人民的官方卫生发展援助人均的援助额也小于挪威、丹麦和英国的人均援助额。

在新冠疫情之前,英国曾长期能够实现官方发展援助占国民总收入 0.7% 的目标。英国的援助对于缓解埃博拉出血热疫情、疟疾、脊髓灰质炎疫情等有重要作用,英国也积极倡导保障卫生领域中女性的权利。然而,2020 年 11 月,英国议会同意政府暂时将对外援助支出从国民收入的 0.7% 削减至 0.5%。这将大幅减少全球公共卫生与健康领域国际组织的资金支持,例如 WHO 的全球消除脊髓灰质炎项目的英国资金将减少约 95%。

在大多数情况下,发展中国家扮演受援国的角色。但是这个角色可能被两种情况打破:第一,新兴经济体在全球公共卫生与健康治理体系中愈加活跃;第二,当不分国籍的病毒肆虐全球时,发达国家也需要国际社会其他成员的援助。

新兴经济体作为全球公共卫生与健康治理的后来者,在以西方为中心的规则体系中难有独立的发言权。但它们的加入无疑丰富了全球公共卫生与健康治理的叙事,其中最受瞩目的当属"金砖五国"(巴西、中国、印度、俄罗斯和南非)。这些国家的援助模式与传统援助国不同,偏向分享发展经验。例如,巴西注重经验分享和技术援助,加强与发展中国家卫生部门的对话与合作;印度有药品研发(尤其是仿制药)、远程医疗诊断的优势,该国提供的疫苗也占联合国疫苗采购的 60%~80%;南非和俄罗斯则更多采用三方援助或多边援助的方式。作为世界上最大的发展中国家,中国始终以南南合作为基本立场,过往的国际卫生合作除了众所周知的中国医疗队外,以双边模式下的医疗卫生成套项目援助为主,包括援建综合医院和卫生中心等、捐赠医疗设备和药品物资,帮助受援国缓解医疗卫生设施不足的问题,超过 80% 的援建项目集中在撒哈拉以南非洲国家。随着中国逐步深入参与全球公共卫生与健康治理,中国对外卫生健康合作由硬件援助逐步转向"授人以渔"的医疗技术合作和医疗系统建设,并不断拓展公共卫生合作。从 2014 年起,中国援非抗击埃博拉出血热,协助多国防控黄热病、鼠疫、寨卡病毒病等疫情,中国还支持非洲疾控中心建设,与坦桑尼亚、科摩罗等国和国际组织共同实施疟疾、血吸虫病等公共卫生合作项目,开展抗疫国际合作。在中外医院对口合作方面,中国和 41 个国家的 46 家医院建立了对口合作关系,支持心脏、重症医学等重点专科中心建设,帮助受援国提升医疗服务能力。而中国基于"赤脚医生"的初级卫生保健、"降消项目"等妇幼健康实践、抗疟"1-3-7"策略和血吸虫病防治等也为全球公共卫生与健康治理提供了鲜活的经验证据与实践路径。

尽管发展中国家中有一部分国家已经从发展援助中"毕业",但大多数国家仍然需要从全球公共卫生与健康治理中获得改善卫生条件的资源。发展中国家的发展需求与全球公共卫生与健康治理体系控制疾病传播、保障全球贸易体系秩序等诉求出现了一定的错位,进而导致一些卫生发展项目难以实施甚至失败。在当前亟需变革的全球卫生发展合作体系中,目光越来越转向受援国本身:受援国是否有自主性?从表面上看,它们是或许被动的——医疗卫生水平较低,甚至有大量的专业人士及护工向外移民。然而,在选择是否参与公共卫生与健康合作、提升医疗卫生在公共财政中的开支上,它们是主动的。因此,全球公共卫生与健康的守护,需要卫生发展相对落后的国家和地区与其发展伙伴共同发力,而非单纯依靠"援助方"的"输血"。

三、私营部门的全球公共卫生与健康责任

私营部门主要包括企业和私人慈善基金会等。它们拥有高效的管理模式、丰富的各类资源,其

中大多数私营部门体量小,可以为全球公共卫生与健康治理提供直接、迅速的资金支持及信息和其他资源,并节约交易成本。

许多跨国制药公司在全球公共卫生与健康治理中呈现追逐利益与履行社会责任的两面性。它们在医药市场占据垄断地位,但在国家与公民社会的期待以及国际规范下,也履行一定义务。一方面,制药巨头不愿研发针对贫困人口常见疾病的药物,且阻碍发展中国家获取治疗常见疾病的基本药品。另一方面,跨国制药公司也响应一些全球公共卫生与健康倡议,降低药价、捐赠药物、向普通公司提供专利分许可,或与政府、政府间国际组织等结成公私合作伙伴关系,在发展中国家开展一系列公共卫生援助项目。

私营部门的另一重要主体是私人慈善基金会。它们能够直接连接援助者与受援者,管理科学、资金使用透明度高,受到广泛支持。然而,基金会也有可能依赖技术方法,而忽略政治、经济、社会及环境因素,或是过于注重针对个别卫生问题的“垂直”治理方式,忽略了可持续性,而且资本的逐利性容易产生回扣等问题。全球公共卫生与健康领域的慈善基金会中,美国的比尔及梅琳达·盖茨基金会的活跃度最高,是全球公私伙伴关系的最主要参与者,也是影响力仅次于美国、英国的第三大全球公共卫生与健康援助者。该基金会目前是抗击艾滋病、结核病和疟疾全球基金的最大出资方,共捐赠了 20 亿美元。

四、以公共利益为驱动的非政府组织

非政府组织是非政府的、非营利导向的、以公共利益为目标的地方性、全国性或国际性组织。它们游说政府、筹集资金、建立志愿者网络,推动各国政府和国际组织的议程设置,甚至在全球治理的民主程序中有选举权和发言权。如今,非政府组织也开始获得越来越多的官方发展援助资金,帮助官方发展援助机构克服分支机构分布、职能以及资源等方面的约束。然而,由于其非营利性质,有些非政府组织的管理十分低效,也缺乏财务透明度,故而其对于社会捐赠资源的使用情况常常受到争议。

在公共卫生与健康领域,不同的非政府组织承担了包括医疗卫生专业服务、志愿者组织、政策倡议、信息技术等职能。在人道主义援助中,红十字国际委员会和无国界医生的全球影响力在众多非政府组织中最为深远。

成立于 1863 年的红十字国际委员会在世界各地努力为受冲突和武装暴力影响的人提供援助,并积极推广保护战争受难者的法律。它是世界上最重要的人道主义法——1949 年《日内瓦公约》最主要的守护者,共获得三次诺贝尔和平奖。目前,它共有来自 90 多个国家的约 1.8 万名员工,资金主要来自各国政府以及国家红十字会和红新月会的自愿捐赠。该组织帮助处于冲突与战争中的人们建设安全的供水设施,培训医务人员、治疗战争伤员、监测流行病、恢复免疫服务、供应基本药品和医疗设备,以及派遣外籍的外科或医疗工作组。

同样以独立、中立闻名的无国界医生于 1971 年在法国巴黎成立,现已发展成全球运动,设有 25 个协会,无国界医生在全球 90 多个国家开展救援项目,雇佣 150 多个国家的员工。数以万计从事医疗、后勤和管理的专业人士投身组织的救援工作,他们绝大部分来自医疗援助项目所在的国家。1999 年,该组织获得诺贝尔和平奖。近年,无国界医生在缅甸、刚果民主共和国、南苏丹等国的国内冲突中开展人道主义医疗救援。它也是全球最大的非政府结核病治疗提供者之一。为应对新冠疫情大流行,该组织除了维持现有的基本医疗护理项目,还开展了大量专门应对新冠疫情的项目。

五、公私伙伴关系：公共卫生与健康治理的"全球"注脚

20世纪90年代兴起的全球公私伙伴关系目前还是全球公共卫生与健康治理的新生事物,其数量和影响力正不断攀升。由于得到公私领域的共同支持,全球公私伙伴关系的财力、物力和人力资源相当可观,功能宽至药物与疫苗研发、医疗技术援助和支持服务、卫生相关的国内国际宣传及财政支持,等等。在这些伙伴关系网络中,不同的主体发挥自身的比较优势:国际组织促进国际合作与信息交流;发展银行则提供资金和经济建议;私人企业在物资及人员方面优势明显;非政府组织则提供卫生专业人士或非专业志愿者。但是,这些伙伴关系缺乏系统的协调,缺乏有效问责机制与财务透明度,目标范围也往往较为局限。例如,对药品和疫苗研发的过度关注,容易忽视欠发达国家脆弱的卫生系统和较低的药品、疫苗的保存与运输能力。

抗击艾滋病、结核病和疟疾全球基金是最重要的全球公私伙伴关系之一,其任务是吸引并使用资源来防治HIV/AIDS、结核病和疟疾。该基金会的董事会包含来自民间团体和私营部门的有投票权的成员、盖茨基金会以及来自发展中国家和捐赠国的代表。WHO和世界银行等合作伙伴则是无投票权的成员。自2002年建立至2020年,全球基金已向140多个国家提供232亿美金的资助,拯救全球约4 400万人的性命,并使HIV/AIDS、结核病和疟疾的致死人数减少46%。

全球疫苗免疫联盟的使命则是通过增加贫困国家儿童免疫接种的机会来拯救儿童的生命。该联盟设有多利益相关方董事会,会员包括享有永久投票权的盖茨基金会、联合国儿童基金会、WHO、世界银行,18个来自发展中国家和捐款国家政府、疫苗制造商和民间团体的无投票权成员。自2000年以来,该联盟对针对白喉、破伤风、百日咳、乙型肝炎和流感嗜血杆菌为基础的疫苗免疫率的影响显著。截至2020年,该联盟通过常规项目为全球约8.8亿儿童进行免疫接种,进而拯救了超过1 500万人的生命。其支持的国家的全国免疫覆盖率于2018年达到81%,受新冠疫情影响,2020年下降到了78%。

第三节 全球公共卫生与健康的中国角色

一、援外医疗队的60年长卷

中国援外医疗队是中国外交的一块金字招牌。从1963年中国向阿尔及利亚派出第一支援外医疗队开始,中国援外医疗队走过了整整六十年。1963年,在经过长期的抗争后,阿尔及利亚摆脱了法国的殖民统治,获得了民族独立。但是,法国殖民者离开的同时,撤出了在阿尔及利亚的绝大部分医疗资源,加之长期的殖民统治使得阿尔及利亚的卫生体系十分脆弱,疾病丛生的现状极大影响阿尔及利亚独立后的国家建设与发展。应阿尔及利亚请求,中国即刻向阿增援医疗队,这标志着中国开始有组织、成规模地对外提供持续性的卫生援助。中国医疗队的到来,有效缓解了阿尔及利亚的卫生难题,并得到其他非洲国家的广泛好评。实际上,20世纪60—70年代正是中国谋求与广大发展中国家建立合作战线的关键时期,也是世界反殖民浪潮的高峰阶段。中国援外医疗队既为受援国

应对医疗卫生难题提供了有力支援,也营造了中国良好的国际形象,为推动国家之间的友好交往做出了巨大贡献。

党的十一届三中全会以后,国内确立了以经济建设为中心,实行改革开放的战略决策,中国进入到新的发展阶段。同时,作为中国外交重要组成部分的援外医疗队也发生了转变。一方面,中国继续定期派遣医疗队,发扬国际主义精神,主动承担国际责任。另一方面,医疗队在规模、结构、布点和工作内容等层面不断进行完善,既有效地促进了受援国当地的卫生发展,同时又与中国自身的能力和政治经济发展需要更好地结合起来。

进入新时代以来,中国援外医疗队各项工作得到进一步完善,在推动大国外交和构建人类卫生健康共同体等方面起到了重要作用。这一时期,中国援外医疗队逐步形成了一批品牌项目,如"光明行""爱心行"等活动。2014 年,埃博拉出血热在西非大规模暴发,中国政府即刻组织派出了近1 000 人的医疗队伍,对控制埃博拉出血热的流行发挥了重要作用。新冠疫情期间,援外医疗队同样作为中国支援世界各地抗击疫情的关键力量。可以说,中国援外医疗卫生人员始终奔走在疫情与疾病的第一线。

中国援外医疗队在组织方面具有一定优势。一是中央统筹下各部门协调援外医疗队的工作。当前,援外的整体工作由国家国际发展合作署牵头规划,外交部负责各项外交事务,财政部负责经费预算和划拨,国家卫生健康委员会负责医疗队的组织和派遣等工作。二是对口援助机制。一般来说,援外医疗队的派遣组织工作通常施行一省对口支援一国或多国的机制,这为支援的稳定和传承提供了制度基础。同时,中国援外医疗队往往由各地方医院的骨干力量组成,被选派的医生都具有主治医生以上资质,在各自的业务上能够独当一面。

在援助过程中,中国援外医疗队也展现出以下特点。一是在援助内容上,医疗队在驻扎医院为受援国民众提供高质量卫生服务的同时,十分关注偏远地区的卫生需求,定期进行巡诊活动。二是在治疗程序上,面对疑难重症,援外医疗队采取会诊制度,即多位不同专科的医师共同商议,最终确定治疗方案。三是在治疗方法选择上,医疗队不但把现代西方医学的先进技术输送到受援国,还把"针灸"等传统医学带出国门,给受援国人民送去希望。另外,与援外医疗队同行的往往还有必需的药品和医疗器械,这既能够保障援外医护人员顺利开展工作,也可以帮助提升受援国家的医疗器械和资源水平。

二、中国的身份转变

改革开放后,越来越多的外部卫生发展资金涌入中国,主要资助方包括世界银行,全球疫苗免疫联盟,抗击艾滋病、结核病和疟疾全球基金等国际组织,以及英国、美国、日本、德国的国际发展机构等。对于全球公共卫生与健康而言,改善人口基数庞大的中国的健康状况,不仅能够改善全球公共卫生与健康水平,还能为其他发展中国家提供鲜活的卫生发展经验。作为一个发展意愿强烈、政策执行力较强的国家,中国能够较为有效地整合外部卫生发展资金以配合国内卫生政策的试验、制定、实施与评估,合理结合本土实际与先进的国际技术与理念,保证外部资金撤出后的可持续性,推动卫生发展的结构性变革。通过回顾在中国的外部资金支持项目不难发现,全球公共卫生与健康触手可及。

自 1980 年世界银行恢复了中国的合法席位之后,中国政府于 1982 年即开始与世界银行合作贷款业务,至今已有40余年。从最初的第一个卫生项目(农村卫生及医学教育)到2017—2020年中国医疗卫生改革促进项目,世界银行在中国的卫生贷款项目覆盖"垂直"的单一公共卫生与健康问题和"水平"的卫生体系。

如今,中国已经逐渐从全球公共卫生与健康的"受援国"中"毕业"。虽然在国内公共卫生与健康事业发展上仍长路漫漫,也还需要更多的全球公共卫生与健康的实践和理论做支撑,但一些有益的发展知识与经验或能助益其他发展中国家,实现南南发展合作与共同成长。近年来,国际组织与国际发展机构与中国合作的关注点也正呈现转移的趋势,更期望中国为全球提供发展经验。除上文所述的中国对外双边公共卫生与健康合作外,中国还于近年与英国及盖茨基金会合作,在坦桑尼亚开展疟疾控制试点项目,初探三方合作的新方向。而此疟疾控制试点项目的来源与依托,正是中国的"无疟疾之路"(2021年6月30日,中国成为WHO西太平洋区域30多年来首个获得无疟疾认证的国家)。

当然,提供发展经验的发展中国家不只是中国,巴西、印度、俄罗斯、南非等金砖国家,墨西哥、土耳其等"新晋"经合组织国家等或能通过更加平等互惠的方式打破传统的援助模式。这也表明中国和其他发展中国家同样能够为世界带来知识和实践上的贡献。

第十二章　健康事业与健康产业的发展

第一节　基本概念及其关系

一、医疗、卫生、健康的概念及其相互关系

《大辞海》对"医疗"的定义非常简明,就是"治疗疾病",也就是常说的救死扶伤;是用专业的方式努力让有了疾病的人们恢复健康。同时,《大辞海》和《辞海》(第 7 版)对"卫生"的定义也很清晰:"社会和个人为增进人体健康,预防疾病,创造合乎生理要求的生产环境、生活条件所采取的措施。"从上面两个定义中会发现,"医疗"和"卫生"的核心目的都在于"健康",于是在三个概念中,"健康"的定义作为基础就变得尤为重要。WHO 对于健康的定义也是一个逐步发展,逐步深入的过程。1948 年,也就是现代意义上的 WHO 成立的时候,就对"健康"给出了一个非常重要而且相当科学的定义——"健康不仅仅是身体没有疾病或者体弱,而且是包括生理、心理和社会适应三方面的良好状态。"

这个定义不仅考虑了人的生物属性,也充分考虑了人的社会属性;不仅关注了身体状态,也关注了心理状态。为全世界人民理解"健康"奠定了科学而完整的基础。30 年后的 1978 年 9 月,来自 134 个国家的代表以及同 WHO、联合国儿童基金会建立正式联系的专门机构及非政府组织的 67 名代表,在苏联哈萨克共和国(现哈萨克斯坦共和国)首府阿拉木图,共同参加了国际初级卫生保健会议,发表了关于健康的《阿拉木图宣言》(*Almaty Declaration*),提出:"健康不仅是疾病与羸弱的匿迹,而且是身心健康和社会幸福的总体状态。"也就是说健康不仅是个人需要的状态而且是社会需要的状态。此后的 1984 年,该组织又对健康的定义进行了更加详细科学的阐释:"健康的个体和群体能满足其生存的期望,能适应各种环境的改变。健康是从解剖、生理和心理相结合的状态出发来考虑的,能发挥自己在家庭、单位和社会中的价值;能处理来自生理、生物、心理和社会各方面的应激;能避免各种疾病的危险和过早死亡。健康是人类与物理、生物和社会环境的平衡;是各种功能活动的和谐。"这个健康的概念在目前的社会与经济发展条件下已经较为完整了,也具有良好的普遍性,而且在强调社会性的同时,也指出了本人对自身健康的责任。

不妨用比较通俗的方式去理解这三个概念之间的关系,"健康"是一种人们需要的完美的正面状态,是需要个人和整个社会去努力维系与追求的共同目标;与其对立的负面状态就是"疾病"。为了保持这种完美的状态,需要采用很多方式,其中非常重要的是构建相应的环境和条件,这就是"卫生"。可是,不管如何努力,终究还是会有人罹患疾病,失去健康。为了恢复健康,就要有专业治疗疾

病的方式和过程,即"医疗"。简单地说,医疗和卫生都是为了健康。从责任的角度讲,必须明确本人是自己健康的第一责任人,同时对家庭乃至社会也承担着不可推卸的责任。而"卫生"讲的是保障健康、预防疾病的环境和条件,这些环境和条件很少是孤立的、只影响到某个个体的,所以卫生天生就具备群体性,更强调公共属性,政府在其中承担的责任也就相对高。而医疗的责任划分相对复杂,在不同的管理体制下划分也不尽相同。

二、行业、事业、产业的概念及其关系

行业、事业和产业,这三个词在不同的语境下有着不同的含义,而且经常被用作非常宏大的概念。在这种宏观环境下,产业的概念通常大于行业,一个产业包括若干行业。但在本章中,主要介绍在中观环境下,在一个领域中如何理解这些概念及其相互关系。

将"行业"定义为提供性质相似或目的相同的产品和服务的各类组织和活动的集合。这些产品和服务既包括私人产品(服务),也包括公共产品(服务),涉及的组织既包括企业这种营利性组织,也包括政府、慈善机构等非营利性组织。比如保险行业,既包括交通险、家庭财产险这样的私人产品(服务),也包括基本医疗保险这样的公共产品(服务),涉及的组织既包括以营利为目的的保险公司,也包括政府直接管理的社会保险经办机构。

国内常见的"产业"概念泛指具有某类共同特性的企业集合,中观层面的定义是指一定区域内生产同类或密切替代产品、服务的企业集合。无论怎样,产业指的是企业集合,换句话说就是营利性组织的集合。与其相对的"事业"则特指不以营利为目的,由国家、企业或私人团体支付其经费的社会工作。

因此,本章所讲的在中观层面某个领域中的行业、事业和产业的关系,不是仅仅简单地按范围大小划分的,而是主要按机构目标和驱动机制区分,可以说行业包括事业和产业两个部分,即一个完整的行业需要由直接以社会责任为己任的事业与以营利为目标进而满足民众与社会需求的产业共同组成。对于整个行业乃至整个社会而言,事业、产业缺一不可。只不过对于不同的行业,在不同的管理体制下,事业和产业所占的比例有所差别。比如医疗行业和教育行业,在我国的社会主义市场经济体制下,事业所占的比例就比较高;而在服装行业、化妆品行业等大众消费行业中,产业所占比例就非常高。而同样是医疗行业与教育行业,在美国的体制下,其产业所占比例较高。

三、健康事业的概念和构成

(一)健康事业的概念

通常"健康事业"是指以维护增进、改善恢复全体人民和公民个人健康为目的的事业。既然是事业就要强调其非营利性。2020年6月1日起施行的《中华人民共和国基本医疗卫生与健康促进法》第三条明确规定:"医疗卫生与健康事业应当坚持以人民为中心,为人民健康服务。医疗卫生事业应当坚持公益性原则。"

(二)健康事业的构成

我国的健康事业由以下五大方面构成。

1. 基本医疗卫生服务　基本医疗卫生服务包括基本医疗服务和基本公共卫生服务两大部分。

其中,基本医疗服务中最重要的部分就是医院所提供的基本医疗保险所覆盖的治疗、康复、护理、家庭医生签约等服务,同时还包括了重点人群医疗保健服务,比如职业健康保护、妇幼保健、老年人保健、残疾预防和残疾人康复等。基本公共卫生服务包括了传染病防控、慢性非传染性疾病的防控与管理以及精神卫生事业等内容。

2. 卫生健康治理　卫生健康治理包括健康事务管理服务和健康环境管理两大方面。其中健康事务管理服务包括政府健康事务管理、社会组织健康服务、健康产业园区管理、健康风险筛查、健康状况调查和营养状况监测等方面内容;健康环境管理则包括健康环境保护与污染治理、健康环境监测评估和检查以及健康环境公共设施管理等方面内容。

3. 健康事业资金保障　医疗卫生事业必须有稳定、可持续的资金保障。我国的健康事业资金保障目前主要由各级政府相关财政拨款、基本医疗保险统筹基金以及社会捐赠援助等非营利性的社会卫生支出构成。根据 2022 年 7 月 12 日国家卫生健康委员会发布的《2021 年我国卫生健康事业发展统计公报》,2021 年全国卫生总费用初步推算为 75 593.6 亿元。其中:政府卫生支出 20 718.5 亿元,占 27.4%;社会卫生支出 33 920.3 亿元,占 44.9%;个人卫生支出 20 954.8 亿元,占 27.7%。人均卫生总费用 5 348.1 元,卫生总费用占 GDP 的比例为 6.5%。

4. 健康科学研究与教育　健康科学研究与教育事业由健康科学研究和技术服务、健康人才教育培训以及健康知识普及三个部分构成。其中,健康科学研究和技术服务主要包括医学研发服务、科技推广和应用服务、健康产品质检技术服务;健康人才教育培训则包括医学教育和健康职业技能培训;健康知识普及包含了通过多种媒体、渠道,以各种形式进行的健康知识普及以及相关的内容制作等服务,目的在于提升全体民众的健康科学素养。

5. 医疗卫生健康设施　医疗卫生健康设施包括了医疗卫生健康机构(如医院、全民健康管理中心等)的房屋、建筑安装和建筑装饰装修。它既是健康事业的内容也是健康产业的内容。因为有大量的医疗卫生健康机构设施是由政府财政或者国有资产管理部门投资建设的,很多是不以营利为目的的机构,所以它是健康事业的内容。而在我国的社会主义市场经济中,也有企业(包括民营企业)投资兴建营利性的医疗卫生健康机构;同时,无论谁来投资,建筑施工单位都是企业组织,所以它也构成健康产业的内容。

四、健康产业的概念和分类

（一）健康产业的概念

2019 年国家发展和改革委员会联合多个部门制定并发布了《促进健康产业高质量发展行动纲要(2019—2022 年)》,纲要开篇即明确:"健康产业是全社会从事健康服务提供、相关产品生产经营等活动的集合。"

要维护和增进全体人民的健康,仅靠政府和慈善机构的非营利性工作是完全不够的,或者说只能满足基础的需求。在新的历史时代,要满足人民群众对健康的更高追求,使人民群众获得更强的幸福感,还必须通过市场机制充分调动企业积极性,提供高品质的健康产品与服务,因此健康产业受到越来越高的重视。

（二）健康产业的分类

健康产业根据其产品与服务的属性可以分为四个大类,分别是:医疗服务与产品、非医疗服务与产品、健康保险金融服务以及其他与健康相关的服务。

1. 医疗服务与产品　主要包括：医疗服务、健康管理服务、医疗信息技术服务、药品与试剂制造、医疗器械制造、药品及其他健康产品流通服务以及环境处理专用药剂材料和设备制造。

2. 非医疗服务与产品　主要包括：健康用品器材与智能设备、保健食品、智慧健康技术服务、体育健身及非医疗保健服务。

3. 健康保险金融服务　主要包括：健康保险服务、健康基金和投资管理服务两类。

4. 其他与健康相关的服务　指健康法律服务、医疗支持服务（如医院专业物业管理）等未列入上面三个大类又与健康直接相关的产业类别。

由于健康产品和服务的专业性和复杂性很高，以上每个细分产业还可以继续细分、再细分为多个更专业的小产业类别，从而构成了在 GDP 中占比相当高的、庞大的健康产业体系。

五、健康行业及内部关联

（一）健康行业的内涵和外延

健康行业是指提供以维护增进、改善恢复全体人民和公民个人健康为目的的产品和服务的各类组织和活动的集合。现有的大多数行业，如服装行业、保险行业等，都是按产品和服务的类似性划分的，而健康行业则是按目的划分的。以共同目的而形成行业的只有环保、健康等少数几个，这种行业天生就是跨界的"复合型行业"。为了达到健康这个共同的目的，健康行业集合了医疗服务、药品、器械、IT、服装、专用运输工具、营养品、保健品、体育用品、心理辅导等种类繁多、差异很大的产品与服务。

近年常听到"大健康"的提法。《健康中国行动（2019—2030 年）》在其指导思想中就提出要牢固树立"大健康"理念，而《"健康中国 2030"规划纲要》中也使用了"大健康产业"的概念；其实就分别是本书中的"健康"和"健康产业"这两个概念。之所以加上"大"字，是因为很多人至今还将"健康"混同于"医疗卫生"，尚未真正确立完整而科学的"健康"概念。为了强调健康外延不限于传统的医疗卫生，特意在前面加了个"大"字。简单地说：健康行业就是健康产业与健康事业的总和。

（二）健康事业和健康产业的关系及协调发展的意义

健康事业和健康产业的总体关系取决于一个国家在一个特定时代的需求和目标。当代中国实现了小康，人民的追求已经从满足基本医疗开始走向全民健康，习近平总书记在 2016 年举行的全国卫生与健康大会上指出"要把人民健康放在优先发展的战略地位"，健康中国成为国家战略。《"健康中国 2030"规划纲要》和《健康中国行动（2019—2030 年）》的颁布则明确这个战略的目标和实施原则。这个宏伟目标涉及整个社会和每位公民，没有政府的引导和投入是不可能实现的，但仅靠政府的努力，离开市场机制的调节，缺少社会资源的投入和企业能动性的发挥，也无法全面实现。因此，健康事业与健康产业就像一对连体双胞胎，你离不开我，我离不开你。单独地发展健康事业或产业都是无益的，甚至是有害的，健康事业与产业必须是协同发展、双向发展的，这是建设健康中国的必然要求。

健康事业的发展为健康产业的发展提供了必要的基础和重要的需求驱动。健康事业为健康产业的发展提供了基础的循证医学理论研究成果、大量的医学专业人才，建立了医疗体系和公共卫生的主干框架，全民健康管理的主干体系建设很大一部分也属于健康事业。同时，健康事业本身就会产生大量市场需求，这些需求为健康产业提供了强大的驱动力。比如，基本医疗的药品和器材采购、疫苗的采购等,都为相关产业的发展创造了市场需求。

健康产业是健康事业的支撑。健康事业所需的各类产品都要靠健康产业中相关企业进行生产并保障供应。比如:基本医疗所需的各类专业设备、药品都需要医疗设备和医药厂商供应。没有强大的健康产业,就无法支撑伟大的健康事业。这就是为什么政府积极鼓励国内企业在高端医疗设备、药品和耗材等方面努力创新。

当然,如果从微观层面去看,属于健康事业的机构与属于健康产业的企业也可能存在一定程度的竞争关系,比如同一地区的公立医院与私立营利性医院之间可能有一定的竞争。但正是这种竞争促使健康事业单位不断提升专业和服务水平,始终保持进步的意愿和活力,从总体上也是有利于健康事业的发展。

健康事业和健康产业的协调发展对国家具有重大意义,能在保障全民基本医疗和基本健康服务公平性的同时,不断满足人民群众日益增长的个性化健康需求:既保证了基本需求的公益性全覆盖,又发展了国民经济;既提高了产品和服务的质量,又增强了产业的自主性。所以,可以将健康事业和健康产业比作是健康中国的一体两翼,只有两个翅膀都有力,健康中国才能起飞。

（三）健康事业和健康产业双向协调发展的措施

1. 坚持健康事业与健康产业并重的发展原则　"健康中国"上升为国家战略,并不意味着要着重发展以政府为主导的健康事业;我国已经实现了基本医疗全覆盖,但这并不意味着今后只发展健康产业。要实现健康中国,从政策层面必须把健康事业和健康产业放在同等重要的地位上,以全民健康为目标,努力实现事业与产业的双向协调发展。

2. 坚持健康事业与健康产业融合的发展路径　从性质上看,政府主导的公益性健康事业与市场驱动的营利性健康产业似乎"泾渭分明",但在实际工作中绝不能将其割裂,因为二者有着完全共同的核心目标——建设健康中国。政策层面政府部门将在推动健康事业发展和健康治理提升的同时,推进健康事业与健康产业的深度融合。市场中的企业主体,需要更加具备创新精神,在健康行业从"以疾病为中心"转变为"以健康为中心"的过程中,市场中"追求健康"的需求未来将远超"治疗疾病"的需求。在这个融合的过程中,政府的坚定扶植和企业的创新投入同样重要。同时,在创新的过程中还将出现一些事业和产业互相深度融合的新型业态,如全民健康管理中心,需要政府和企业共同投入。

3. 坚持健康事业与健康产业高品质、全方位的发展方式　要实现健康事业与健康产业的高品质发展,首要的问题不是发展高新技术,而是思想认识的转变——需要整个健康行业的管理思想和各级政府的治理思想真正从"以疾病为中心"转变为"以健康为中心";需要全体公民摒弃"没病就没事,有病医保管"的想法,树立本人是自己健康第一责任人的理念;需要整个医疗卫生健康体系的设计不仅让人民群众"看得起病、看得好病",更要走向"不生病、少生病、晚生病、不得大病"。所以,必须理解未来健康事业与健康产业的高品质发展,绝不仅仅局限于发展医药高新技术,提高医疗救治和服务水平,而是面向实现全民健康的系统性品质提升。

维护和提升人民的健康水平需要全方位的共同努力。过去健康事业与健康产业发展的重点是医疗,未来要让全体人民终生以健康的方式生活在健康的环境中。整个社会中,每一个人、每一个家庭都需要健康;人的生命中,从幸福孕育到安详离去,每个阶段都要健康;日常生活中,从衣食住行到工作学习都要健康……这就产生了多层次、多样化、持续性的健康需求,为健康事业与健康产业的发展提供了广阔的空间,同时也要求健康事业与健康产业以全方位的方式发展。

第二节　健康事业的发展

一、新中国卫生健康事业发展历程

健康事业的水平和发展趋势本质上是由生产力水平决定的,但鉴于健康事业的公益属性和资金来源,在一个特定历史时期内,即在相对确定的经济和技术条件下,政策体制直接决定着健康事业的状况和发展方向。我国健康事业的发展过程是一个几代人励精图治、艰苦奋斗的历程,一个在困难中坚毅探索、在曲折中不断前进的历程,一个在一穷二白基础上取得了举世瞩目成就的历程。根据《2021 年我国卫生健康事业发展统计公报》等资料显示,我国的人均预期寿命从新中国成立初期的 35 周岁提高到 78.2 周岁;婴儿死亡率从 200‰ 降低到 5‰,孕产妇死亡率从 1 500/10 万降低到 16.1/10 万;每千人口的执业医师数从 0.1 人提高到 3.04 人。总体上讲,在第十三个五年计划之前,我国健康事业的范围和人们对健康的认识还基本上局限于医疗和卫生。这个时期的"健康事业"从理论、政策到实践还不够完整,一般称之为"医疗卫生事业",但为此后的发展积累了大量经验,奠定了重要基础。

党的十八大以来,我国卫生健康事业进入了新的发展时期。医疗资源分配更加合理,推动建立分级诊疗制度,药品价格大幅下降,有效缓解了"看病难、看病贵"的问题;基本公共卫生服务水平明显提高,在重大疾病防治,特别是抗击新冠疫情中发挥了巨大的作用。更重要的是,在这个新的历史时期,国家确定了新的战略目标,明确了前进的方向。

2016 年 10 月 25 日中共中央、国务院印发《"健康中国 2030"规划纲要》,提出要把健康摆在优先发展的战略地位,健康中国上升为国家战略。2019 年 6 月 24 日国务院印发《国务院关于实施健康中国行动的意见》。2019 年 7 月 9 日出台《健康中国行动(2019—2030 年)》,提出促进以治病为中心向以人民健康为中心转变。2022 年 4 月 27 日国务院办公厅印发《"十四五"国民健康规划》,旨在全面提高全民健康水平。

二、健康事业发展的世界性难题与中国模式

(一)全球性健康事业发展难题

金融界有个"蒙代尔不可能三角"理论,其实在医疗体系中也存在一个医疗"不可能三角",便宜、高效和服务好三者往往不可兼得。由于历史、地理、文化、社会经济发展等许多因素的影响,不同的国家对于医疗服务的认识也不同,形成了不同类型的健康体系与体制,包括国家经营模式、社会保险或者全面健康保险模式、商业保险模式、国家或社会救助模式以及个人储蓄模式等。全球没有一个国家的医疗行业是"三全其美"的,所以这个三角也成为世界性难题。

比如,英联邦和北欧的一些国家把医疗服务看作是社会福利,于是由国家大包大揽,形成了国家经营模式,医疗体系选了便宜和服务好。在医疗资源有限的情况下要求"质优价低,物美价廉",结果就是效率低下,是典型的"看病难"。从而导致想看病就需要提前排队预约,只要不是急危重症,

排队三五个月是很平常的事。美国则把医疗服务完全商业化,由商业保险主导医疗保健体制,对老年和不能支付商业保险的贫困人口通过政府项目给予资助。这个模式则走向了另外一个极端,因为他们选了高效和服务好,给人的感觉是很高端、很人性化,但医疗费用极其高昂,是典型的"看病贵",个人、家庭、企业乃至国家不堪重负。法国、德国等把健康看作是社会责任,建立了全社会筹资支付医疗服务的社会保险模式。还有一些国家和地区(比如新加坡)则强调健康和医疗服务的个人责任,要求居民存储医疗费用以备自救。当然,也有些国家和地区采用了混合模式,既有政府提供的公立医疗服务,也有居民自费的私营医疗。但所有这些模式各有各的问题,都没有摆脱"不可能三角"魔咒。

导致这个"不可能三角"的核心原因是人们的医疗需求(也就是看病的需求)一直在持续增长,但医疗资源和医疗资金所支撑的医疗服务供给却始终是有限的。以无限的需求对有限的供给,二者之间的缺口越来越大。导致医疗需求增长的根本原因并不仅仅是人们生活水平的提高,还包括医疗行业特殊的供需模式——消费者和支付者不是同一个主体,患者是消费者,医保是主要的支付者。既然"我看病、你掏钱",那患者就不必在意花多少钱,只想让自己获得更好更多的医疗服务,医疗需求自然无节制地上升,最终导致市场的无形之手与政府的有形之手在医疗服务行业中同时失灵。

这种矛盾直接表现为20世纪以来大多数国家医疗费用的飞速上涨,超过了GDP的增长速度,于是成为世界各国政府治理经济与社会的一道难题。从客观因素上看现代医学与相关科技的进步、人们生活水平的提高以及人口老龄化,都会导致医疗费用的快速增长。从主观因素上看,个人生活方式的不健康,造成生活方式疾病的大量蔓延,这类可预防的疾病却成了导致医疗费用上升的主要原因。同时,在大多数现有的医疗制度下,就医方面只讲权益不讲责任,实际上鼓励了过度的就医消费;政府和社会只为治病付费、不为防病买单的支付制度必然造成疾病预防的前期关口的失守,致使更多的人患病,导致了更多的医疗支出。另外,由于信息不对称,医疗服务供方存在诱导消费的情况,也是医疗费用上升的一个原因。

(二)世界性难题的中国式解法

既然没有一个国家彻底解决了这个世界性难题,中国健康事业的发展和改革就必须实现以创新为突破点的跨越式发展,跨越西方高福利制国家所走过的弯路,构建与中国当代政治、经济、文化相一致的现代化卫生健康体系,为破解世界性难题找出中国式解法。

基于对医疗"不可能三角"根本原因的研究,提供品质越来越高的医疗服务是社会发展的必然趋势,而不是通过降低医疗品质提高供给来解决难题。只有让全体公民理解:健康既是权益,也是自己对家人、组织和社会不可推卸的责任,要作为第一责任人对自己进行科学的健康管理,保持健康的生活方式,让自己"不生病、少生病、晚生病、不得大病",更多地享受健康带来的幸福感。全民健康管理就是要通过在前端有效地降低疾病的发病率、减少治病的需求来调节供求矛盾,从而破解医疗"不可能三角"的世界难题。

从国际化的概念看,全民健康管理属于健康治理体系。WHO给健康治理的定义是指"一个国家采取的用于促进和保护其人群健康的所有行动和措施,可以是正式制度,也可以是非正式制度"。全民健康管理是基于对世界主要国家和地区卫生健康体系的研究,根据经济发展阶段、历史文化和国家管理体制等实际情况,在总结历史经验教训的基础上,形成的一整套中国特色的健康治理体系。其核心观点包括以下几个方面。

1. 健康作为有限的资源,是需要"管理"的,好的健康是"管"出来的。《中国居民营养与慢性病状况报告（2020年）》的数据表明，2019年我国因慢性病导致的死亡占总死亡的88.5%。据统计，慢性病导致的疾病负担占总疾病负担的近70%。这就充分说明人们健康缺失的主要原因不再是天灾，而是人祸。通过管理生活方式、预防疾病来减少就医需求，效果将非常显著。

2. 健康具有双重属性，既是人们的权利，又是人们的责任。国家卫生健康制度的设计不应只考虑公民权利的福利性，更应该考虑到公民对自己及他人、社会的健康责任属性。"每个人是自己健康第一责任人"，但健康不光是个人的事情，也是对家庭、他人和社会的一种责任。当然，维护和提高人民健康也是政府的重要职责。突如其来的新冠疫情肆虐全球，给人类社会带来了巨大的灾难和损失。联合国秘书长安东尼奥·古特雷斯称之为"全世界自二战以来人类社会面临的最大挑战"。这个划时代的重大事件给人类带来了深刻的启示——健康甚至不仅是公民和政府对一个国家和一个民族的责任，在人类命运共同体中，甚至可能要对人类社会负有责任。

3. 民众的健康需求是多元化的，需求的多元化就决定了供给的多元化，医疗卫生健康服务产品必须区分纯公共产品、准公共产品和私人产品。其中，纯公共产品包括公共卫生、健康教育、科研教学，完全由政府出资及管理；准公共产品包括急救、基本医疗，由个人、社会、政府共同买单；私人产品包括特需医疗，由个人或商业保险买单。过去简单地认为"健康"只是公共产品，应当由政府买单并管理，其实"健康"既是公共产品又是私人产品，应当由政府、社会及个人共同付费并管理。

4. 总体上讲，医疗卫生健康行业资源的分配必须按照社会资源配置的三次分配原则进行优化配置。首次分配靠市场，解决资源投入的效率问题；二次分配靠政府，实现社会公平；三次分配靠慈善，弥补政府有形手和市场经济无形手同时"失灵"的情况。在我国的社会主义市场经济体制下，健康事业的资源配置主要靠政府政策，以体现其公平性和公益性；健康产业的资源分配则主要靠市场机制。

5. 现代化的卫生健康体系不仅要关注治病，更要关注防病，为民众构建起全生命周期的卫生健康呵护体系。要实现从以疾病保险为核心的制度向健康管理制度的转变。从行业链条上看，全民健康管理制度不仅保留现有"下游"对重症、急症救死扶伤的治病制度，和"中游"的以慢病管理服务为核心的治疗制度，还要增加并且非常重视建设"上游"的疾病危险因素控制的预防制度，制度中甚至要包含"源头"对健康风险因素的控制。

6. 健康治理的重点就在于协调政府、社会和市场三方力量，共同维护和提高健康水平。构建现代化的卫生健康体系不能单靠政府的"有形之手"，还必须用好另外一只"有形之手"——社会力量，和市场的"无形之手"。

三、中国未来健康事业发展的基本思路探讨

因为在一个特定历史时期内，政策体制直接决定着健康事业的发展状况和方向。所以探讨中国未来健康事业的发展，重点就是研究未来政策的基本思路。

（一）民族目标与国家战略

中国已经实现了第一个百年奋斗目标——全面建成小康社会，自此，中华民族开启了实现第二个百年奋斗目标和民族复兴的伟大历程——把我国建成富强民主文明和谐美丽的社会主义现代化强国。全民健康是民族伟大复兴的前提与目标，世界上任何一个强大与强盛的民族首先都是强健的。习近平总书记指出："健康是幸福生活最重要的指标，健康是1，其他是后面的0，没有1，再多

的 0 也没有意义。"

（二）健康治理的要点与全民健康管理的"道、法、术"

全民健康管理理论将健康治理的要点以中国传统哲学的方式概括为"道、法、术"三个层面。

1. 全民健康管理之"道"　全民健康管理之"道"，主要指"理念"，理念用于指明方向。中国的卫生健康体系的改革需要走创新之路，创新的行动首先需要新的理念引导。创新始于解放思想、更新观念。只要确立了全民健康管理这个新理念，便有了正确的方向，坚毅勤奋的中华民族自然就会走出路来。健康治理要想组合协调政府、社会和市场的力量，就必须先在认识层面上使全社会对"健康也是生产力"、健康治理要从"以疾病为中心"转变为"以健康为中心"……这些基本理念达成共识，才能力往一处使。

2. 全民健康管理之"法"　"法"是指理论、制度、模式、组织及体系，是健康治理研究的重点。"法"可以使人们的实践活动有组织、有规模、有规律、有纪律的进行。理论，源于对实践的总结，反过来指导再次实践；制度，约束与指导众人的行为，实现共同的目标；模式，是行为体系的标准化，提高推广与复制效率；组织及体系，是指依据科学的理论并按照标准的模式、制度去组织、规范、约束与激励众人的行动，去实现组织目标。全民健康管理的"法"旨在为构建"全民健康管理为核心"的新型卫生健康体系提供理论基础、服务模式、制度设计和组织架构。将现在的单纯医疗的医院模式，转变为既能治病又能防病的新型模式。

讲到全民健康管理的"法"，还要提到一个健康治理的重要概念——"健康入万策"。此概念最早出自 1986 年的《渥太华宪章》，并在《阿拉木图宣言》中出现了合作理论的框架。2006 年芬兰因饱受心脑血管疾病等慢性病折磨，深刻意识到跨部门合作对健康干预的重要性，而在欧盟主席国会议上提出并被正式认可。我国在确立了"健康中国"的国策之后，逐步开始推进具体的健康城市和健康乡村建设，建设内容包括环境、社会、文化、人群、服务等众多非医疗领域，将健康目标和健康理念植入多个部门、多个层次的政策之中。这个过程正好是"道"与"法"的连接与转化所在。

各国对健康治理研究比较多的另一重点是政府部门的责权和横向协作问题，健康治理会涉及许多部门，需要做大量协调工作。尽管政府（特别是地方政府）在健康治理中发挥着很大的作用，但无论从理论上还是制度设计上，政府的责任和权力都是有边界的，不能大包大揽，在体制上必须明确社会组织、企业、家庭和个人应有的责任和权力。

健康治理是系统工程，必须通过各类组织层层推进，能否被真正接受和顺利实施的关键在于健康领导力。健康是领导力的基础和重要的组成部分，也是对新时代领导干部和管理者的基本要求。要提高全民健康素养，必须首先要求各类组织的领导者提高健康素养。要使整个社会健康，需要首先将领导干部、科技人才、管理人员这些领头羊的健康"管起来"。让他们体会到健康的价值与力量，认识到自己对组织的健康责任，理解到健康也是领导力，也是生产力，懂得如何在组织中实施健康管理，并愿意为此配置资源。提升健康领导力是提高健康治理效率的关键点。

3. 全民健康管理之"术"　"术"即技术、手段、方法、工具。先进的工具、手段、技术、方法既能提高生产效率，又能颠覆人们的思想观念，带来全方位的创新。在以疾病为中心的医疗卫生体系当中，先进技术及优质人才资源主要用于末端的疾病治疗，这样不仅费用高昂，而且事倍功半。基于全民健康管理的卫生健康体系，会优先将先进的技术及优质人才资源用于防病（一级预防），而不仅仅用于治病（二级预防及三级预防），以达到事半功倍的效果。特别是移动互联网、可穿戴设备、基因检测、人工智能等高新技术的应用，将增强卫生健康事业的活力。

第三节　健康产业的未来

一、健康产业主要特点、作用与意义

不同国家或地区、不同领域、不同学者对于健康产业的内涵和范围的理解存在着差异。目前国际上尚无类似我国健康产业的分类和核算体系，国内文献中有关国际上"健康服务业规模"的数据，常为卫生总费用的概念和核算口径。狭义的健康产业（healthcare industry），一般是指经济体系中向患者提供预防、治疗、康复等服务的部门的合称，相当于中国的医疗卫生服务；保健产业（wellness industry）一般是为非患病人群提供保健产品和服务活动的经济领域。

（一）主要特点

1. 维护健康和发展经济的双重属性　从健康产业所涉及的产品和服务看，健康产业面向全人群，服务于健康的各个阶段，同时产品和服务多数以营利为目的，故健康产业既具有很强的社会服务属性，也具有产业经济的一般属性。

2. 健康产业是典型的知识密集型、劳动密集型的战略性新兴产业　健康产业具有多学科交叉的特点，是各国科技创新最活跃的领域之一，所包含的药品、医疗设备、诊断试剂、生物疫苗、远程诊疗、健康监测等与生命科学、信息技术、生物工程、新材料等高新技术的发展紧密相连，是众多领域最新研究成果的展示与运用，体现了相关学科的研究成果价值，也是很多学科的重点发展方向。

3. 国家安全的重要支撑　随着生物技术的不断进步和广泛应用，人群、族群的生物信息安全日益重要。在重大卫生事件中，如近年的新冠疫情，公共卫生综合处置能力、预防性疫苗与治疗性药物的研发与生产、诊断及治疗所使用的高端医疗装备，均体现出健康产业对国家安全的支撑作用。

（二）作用与意义

1. 保障民生的重要举措　社会力量办医是医疗服务的组成部分，有利于扩大医疗服务供给，满足人民群众多层次、多样化健康服务需求。智慧健康新模式的出现，可以实现提质增效，更高效率、更低成本地满足人民美好生活的需要；体育是人民健康幸福生活的重要组成部分，全民科学健身对于健康促进、慢性病预防和康复等方面有积极作用；健康老龄化既营造有利于老年健康的社会支持和生活环境，又可以延长健康预期寿命、维护老年人的健康能力、提高老年人的健康水平；健康制造业的发展增加了健康产品的供给。通过自主创新产品，提高国产优质器械及耗材的使用率，可以有效地控制医药费用，减轻群众的经济负担，达到改善民生的效果。

2. 促进内需释放的重要途径　我国多元化、多层次医疗保健需求庞大，健康服务需求的满足有助于稳定和扩大居民其他消费需求。健康产业的基础建设有利于拉动社会投资。

3. 经济稳定器、国家软实力的重要标志　健康产业的经济总量占比高，增长速度快，就业拉动效益明显。根据测算，在我国，基层医疗机构的全科医生、医疗机构护理人员、老年人健康护理人员等岗位，涉及健康护理、基层卫生、公共卫生等领域，具有提供上千万就业岗位的潜在能力。

二、健康产业的国际发展与经验

随着全球经济发展和社会进步,如何提高生命质量、实现高品质健康生活已成为全人类共同关注的热点问题。在部分发达国家,健康产业已成为满足多样化需求、增强经济发展活力以及有效应对经济危机的巨大推动力,甚至被保罗·皮尔泽等经济学家描述为接替互联网、股市、黄金、房地产之后的"财富第五波"。

经过多年发展,美国、日本、欧盟等国家和地区纷纷推出相关政策,将健康产业纳入国家未来发展的战略性产业给予重点支持,并投入大量资源专注健康科技领域的发展,目前已逐渐探索形成了若干有较强国内外市场竞争力和影响力的发展模式,以及各具特色的健康产业组织形式和支撑体系,如美国商业保险模式下的医疗健康体系、日本老龄化背景下的康养模式、欧洲的生物医药产业等。

（一）美国的医疗健康体系

根据统计结果分析,服务业是美国目前生产总值最高的产业,健康产业在服务产业中所占比例最高。美国健康产业主要由四个部分组成:医院等医疗服务系统、药品与医疗器械的研发生产制造、健康管理服务业、其他医疗健康相关产业。在医疗服务方面,依托大型医疗机构的中心辐射,形成了产业集群。一流高等学府、研究机构奠定了人力资源基础,政府的投入保障和政策支持、企业积极推广科研成果、产学研的结合,都促成了产业的良性循环。美国是较早出现健康管理企业的国家,以医疗保障为支撑,政府、社区、医疗机构、健康管理组织、医疗技术人员、患者均参与其中,形成一种多方共赢的健康服务体系。

（二）日本的养老行业

日本是较早进入老龄化,并且老龄化程度较高的国家,具备较为健全的健康养老制度体系和发达的健康养老产业。日本为社会保险模式。以国民健康保险制度为主,辅以针对老年人的老年保健制度和老年护理保险制度,七成老年人选择社区居家养老为主的养老方式。除政府提供的公益性的公共养老服务外,日本的营利性健康养老产业发展比较成熟,主要分为五个方面:老年人住宅（老年人公寓、老年人集体住宅、昼夜看护服务旅馆等）、老年金融（终身险、看护险、特殊医疗保险、养老金代管等）、老年家政服务（家务、保健护理、上门协助洗澡等）、文化生活服务（老年人旅行、老年大学等）、其他（老年人日常用品等）。围绕庞大的老年人口,老年相关产业逐步成为日本经济转型升级的新的增长点。根据日本经济产业省估算,到 2025 年其健康产业市场总规模将达到 33.1 万亿日元,其中医疗保险及长期护理领域的市场规模将增长到 20.6 万亿日元。

（三）欧洲的生物医药产业

德国、英国等欧洲发达国家,在生物医药产业领域引领技术创新。在 2022 年财富世界 500 强中,有 36 家医药类企业,其中 11 家来自欧洲国家。

德国政府出台政策以及给予资金支持,推动医药健康产业的发展,并倡导形成了区域技术创新体系。如推动形成医药产业园,根据产业聚集,吸纳高新技术企业入驻,促进园区内科研机构间技术扩散、合作,提升园区的科研水平和自主创新能力。

英国的健康产业是依托其深厚的医学资源和科研资源为主要动力源,其生物学和医学技术在全球排名领先,以牛津大学、剑桥大学为代表的顶尖机构直接服务于生物工程的基础技术研发,在"基因测序""基因靶点"技术等方面处于前沿地位。同时,英国政府对生物技术企业实行高额税收减免政策,为科研成果转化创造了良好的条件。

三、新时期我国健康产业的现况

近年来,随着我国居民收入水平不断提高、经济社会不断进步、消费结构调整不断加快,中国的健康产业呈现出积极向上、蓬勃发展的良好态势。

（一）政策大力支持,跨越式发展正当其时

根据国家卫生健康委卫生发展研究中心的统计,2013 年以来,以中共中央、中共中央办公厅、国务院、国务院办公厅名义印发的涉及健康产业及其相关领域的核心文件达到五十余份。各地也高度重视健康产业的发展,截至 2021 年底,海南、浙江、广西、湖北、重庆等都已制定出台了健康产业"十四五"发展规划,明确了未来一段时期健康产业发展方向和路径。

2013 年,《国务院关于促进健康服务业发展的若干意见》发布,指出到 2020 年,健康服务业总规模达到 8 万亿元,成为推动经济社会持续发展的重要力量。2016 年,《"健康中国 2030"规划纲要》把健康产业定为推动健康中国建设的五大任务之一,提出了四大内容:优化多元办医格局、积极发展健身休闲运动产业、发展健康服务新业态、促进医药产业发展。要建立体系完整、结构优化的健康产业体系,成为国民经济的支柱。2019 年,国家发展和改革委员会等 21 个部门联合印发《促进健康产业高质量发展行动纲要（2019—2022 年）》,旨在加快推动健康产业高质量发展,促进形成内涵丰富、结构合理的健康产业体系,并围绕重点领域和关键环节提出实施 10 项重大工程。2030 年,健康服务业总规模达到 16 万亿元。

政策体系的持续完善,为健康产业的发展确立了政策基础,营造了良好的发展环境。

（二）社会经济发展,市场潜力巨大

近年来,我国经济持续快速发展,2021 年我国人均 GDP 达到 12 551 美元,超过世界人均 GDP 水平,"十四五"时期我国城乡居民消费水平和消费能力将进一步提高。同时,人群的慢性病发病率不断增长、人口老龄化程度日益加深,加之医学技术的进步、医疗相关产业的融合加速,我国人民群众健康消费需求持续释放,特别在新冠疫情后,全社会健康意识明显提高,健康类产品和服务消费需求显著增长。整体来看,健康产业规模不断增长,市场潜力巨大。

（三）老龄化带来的新的发展空间

2021 年 5 月,国家统计局发布了第七次全国人口普查主要数据,我国 60 岁及以上人口的比重达到 18.70%,其中 65 岁及以上人口比重达到 13.50%,趋近深度老龄化社会的占比标准（14%）。根据普查结果,可以看出,我国总体老龄化速度在加快,部分省份已经进入深度老龄化阶段。

2019 年中共中央、国务院出台《国家积极应对人口老龄化中长期规划》,从 5 个方面部署了具体工作任务,包括"夯实应对人口老龄化的社会财务储备;改善人口老龄化背景下的劳动力有限供给;打造高质量的为老服务和产品供给体系;强化应对人口老龄化的科技创新能力;构建养老、孝老的社会环境等"。

老龄化为健康产业提供了广阔的市场,同时,提供给当下及新时代老年人的服务与产品须定位为"为老"和"适老",品质方面要符合当下的"高质量"要求。

（四）代表性传统细分产业浅析

1. 医疗服务业　我国医疗服务业快速发展,医疗服务体系不断完善,基本医疗服务公平性、可及性不断提升,经受住了新冠疫情的考验,人民健康水平持续提高,为全面建设小康社会提供了坚实基础。

医疗服务业根据组织性质不同,可以分为营利性和非营利性,一般来说,非营利性的医疗服务组织为健康事业的范畴,营利性的企业为健康产业的范畴。根据统计数据,我国社会办医快速发展,截至 2020 年底,民营医院总数达到 23 524 个,是 2010 年的 3.3 倍,占到全国医院总数的 66.5%,床位数占比达 28.6%。营利性的健康管理中心、体检中心、康复中心、护理中心在政策引领和市场的驱动下,也逐步向规模化、连锁化发展。

2. 医药工业　医药工业是关系国计民生、经济发展和国家安全的战略性产业,是健康中国建设的重要基础。医药工业包含了医药制造业和医疗仪器设备及器械制造等。医药制造业主要包含了化学药品原料药制造、化学药品制剂制造、中药饮片加工、中成药生产、兽用药品制造、生物药品制品制造、卫生材料及医药用品制造、药用辅料及包装材料制造。医疗仪器设备及器械制造包含了医疗诊断、监护及治疗设备制造;口腔科用设备及器具制造;医疗实验室及医用消毒设备和器具制造;医疗、外科及兽医用器械制造;机械治疗及病房护理设备制造;康复辅具制造。

工业和信息化部发布的信息显示,2021 年,我国医药工业增加值累计同比增长 23.1%,增速较上年同期提升 15.3 个百分点,高于全部工业整体增速 13.5 个百分点(整体工业增加值增速为9.6%)。医药工业增加值占全部工业增加值比重持续上升,占比达到 4.1%。实现营业收入 33 707.5 亿元,累计同比增长 18.7%,较上年同期提升 11.4 个百分点。实现利润总额 7 087.5 亿元,累计同比增长 67.3%。2021 年我国生物药品制造、基因工程药物和疫苗制造等子行业实现营业收入5 918 亿元,同比增长 113.8%;实现利润在医药工业利润总额中的比重达 41.7%,有力推动行业整体发展。

根据中国医药企业管理协会发布的《2021 年医药工业发展和运行情况》,2021 年国内企业共有44 款国产创新药获批上市,创历史新高。从审评程序看,34 个品种为常规批准的新药,10 个品种为紧急使用或附条件上市的新冠防治药品。从产品类型看,包括 17 个化学药、15 个生物药(含 6 个疫苗)和 12 个中药,中药新药获批数量超过了此前 5 年获批中药新药的总和。从治疗领域看,抗肿瘤药数量最多,共有 14 个品种。2021 年医药工业领域共有 93 家企业在 A 股、港股和美股上市,合计募集资金 1 400 亿元左右。

医药工业面临的困难及存在的问题主要表现在仿制药面临结构性调整,药品价格下行压力大;创新体系仍存在短板;关键技术的短板影响了产业升级;原料药的可持续发展需要兼顾环保安全问题;高端医疗器械及实验器材的进口依赖度过高。

根据工业和信息化部、国家发展和改革委员会、国家卫生健康委员会等部委印发的《"十四五"医药工业发展规划》,未来我国的医药工业将强化关键核心技术的攻关,推动创新药和高端医疗器械产业化与应用,健全医药创新支持体系。进一步提升产业链的稳定性和竞争力,增强供应保障能力,推动医药制造能力的系统提升,未来将创造国际竞争新优势。

3. 健康保险服务　我国初步形成以基本医疗保障为主体,其他多种形式补充保险和商业保险为补充的多层次医疗保障体系。

基本医疗保险在卫生总费用统筹汇总方面发挥越来越重要的作用。基本医保筹资总额占卫生总费用比重从 2001 年的不足 10% 增长到 2019 年的 36%,助力卫生筹资结构不断优化。

商业保险业业务收入呈现快速增长的势头。国务院出台了《关于加快发展现代保险服务业的若干意见》和《关于促进社会服务领域商业保险发展的意见》等政策,"十三五"期间,健康保险保费收入由 2016 年的 4 042 亿元增加到 2019 年的 7 066 亿元,年均增长 27.4%,居于各类保险业务的首位。产品类型和服务领域不断丰富拓展,目前有近百家保险公司提供商业健康保险的产品和服务。市场主体日趋多元化,除专业健康险公司外,寿险公司均设有专门的健康险管理组织,大中型财险公司成立健康险部门,部分养老险公司也充实了医疗服务职能。外资健康保险公司和各类健康管理公司积极开展了高端医疗和管理式医疗服务。

4. 健康养老业 从中国的健康养老产业链来分析,分为横向产业链和纵向产业链。横向产业链:面向老年人基本需求的市场专业化加深。在老有所养方面,营养品和家用理疗器械等"治未病"的产品将持续升温;在老有所乐方面,老年人旅游将从当下的占比 20% 进一步提高;在老有所居方面,除了居家养老外,部分老年人,可能会选择老年养生社区、老年公寓、养老院、护理院等。纵向产业链:业态交叉与融合发展。大数据、智能化、互联网的崛起,改变了人们的消费行为和服务方式。全方位的数据监控,掌握老年人实时生命体征数据,异常情况及时响应,老年人的日常生活处于远程监控状态。区域智慧养老平台,整合区域内的养老资源、医疗、家政、餐饮等服务主体,充分利用互联网技术,实现老年人、子女、机构、服务的链接,形成紧密、联动的服务生态圈。

在医养结合方面,截至 2020 年底,全国两证齐全的医养结合机构 5 857 家,床位数 158.5 万张。医疗机构与养老机构建立签约合作关系的有 7.2 万对,全国医养结合机构从业人员 61 万余人。新入院老年人 50 余万人,在院老年人 78 万余人。报告期内,医疗卫生机构为养老机构老年人服务 1 102 万余人次。提供上门养老服务 286 万余人次,提供上门医疗卫生服务 123 万余人次。

5. 保健食品 保健食品是指具有特定保健功能或以补充维生素、矿物质为目的,即适用于特定人群,具有调节机体功能,但不以治疗疾病为目的,且对人体不产生任何急性、亚急性或者慢性危害的食品。《中华人民共和国食品安全法》将保健食品与特殊医学用途配方食品、婴幼儿配方食品一并归类为"特殊食品"。

根据《保健食品原料目录与保健功能目录管理办法》等规定,国家有关管理部门确定的保健食品原料目录共计 87 种。根据行业调研数据,使用频次较高的保健食品原料包含:牛磺酸、氨基葡萄糖、硫酸软骨素、胶原蛋白、大豆异黄酮、大豆卵磷脂和辅酶 Q10 等。

根据行业统计数据,2009—2019 年,我国保健食品行业的市场规模年均复合增速为 9.5%。2019 年,中国保健食品行业的市场规模达到 3 965 亿元,2021 年规模突破了 4 000 亿元。从消费人群分析,主要分为儿童保健食品、老年人保健食品、女性保健食品、孕妇保健食品;从主要的消费产品类型分析,主要分为维生素、益生菌、鱼油类、中医药保健食品类。

6. 中医药健康产业 2021 年初,国务院办公厅印发《关于加快中医药特色发展的若干政策措施》,明确指出要破解高质量供给不够、人才总量不足、创新体系不完善、发展特色不突出等问题,更好发挥中医药特色和比较优势,推动中医药和西医药相互补充、协调发展。截至 2020 年底,全国共有中医类卫生医疗机构 72 355 所,中医类医疗卫生机构床位达到 132.4 万张,中医类别执业医师(含助理医师)68.3 万人,中医类医疗卫生机构总诊疗人次达 9.2 亿人次。

7. 健身休闲产业 健身休闲产业是体育产业的组成部分,是以体育运动为载体,以参与体验为主要形式,以促进身心健康为目的,向大众提供相关产品和服务的一系列活动,涵盖了健康服务、设施建设、器材装备制造等。2016 年 10 月,《国务院办公厅关于加快发展健身休闲产业的指导意见》提出,到 2025 年健身休闲产业总规模达到 3 万亿元;2021 年 8 月,国务院印发《全民健身计划(2021—2025 年)》提出,到 2025 年,经常参加体育锻炼人数比例达到 38.5%,每千人拥有社会体育指导员 2.16 名,带动全国体育产业总规模达到 5 万亿元。

（五）高新科技与健康产业的融合

健康产业具有多学科交叉融合的特性。健康产业已经纳入了多个国家未来发展的战略性行业。从政策支持和市场角度出发,一些新兴高新科技也将逐步把在健康产业的应用作为重点研发方向,特别是在信息化、智能化方面,逐步体现出多学科的优势。

1. 人工智能在医疗器械及新药研发中的应用　人工智能（artificial intelligence, AI）是产生于 1956 年的概念。人类已经历了从模糊逻辑到神经网络,从发展 AI 芯片再到各种深度学习的算法等一系列跌宕起伏的过程。

人工智能由三大发展因素驱动,也就是人们通常说的算法、算力和数据。核心是算法,算力则是基础,数据是上述两项的原料,互为补充缺一不可。人工智能从表现形式上看,是一种软件系统,其在医疗健康领域中的作用越来越大,体现在辅助医生决策、患者的信息化管理等领域,主要应用于临床辅助诊断和决策判断。

以国家药品监督管理局批准的第一个基于深度学习的医疗人工智能产品为例。该产品是基于冠脉 CT 血管成像（CTA）影像,采用深度学习技术进行血管分割后,计算血流储备分数（FFR）。血流储备分数的计算是求冠脉最大充血状态下,冠脉血管内有斑块的两端的压力差。因为血管内有斑块的存在,受斑块的形状和位置的影响,造成血流变化,斑块两端就会出现压力差,基于流体力学的计算方法,可以求出一个定量的血流储备分数,进而决定是否在病变处通过置入支架的方式改善心肌供血。目前临床上评价冠心病是否需要支架植入主要有两个维度,一个是影像学角度,从二维影像学上判断血管的狭窄程度;另一个是功能学维度,通过血流储备分数来衡量心肌缺血程度。该产品适用于稳定性冠心病（SCAD）患者。与传统的冠脉 CTA 检查比较,可以提高速度,减少不必要的侵入性冠脉造影以及经皮冠脉介入术（PCI）安放支架的数量。

以美国食品药品监督管理局批准的第一个人工智能医疗器械为例,该产品为眼底辅助诊断类 AI 产品。作用机制是基于眼底照片来检测成年糖尿病患者的严重程度,主要是判断眼底视网膜病变后进行分诊及分型。由基层人员通过设备采集成年糖尿病患者的双眼眼底照片,将以视盘、黄斑为中心的照片上传,软件会出具是否需要转诊眼科医生的结果。如果未检测出需要转诊的结果,或者检测到高于轻度的视网膜病变症状,则要求患者 12 个月后再次检查。

同时,人工智能在新药研发领域逐渐发挥重要的作用,基于机器学习、深度学习等方法,AI 在前期研究、药物靶点的发现、化合物的合成、化合物的筛选、新适应证的发现、晶型预测等环节,提升了新药研发的效率。根据测算,应用 AI 技术,可缩短前期一半的研发时间,使新药研发的成功率从 12% 提升到 14%。

2. 手术机器人　手术机器人是涉及临床医学、机械工程、生物力学、生物医学工程、计算机科学等多学科交叉的创新型医疗器械。手术机器人一般包含了操控软件和手术系统,可以实现临床的远程操作、靶点定位和精密操作。

全球手术机器人最早出现在骨科。2000 年前后,腔镜手术机器人走向商业化,2010 年前后,随着工业机器人的不断成熟,各种手术陆续进入了机器人时代,包含了髋关节置换、脊柱手术、泛血管手术等。其中,腔镜、骨科手术机器人是最具代表性的软组织和硬组织手术机器人,未来有较强的发展潜力。

2020 年全球手术机器人市场 83.2 亿美元,5 年复合增速达 22.6%;中国 4.3 亿美元,5 年复合增速达 35.7%。目前手术机器人的核心突破点在于手术方式的定量化。由于传统手术的主观操作性强,手术操作无法被量化,无法形成有效的标准化数据。未来手术机器人通过人工智能的反复学习,期望达到辅助智能化甚至全智能化的目标。根据行业分析研究,手术机器人的发展方向主要为如下几个方面。

（1）微创化:如同传统手术的趋势一样,手术机器人也需要向着微创甚至无创的方向发展。

（2）参与高难度手术:随着多学科数据的进一步融合,使用手术机器人的跨学科手术和高难度手术逐步成为现实。

（3）信息化、辅助智能化、全智能化:随着数据采集和反馈体系的健全,术前规划和术中导航的成熟,AR/VR、力反馈等技术的发展,手术机器人将逐步实现全面的辅助智能化。未来,在医学伦理合规的情况下,可能会实现医师作为主要决策者,手术机器人作为执行层的全智能化。

（4）远程化、可及性:随着 5G 和互联网技术的发展,手术机器人成本的进一步降低,手术机器人将大量在基层机构中远程使用,实现优质医疗资源的有效配置,提高基层机构的治疗能力。

手术机器人是由临床科学家、外科医生、工程师、监管部门共同协作,并最终使患者和他们的家人受益的产品。对于我国的手术机器人的发展,大家还需要关注核心部件的国产化问题,如视觉成像芯片、微型直流精密电机等底层核心元件和高强度航空铝、超硬医用不锈钢以及高韧性聚氨酯封皮等高性能原材料等。

3. 胶囊胃镜　我国上消化道疾病（炎症、溃疡、肿瘤等）发病率高,其中胃癌和食管癌在全球的发病率和病死率位居前列,早发现、早诊断、早治疗是降低病死率最根本的方案,因此胃镜是不可替代的检查手段。但做胃镜的不舒适是导致很多人,尤其是无症状人群"不敢查、不愿查、不能查"的痛点问题,为此我国首创了磁控胶囊胃镜,其主要发明人之一是清华大学工程物理专业、计算机专业的毕业生。磁控胶囊胃镜系统主要由体外磁场控制装置、内置磁体的胶囊内镜、图像实时显示平台等部分组成,通过体外磁场主动控制,精确改变胶囊胃镜的位置和方向,使胶囊胃镜在胃腔内定向移动至目标位置,通过多角度转动拍摄保证胃部的检查完整度和诊断的准确性。该产品实现了"不插管做胃镜"的舒适化胃部精准检查,获得国家药品监督管理局核发的"磁控胶囊胃镜系统"三类医疗器械注册证。

4. 脑机接口　脑机接口（BCI）构建了人脑和外部设备的沟通桥梁,真正实现了"意念控制"外部设备。BCI 系统可以把大脑发出的信息直接转换成能够驱动外部设备的命令,并代替人的肢体或语言器官实现人与外界的交流以及对外部环境的控制。目前 BCI 主要应用于运动康复、无人驾驶、环境控制以及特殊人群的交流等领域。

清华大学神经工程实验室搭建了以神经信号采集、解析、反馈为核心的脑机接口技术平台,形成无创、微创系列产品与解决方案,在脑科学研究、各类神经系统疾病的诊疗、精神与心理疾病筛查、完全性脊髓损伤、脑卒中、肌萎缩侧索硬化（ALS）、重症肌无力等运动或语言功能方面的康复辅助等领域都有广阔应用前景。

5. 数字疗法　数字疗法（digital therapeutics）一般是指由软件程序驱动,以循证医学为基础的干预方案,用以治疗、管理或预防疾病。数字疗法的本质,就是服务的数字化。将医生的经验转化为软件,通过数据沉淀,不断迭代优化,最后将所有能数字化的服务内容全部变成数字疗法。

国内关于数字疗法平台的商业模式、技术能力和学术能力仍在积极探索,产业化、集约化与规模化已见雏形,全病程与全生命周期的检测管理体系正在形成,如数字疗法为糖尿病的预防、管理和治疗提供了可能。通过 AI、传感器和个性化算法等，可以测量、监控、预测日常血糖水平，并采取应对措施，提供个性化指导干预。与此同时，还能持续个性化调整剂量，长期保持最佳血糖水平，降低并发症风险。

截至 2021 年 9 月，国内已经获批医疗器械注册证的数字疗法产品（以医疗器械软件形式获批）超过 17 款，除一款血友病管理工具为第三类医疗器械注册证外，其余全部为第二类医疗器械注册证。数字疗法适合的适应证具有以下特征：长周期管理、干预措施较多、有明确的临床指南、患者的依从性和自我管理水平较低、内科疾病为主。

四、我国健康产业发展的瓶颈

我国健康产业发展的总体趋势良好，产业体系日趋完善，发展路径日益清晰，产业融合发展趋势加快，产业布局逐步优化，多样化健康产品和服务供给不断扩大，在稳增长、调结构、促就业、惠民生等方面的积极作用日益呈现。但是，目前在客观上也面临一些发展中的问题。

（一）人才不足

专业化人才资源严重不足，在人才结构、质量、水平等方面，健康产业人才培养供给侧和产业需求侧还不能完全适应。特别是高端医疗保健人才、复合型经营管理人才和交叉学科技术人才普遍缺乏。

（二）高端医疗设备的创新研发与制造发展不足

高端医疗设备市场需求巨大，但创新能力不强。部分医疗装备领域开始逐步实现进口替代，但依赖进口的总体状况仍未改变。CT、磁共振、超声等影像设备与检验仪器，绝大部分市场仍被国外品牌占据。医疗装备生产经营企业"多、小、低"，产业链外高内低。我国医疗装备行业整体上集中度低、抗风险能力弱。据统计，国内的 1.6 万多家医疗设备制造企业，90% 以上为收入不足 4 000 万元的小型企业。

（三）优质健康产品和服务供给不足

当前，我国健康产品和服务供给结构较为单一，优质和多样化健康产品和服务供给不足，供需结构失衡的问题依然突出。例如，健康管理服务仍以体检为主，针对健康和亚健康人群的专业性、规范化的健康咨询与管理服务仍处于起步阶段；社会办医普遍以中低端医疗服务为主，综合实力和核心竞争力不强；商业健康保险产品较为单一，针对特需医疗、药品、医疗器械和检查检验服务的健康保险产品比较缺乏；自主创新能力和核心竞争力不强，导致健康产品和服务的质量、效益偏低，高端产品以仿制、进口为主的局面尚未根本改变。

五、促进我国健康产业发展的措施

（一）进一步加强顶层设计和统筹推进

进一步完善、制定和推行合理的健康产业政策，充分发挥政府的指导职能，推动我国健康产业的快速发展，提高国际竞争力。提炼聚焦核心竞争力，明确产业结构，不断深化供给侧结构性改革；在产业布局方面，完善健康产业的布局政策，引导区域、省份结合自身特点，统筹规划、优势互补、组团式发展；推动健康产业科技创新能力，加强国际合作，推动科技成果转化，增加优质产品和服务的供给，满足多层次的健康需求。

（二）补齐发展短板，夯实产业基础

针对我国健康产业发展的制约因素中的人才科技和标准体系等短板，制定和实施符合国情的科技发展战略和人才战略，完善人才的培训制度，推动交叉人员的培养，逐步规范健康产业相关职业资格的培训、认证和管理工作；尽快启动我国健康产业相关标准和规范的编制，确保产品和服务的质量和安全，强化监管，推动准入、退出政策。

（三）积极"引进来"，加快"走出去"

中国作为发展最快的世界第二大经济体和最具潜力的世界市场，应积极扩大引进优质的产品和服务，满足人民群众的消费需求，同时，多措并举，吸引更多的全球优质的健康产业链企业落户中国，与国内产业链集群融合。依托我国掌握的生物疫苗、医疗器械、防护用品的"走出去"机遇，出台针对性的扶持政策，进一步扩大健康产业的"走出去"，特别是我国特色的中药、中医诊疗服务，实现我国健康产业在全球产业链中的价值。

第十三章 健康医疗大数据与传染病防控

健康医疗大数据在公共卫生与传染病防控领域已成为研究热点。传染病防控领域中,大数据主要在传染病监测预警、精准防控、趋势预测等诸多方面发挥了重要作用。2016 年 10 月 25 日,国务院印发《"健康中国 2030"规划纲要》,提出加强健康医疗大数据应用体系建设,完善传染病监测预警机制,加强多来源与碎片化数据整合、深度挖掘和广泛应用。本章就健康医疗大数据在传染病防控中的应用进行介绍,旨在为大数据时代下科学精准地防控传染病提供参考。

第一节 大数据与健康医疗大数据

一、基本概念

大数据(big data),又称巨量数据,是指无法在一定时间范围内用常规软件工具进行捕捉、管理和处理的数据集合,是需要新的处理模式才能将其处理为可供决策和流程优化的海量、高增长率和多样化的信息资产。大数据存在于各个领域,尤其是医疗健康领域。

健康医疗大数据(big data in health and medicine)是大数据的最核心资产。广义而言,健康医疗大数据是指涉及人们生老病死、衣食住行、工农商学等生命全周期、生活全方位、生产全过程中所产生、发生及交互产生的有关生理、心理、生产、生活、道德、环境及社会适应、疾病防治、公共卫生、健康管理等方面形成的数据,以打造人人所享有的个性化、专属化、科学化、可视化、实时化和智能化的全时全程服务的"全息数字人"为目标。狭义而言,健康医疗大数据是指无法在可承受的时间范围内用常规的数据库系统工具进行捕捉、管理和处理的健康数据的集合,是指在医疗服务过程中产生的与临床和管理相关的数据,包括电子病历记录、医学影像数据、用药记录等。

健康医疗大数据包括健康大数据和医疗大数据两种,对于同一个个体,这两类数据同时存在。电子健康档案是常见的健康大数据来源。随着可穿戴设备(智能手环、手表、眼镜等)及居家体检系统等各类终端的使用,可收集到数量大、种类多、实时性强的人体健康数据。医疗大数据是通过医疗机构的医院信息系统、电子病历、医学影像等系统采集到的患者诊疗信息等数据,通常分类存储在相应的数据库中。

人工智能（artificial intelligence，AI）是指让一个算法、系统和计算机通过模仿人的智慧的方式来对外界的输入产生反应，也就是用人工研究出来的算法和程序来模拟人的反应。广义而言，人工智能是研究、开发用于模拟、延伸和扩展人的智能的理论、方法、技术及应用系统的一门技术科学。人工智能领域的研究范围广泛，涉及计算机视觉、自然语言处理、专家系统、控制系统等。如同人类智能形成的过程一样，任何人工智能的发展，都依赖于一个大数量、由浅入深的学习过程。仿人类智能的活动中，需要从海量的、深度的大数据中获得知识。因此，大数据也促进了人工智能的迅猛发展。

二、大数据的来源

大数据的来源非常广泛，主要包括信息管理系统、网络信息系统、物联网系统、科学实验系统等。

1. 信息管理系统　指医院、企业等内部使用的信息系统，例如医院信息管理系统、传染病监测系统、办公自动化系统、业务管理系统等。信息管理系统主要通过用户输入和系统二次加工的方式产生数据，通常存储在数据库中。以医院信息管理系统为例，包含了患者就医流程中所产生的各类数据及医院运营信息等，如患者基本信息、就诊记录、检验数据、影像数据、诊断数据、治疗数据、费用数据、药库信息等。

2. 网络信息系统　基于网络运行的信息系统。网络信息系统是产生大数据的重要方式，如电子商务系统、社交网络、社会媒体、搜索引擎等是常见的网络信息系统。

3. 物联网系统　物联网是新二代信息技术，其核心和基础仍然是互联网，是在互联网基础上延伸和扩展的网络，其用户端延伸和扩展到了物品与物品之间的信息交换和通信，通过传感技术获取外界的物理、化学、生物等数据信息。

4. 科学实验系统　主要指科学实验研究中产生的数据。它既包括由真实实验或现场调查所产生数据，例如大型横断面研究、队列研究等各类研究所产生的数据；也包括通过数据模拟研究所获取的仿真数据。

健康医疗大数据主要来源于医院诊疗大数据、服务平台大数据、医学研究大数据、疾病监测大数据、自我量化大数据、互联网医学大数据、生物大数据七大类。

1. 医院诊疗大数据　主要来源于医院常规诊治和管理过程所产生的海量数据，包括各种门/急诊记录、住院记录、影像记录、实验室检测记录、用药及手术记录、随访记录和医疗保险数据等。

2. 服务平台大数据　服务平台通常汇集整合了区域内多家医疗机构的数据。一般而言，服务平台的数据收集前通常经过了充分的论证和规划，比原始的医院数据格式更规范。

3. 医学研究大数据　除了原生态大数据之外，专门设计的基于大量人群的医学科学研究实施过程中，也可产生医学研究大数据，例如超大型队列研究。这类经严格设计与实施所收集的数据，其数据质量通常较高。

4. 疾病监测大数据　指各类疾病（传染病、慢性病及死亡等）监测过程中所产生的大数据，这类数据通常为结构化数据。

5. 自我量化大数据　是指基于移动物联网的个人身体体征和活动的自我量化大数据，包括血压、心跳、呼吸、睡眠、血糖、体重、体力活动等信息。

6. 互联网医学大数据　指互联网上与医学相关的各种数据。这类数据产生于社交互联网关于疾病、健康或寻医的话题，互联网购药行为，健康网站的访问行为等，包括大量的视频、音频、图片、文本等异构数据。与自我量化大数据相比,互联网医学大数据的随机性较大,数据中蕴含的信息缺乏稳定性。

7. 生物大数据　主要是指关于生物标本和基因测序的数据,其中组学大数据是重要的内容。生物大数据的数据容量大、动态性强、复杂性高、异质性明显。生物大数据为临床的个体化诊疗及精准医疗提供了数据基础。

三、大数据的类型

根据数据类型,大数据可分为结构化数据、半结构化数据和非结构化数据。

1. 结构化数据　是指能够用数据或统一的二维表结构进行逻辑表达的数据,如数字、符号、字符等。结构化数据是以行的形式(行数据)存储在数据库中。结构化数据会严格遵循数据格式与长度规范,主要通过关系型数据库(如 SQL Server、Oracle 等)进行存储和管理。大多数信息管理系统都是基于结构化数据。

2. 非结构化数据　是指无法用数字、符号和统一的结构表示,不方便用数据库二维逻辑表来表现的数据,如视频、音频、图片、图像、文档、文本、网页等。其本质是位映射数据,数据处于一种可感知(可在音频、视频、多媒体文件中被听到或看到)的形式中。例如,医疗影像数据就是健康医疗大数据中最常见的非结构化数据。

3. 半结构化数据　包括电子邮件、文字处理文件及大量保存和发布在网络上的信息数据。半结构化数据可看作是非结构化数据的特例,其字段数目不定,与普通文本相比具有一定结构性,但和关系型数据库的数据相比更加灵活。半结构化数据是一种标记服务的基础模型,用于在 Web 上共享信息。它以内容为基础,可用于搜索,这也是搜索引擎存在的理由。

四、大数据的基本特征

大数据具有 6V 特征,具体如下。

1. 体量大(volume)　体量大是大数据的首要特征,包括采集、存储和计算的数据量都非常大。数据量的大小决定了所考虑数据的价值及其潜在的信息,同时也是判定数据集合是否属于大数据的基本要素。日积月累的医疗健康数据早已超过了常规数据库管理的容量,例如 1 个 CT 图像约150MB,1 个基因组序列约 750MB,一个社区医院数据量约在数万亿至数千万亿字节。

2. 种类多(variety)　大数据的种类和来源通常具有多样化的特点,具体表现为网络日志、音频、视频、图片、地理位置信息等多类型的数据。多样化对数据的处理能力也提出了更高的要求,其编码方式、数据格式、应用特征等多个方面存在差异性,形成大量的多源异构数据。

3. 价值高,密度低(value)　大数据价值密度相对较低,但又弥足珍贵。例如医疗数据用于疾病防控、精准医疗、医疗控费、健康管理等,具有较高的价值。然而大数据价值密度相对较低,需要很多的过程才能挖掘出来。

4. 速度快,时效高(velocity)　速度包括数据产生速度、获取速度、处理数据的速度。尤其是随着互联网的发展,数据的增长速度非常快,处理速度也较快,时效性要求也更高。对于单个患者而言,数据产生速度相对较慢,但对于全球患者而言,健康医疗数据产生速度非常快。信息技术的发展也促进了医疗信息数字化,加快了数据的获取及处理速度。

5. 不精确性（veracity）　由于数据量大导致数据的准确性和可信赖度难以判定,数据本身质量良莠不齐,使得大数据具有不精确性。人们在社交媒体上发布、转发的部分信息,可能是虚假的、陈旧的信息,导致数据"失真"问题。

6. 变异性（variability）　由于试验条件与试验误差的影响,使各次测定值有所不同,数据的此种性质称之为变异性。

五、健康医疗大数据的基本特征

除了具有大数据所共有的基本特征外,健康医疗大数据还具有长期持续性、隐私性、不完整性的特点。

1. 长期持续性　长期持续性是指患者就诊、疾病发病过程具有时序性的特点,智能诊疗设备可持续不断地监测人体健康指标,医学检测的波形及图像也均为时间函数。

2. 隐私性　患者的医疗数据具有高度的隐私性,泄露信息将造成严重后果。健康医疗大数据也带来了巨大的风险和挑战,数据使用的伦理问题备受关注。

3. 不完整性　由于大量医疗数据来源于人工记录,可能导致数据记录的残缺和偏差;由于医疗数据的不完整搜集和处理,可能使得医疗数据库无法全面反映患者的疾病信息。

六、大数据技术

大数据技术并不是指某一个具体的技术,而是包括数据挖掘分析、机器学习、自然语言处理、数据存储、流式计算等一系列技术的综合运用。大数据处理分为六个阶段:数据的产生与采集、数据存储、数据处理、数据分析、数据可视化以及数据安全性隐私性保证。

常用的大数据采集技术包括网络爬虫采集、日志文件记录、传感器感知、射频识别、搜索引擎、条形码等。大数据常见存储技术包括分布式文件系统、内存数据库、列式存储库等。大数据处理技术包括数据集成技术、数据清洗技术、数据冗余消除技术等预处理技术,还包括批处理、流式计算、交互式数据分析、增量计算等计算任务技术。大数据常用分析技术包括云计算、数据挖掘、统计分析、自然语言处理、机器学习、源数据处理平台等。大数据可视化技术包括互联网宇宙、标签云、历史流图等。大数据隐私保护技术包括匿名方法、差分隐私保护、隐私保护系统等。

第二节　健康医疗大数据在传染病监测预警中的应用

一、大数据在传染病监测中的应用

（一）传染病监测系统

传染病监测系统是健康医疗大数据的重要组成部分之一。20世纪40年代末,美国CDC最早开始建立国家传染病监测系统,自炭疽疫情暴发后,美国卫生部门从传染病报告机制、监测和控制能力及人才队伍建设等方面对传染病监测系统加强整顿,提高了该系统对突发事件的反应能力;美国艾滋病发病率监测系统对各州每年新发艾滋病感染者情况进行监测,数据监测分析结果用于指导全国以及 HIV 感染风险最大的人群和州采取相应干预措施。20 世纪 70 年代以后,英国、日本、法国等国家也相继建立传染病监测系统和专病监测系统。

20 世纪 50 年代初,我国开始建立全国传染报告系统,对天花、鼠疫等 15 种传染病进行监测,从最初的手工填报发展到现在的网络直报。70 年代末至 80 年代初,我国开始先后对鼠疫、疟疾等实施单病种监测。在单病种监测基础上,2005 年前后,中国疾病预防控制中心针对脊髓灰质炎、肺结核、HIV/AIDS、流感等 20 余种传染病相继建立专病监测系统。目前我国的专病监测系统均为强制监测,对部分病种收集动物宿主、传播媒介、就医行为、环境、病原耐药性等相关资料。崔蕾等通过对海南省 2016—2020 年度国家级流感监测哨点医院报告的流感病例和流感监测网络实验室的病原学监测数据进行分析,得出不同年度甲型 H1N1、甲型 H3N2 等主要流行株的交替流行规律,为持续加强该地区流感监测工作提供参考。

（二）健康医疗大数据与传染病监测

目前,健康医疗大数据已广泛应用于传染病监测领域。通过将互联网、社交媒体、移动通信等非结构化数据与传统的疾病监测数据结合,进一步提高传染病监测系统的及时性和敏感性。Simonsen 等研究显示,私营部门电子保健医疗索赔等健康大数据在流感监测中未被充分利用,认为将数字大数据、传统监测数据以及电子健康数据集成,可以提高现有监测指标的及时性、准确性和深度。Ensheng Dong 等研发交互式仪表板(interactive dashboard),用于实时可视化和跟踪新冠报告病例,该仪表板实时展示全球受疫情影响国家新冠病例确诊、死亡和康复情况,并包含病例地点和数量信息。除此之外,还对社交媒体、在线新闻和通信等信息进行核实并手动更新仪表板。研究还发现,仪表板在捕捉首次报告新冠病例时间方面有效。在新冠流行期间,有地区利用医疗、疾控以及非卫生部门数据构建健康大数据平台,创新性探索可疑病例线上大数据监测新模式,对新冠疫情防控有重要借鉴意义。

二、大数据在传染病预警中的应用

传染病预警是指在传染病暴发或流行前或发生早期,根据收集的病例、病原体、媒介昆虫等监测资料,对可能发生疫情的性质、规模、地域、影响因素和危害程度等进行综合评估和预测,发出警示信号,及时精确地检测出传染病暴发迹象,采取应对措施,达到降低发病率和死亡率的目的。21 世纪以来,部分发达国家建立了专门的传染病预警系统,或开发了具有传染病预警分析功能的各类传染病监测系统。荷兰基于病例报告建立了风险评估与预警系统;瑞典建立计算机辅助的流行病搜索预警系统对传染病报告病例进行预警。

2003 年 SARS 暴发以后,我国的传染病暴发自动预警系统逐步完善,开始利用监测信息对传染病暴发进行早期自动预警。2005 年,中国疾病预防控制中心研究开发出包括像差检测、信号产生、信号传播和信号响应信息反馈 4 个部分的中国传染病自动预警和响应系统(China infectious disease automated-alert and response system, CIDARS)。目前,CIDARS 已融入国家、省、市、县各级疾病预防控制中心每日、周、月传染病暴发流行电子网络化自动预警平台,对新冠、鼠疫、霍乱、麻疹等重点传染病实时发出预警信号,对流感、登革热等常见传染病实行每日预警。

过去 20 年,传染病预警系统得到不断发展,在新冠大流行期间,互联网搜索、社交媒体、移动定位等大数据及其分析技术在疫情预测和传播风险评估中大量应用,为传染病预警的发展提供了新思路。健康医疗大数据可作为传统传染病监测数据的补充,为传染病预警系统提供了实时更新的空间、时间、人群等信息,完善了传染病监测预警机制。

三、大数据在病媒生物监测与风险评估中的应用

病媒生物监测是媒介生物传染病风险评估、预测预警及科学防控的基础和前提。病媒生物监测主要包括生态学、抗药性和病原学监测。

国外病媒生物相关传染病监测工作起步较早,对病媒生物密度及其病原学监测持续性较好,监测时间以周为单位且资料相对完整,为媒介生物相关传染病预警工作提供了便利。Lindblade 等发现,对非洲高地住户蚊虫密度监测可以预测蚊媒传染病流行情况。Woodruff 等将气象因素和媒介蚊虫数量纳入罗斯河病毒病流行敏感性预测模型,研究发现,模型中纳入媒介蚊虫监测数据与仅纳入气象数据相比,模型的敏感度增加了 26%。

我国在 20 世纪 50 年代开始进行"除四害"为主的爱国卫生运动;1985—1988 年,"四害"密度监测体系建立,对当时全国病媒传染病防控起到重大作用;2005 年,为满足 21 世纪病媒防控需求,中国疾病预防控制中心实行全国重点传染病及病媒生物监测项目,对蚊虫、鼠类、蝇类和蜚蠊等四类病媒生物的密度进行监测,各监测点通过每月邮件和纸质的形式进行上报;2009 年,中国疾病预防控制中心传染病所建立全国重要病媒生物监测系统并于 2014 年正式运行。病媒生物监测系统在抗击鼠疫、肾综合征出血热等重大传染病中发挥了巨大作用。例如,对云南省景洪市监测点 2003—2012 年鼠疫流行情况进行研究分析,发现动物间鼠疫时有发生,研究结果对预防该地区人群鼠疫传播有重要意义。

近年来,大数据监测和分析技术开始逐渐应用于我国病媒生物风险评估及预警研究。传染病暴发初期,一般会先经历危险因素暴露、病原体感染等阶段,若建立包括气象、蚊媒等因素的大数据预警平台,就能提前获取预警信号,在疫情早期阶段或发生聚集性传播之前对病媒生物进行控制,以达到预防疫情扩散或快速控制疫情的目的。2011—2013 年,上海市公共卫生机构对蚊虫进行监测,结合气象数据对蚊虫密度进行预报,建立蚊虫叮咬指数模型,成为病媒生物及相关传染病预测的实际应用案例之一。健康医疗大数据在媒介生物相关传染病预警中的应用有助于媒介生物传染病的可持续精准防控。

四、大数据在症状监测中的应用

症状监测是以非特异性的症状或现象为基础,对临床诊断前病例相关的非特异性信息进行持续监测,对可能暴发的传染病信号进行分析,实现传染病的早期识别和预警。我国正在运行的流感样病例监测系统和不明原因肺炎监测系统就是传染病症状监测系统的重要组成部分。

20 世纪 80 年代,Hannoun 等首次提出非特异症状监测数据对传染病监测有指示性作用,并提出了相应的监测方法。随后,各国相继建立症状监测系统用于新发传染病预警、常见传染病流行预警以及公共危机应对等方面。1999 年美国匹兹堡大学研发了疾病暴发与实时监测系统,对临床患者的呼吸道症候群、消化道症候群、皮疹症候群等 7 种不同的症候群进行监测预警。2002 年该系统

将实验室检测信息、放射检查报告等多类型数据进行整合,扩大了症状监测范围。英国、德国、澳大利亚等国家也建立了症状监测系统用于传染病的早期预警。Loonsk 等研究显示 BioSense 系统通过及时收集与分析全美医疗机构实验室监测资料、连锁药店药品销售情况、急救车派遣等信息,为公共卫生突发事件的早期识别和发现提供保障。

2005 年 6 月,我国开始对流感样病例进行监测。目的在于建立一个规范、灵敏、高效且覆盖全国的流感监测系统,该监测系统对掌控流感疫情的动态、发现流感病毒流行株、预警预测流感发生以及采取有效控制措施有重要作用。有专家利用流感样病例监测系统和突发公共卫生事件信息管理系统对 2015 年中国大陆流感流行特征进行分析,并对 2016 年流感的流行株及其流行趋势进行了早期预警,研究结果对流感的防控有着重要意义。

2003 年,SARS 暴发,疫情在 6 个月内迅速播散至全球 29 个国家和地区,疫情严重地区出现了大量聚集性病例。同年 2 月,我国香港发生一起家族聚集性人感染 H5N1 禽流感病毒疫情,随后,越南、泰国等地区相继发现了人感染 H5N1 禽流感病毒病例。为筛查 SARS 和人感染禽流感病毒等其他严重传染性呼吸道疾病病例,2004 年卫生部在全国范围内开展不明原因肺炎病例监测。2007 年《全国不明原因肺炎病例监测、排查和管理方案》正式下发,为不明原因传染性疾病的识别和防控提供科学依据。不明原因肺炎病例监测在人感染 H7N9 禽流感病毒早期发现和报告中发挥了重要作用。有研究显示 2014 年 9 月至 12 月,我国确诊的人感染 H7N9 禽流感病毒病例 31 例,其中 28 例肺炎或重症肺炎病例是通过不明原因肺炎监测或重症肺炎疑似人感染禽流感病毒病例监测发现和报告的,通过对病例进行流行病学特征分析,为后续防控措施制定提供科学依据。

目前,健康医疗大数据已广泛应用于传染病症状监测方面,症状监测大数据来源广泛,包括临床与非临床数据、药品销售数据、网络搜索数据、学校缺勤数据、气候数据和动物媒介数量数据等。人工智能分析技术等大数据关键技术的应用有助于建立传染病早期预警模型,为传染病的防控提供参考;另外,症状监测在传染病监测自动预警中广泛应用。以欧洲流感报告系统为例,研究者利用志愿者每周实时网络上报的健康状况信息作为流感哨点监测的补充,以提高流感监测数据的完整性,同时降低了流感样年轻病例因小病而不愿上报哨点医生的可能性,提高了流感监测系统早期预警及时性。

2012—2014 年湖北省利用学生缺勤记录开展学校疫情监测,提早发现并成功控制了水痘、腮腺炎和流感样病例等 3 起传染病疫情。2019 年在浙江省宁波市鄞州区建立的健康大数据平台在流感监测预警方面,比传统传染病网络提早两周发出预警信号。该平台在新冠疫情流行期间实现跨部门数据信息共享,在发现可疑病例、核实流行病学史上报信息、提高可疑人员排查及时性等方面发挥了重要作用。

五、大数据时空监测在传染病预警中的应用

早期传染病预警模型主要侧重于从时间维度对监测数据进行预警分析,随着空间分析技术的发展和普及,预警模型逐步将空间维度纳入,将时间与空间两维度结合,建立与发展时空预警技术。时空大数据监测多采用互联网技术、地理信息技术、通信技术、数据挖掘技术和人工智能建模等技术来采集和分析传染病相关信息,建立传染病预警预报系统。

传染病预警预报系统通过实时监测病原体、人体免疫力、健康行为、人群防控意识等信息,结合

地理信息与通信技术,识别"隐藏"高风险人群实时移动轨迹,从而找出密切接触者。时空监测信息对明确疾病传播过程、追溯传染源起关键作用。加拿大某公司运用地理信息系统,通过人口流动、气候变化等信息建立预测模型,成功预测出下一个可能发生埃博拉出血热的地区。

人们可以将每日报告发病信息及当日相关气象数据导入传染病预警系统,利用决策树挖掘算法建立传染病实时预警预报模型,实现传染病监测及早期预警。中国疾病预防控制中心研究发现,新冠疫情流行期间,基于互联网搜索和社交媒体等大数据构建的预测模型,可提前2~3周捕捉到新冠确诊病例数的指数型增长趋势,提前3~4周预测新冠患者死亡的变化趋势。另外,利用客运、互联网、地图和移动通信等流动人口大数据及流行病学参数构建时空风险预警模型,对及时评估风险、发出预警、采取隔离措施或减缓疫情蔓延有重要意义。

传染病时空大数据监测预警与单纯时间和空间监测相比,其早期预警有优势,预警效率更高。新冠病毒感染时空预警模型通过对不同干预措施效果进行分析,预测不同干预措施下疫情发展变化趋势,对需要调整防控策略的地区发出预警,实现疫情早期及时有效防控。另外,结合人口流动、环境及疫情防控大数据,可以对全球疫情防控措施进行预警。

除此之外,健康大数据通过社交软件、医疗和预防接种等平台的实时监测信息,预测疫苗接种情况及不良反应上报情况。有研究显示,2009年甲型H1N1流感大流行期间,在社交媒体上测量的疫苗接种情绪与美国前瞻性报告的疫苗接种摄取率呈正相关。公众在社交媒体上表达的情绪可以被实时测量,用于估计疫苗摄取率,及时发出人群接种不足的预警信号。

第三节 大数据在传染病精准医疗中的应用

精准医疗是数据驱动的新型医疗模式,通过健康医疗大数据分析技术对疾病进行精准预防、诊断、治疗和管理。在传染病防控领域,大数据促进精准医疗主要体现在疫苗研发与接种、传染病临床治疗和传染病暴发人群干预措施提供等方面。

一、大数据在疫苗研发和接种中的应用

对病原体的研究是预防和控制传染病的重要方法。基于病原体全基因组测序的大数据挖掘可以快速有效地识别新的或未知病原体,并探索其发育和基因组变化规律。病原体基因组结构差异与生物表型特征为疫苗研制和感染控制等提供科学依据。疫苗是有效防控传染病的重要举措之一,但在疫苗研制阶段,由于病原体通常进化、变异速度快,已生产的疫苗免疫反应不能应对变异株的侵袭。健康医疗大数据可以通过实时监测病原体基因序列和大规模生物信息以跟进病毒进化过程。Ampofo等研究发现对流感病毒基因序列等进行实时监测,有助于更新季节性流感疫苗和预测流感毒株流行信息。

在疫苗接种阶段,健康大数据可以整合人群疫苗接种信息,提高不同年龄段疫苗接种率。鄞州区健康大数据平台通过整合产科预防接种信息系统、成人预防接种信息系统、学校查验接种信息系统和社区排摸催种信息系统等信息化建设系统,实现了覆盖全人群全生命周期的疫苗接种史监测,

持续、动态掌握不同年龄段人群疫苗接种率水平,及时评价"疫苗事件""疫苗政策""重大传染病疫情"等特殊因素对区域人群疫苗接种影响,实时发现疫苗接种薄弱环节以及客观评价疫苗接种不良反应事件等重要信息。

二、大数据在传染病临床治疗中的应用

在传染病临床治疗阶段,健康医疗数据监测系统可以实时提供药物治疗过程及效果信息。对病情好转病例的电子病历、健康档案等数据进行提取分析,为传染病有效临床治疗方案选择提供参考。此外,大数据实时监测系统提供的临床药物不良反应信息、药物服用或注射剂量等信息,对优化药物成分和比例、减少药物不良反应、保障传染病流行时期医药研发效益及时间周期有重要意义。有研究显示,病原体基因组信息已成功应用于评估流感病毒、结核分枝杆菌等重要病原体的药物敏感性和耐药性。

利用大数据分析、整合已有病例治疗信息、健康行为、环境和社会等信息,可以准确评估疾病的发生原因、发展趋势和发病病程等,有助于减少疾病的发生和治疗成本。基因组流行病学为传染病治疗药物研发和传染病暴发人群干预策略提供重要支持。

第四节 大数据在新发传染病精准防控与趋势预测中的应用

一、大数据在新发传染病精准防控中的应用

新发传染病(emerging infectious disease, EID)是指新出现的、再度肆虐的或死灰复燃的传染病,包含原先未被发现的传染病,已存在的病原体因基因变异导致的新传染病,已知传染病扩散到新的国家和地区,已得到控制的传染病由于抗药性的改变或公共卫生措施的减弱而再次出现或再度流行。

在传染病防控领域,健康医疗大数据可提供新发传染病发生、发展到治愈全程的实时监测信息,大数据技术的应用有助于确定首发病例、传播途径、感染人群、临床治疗、扩散风险等关键信息,为制定疫情精准防控决策提供支持。

以新冠疫情精准防控为例,鄞州区建立的健康大数据平台,从公安、医保、环保、移动或电信运营商、交通部门、互联网、医院或疾控中心等获取实时监测信息,精准锁定确诊病例、疑似病例的位置信息和流动轨迹。通过时间关联、数据挖掘等大数据处理技术推断密切接触者、预测高危地区和潜在高危地区。除此之外,采用疫情暴发早期数据和疫情期间人员流动信息构建传染病实时预测模型,精准判断疫情未来一段时间的发展趋势。在疫情常态化防控阶段,各地通过"健康码""行程码""核酸检测证明"等个人健康信息申报平台,为地方政府精准施策提供重要依据。政府根据上述大数据提供的信息指导社区疫情防控,实现重点地区、场所分级管理,进而实现国内各地区疫情的

精准防控。疫情大数据信息共享为全球精准防控和治疗新冠患者提供参考依据。

胸部 CT 深度学习算法（U-Net-based 模型）用于快速识别疑似 COVID-19 患者和分诊发热门诊患者。利用医院的发热门诊数据对 U-Net-based 模型进行训练、评估、外部验证和敏感性检测，研究结果显示，该模型的敏感性（0.962）、特异性（0.875）、与放射科专家小组检查结果一致性（0.839）均较高，可用于快速识别和分诊疑似 COVID-19 患者。有研究者利用城市匿名和聚集性人群手机定位数据，建立 COVID-19 易感—暴露—感染—恢复传播模型，模拟不同传播阶段限制出行类型、程度对控制 COVID-19 暴发的影响，研究显示该模型可帮助决策者在 COVID-19 大流行期间建立出行限制最佳组合，既能考虑到潜在的对经济和社会不利影响，亦可评估出行限制在公共卫生方面的潜在积极影响。

另外，基因组流行病学在传染病防控工作中发挥了重要作用。基因组流行病学利用病原体的快速演化重建疫情动态，从而更精确地揭示传染病的流行模式，为疾控中心等防疫部门提供针对性人群干预措施。例如，Mate 等研究显示 2013—2016 年埃博拉出血热疫情流行期间，病原体基因组流行病学提示的病毒传播模式，除有症状个体直接接触外，还包括无症状感染者性传播，该发现为埃博拉出血热人群防控提供重要策略信息。

二、大数据在传染病趋势预测中的应用

传染病预测是卫生工作中的一项重要内容，对防病、治病和制定卫生决策有重要意义。大数据在传染病趋势预测领域广泛应用，通过结合数学模型和人工智能技术对传染病进行定性和定量分析，可以揭示传染病流行规律，预测疾病发展趋势，制定科学的传染病防控策略。

大数据及大数据技术尚未发展之前，研究者主要利用传染机制和扩散原因来预测传染病暴发周期和可能的暴发区域。大数据作为传统预测的补充，可以纳入医疗环境和社会因素（社会行为学、气象学、地质学等），提高预测模型的拟合精度。有研究表明，目前公共卫生工作者可以确定的健康影响因素占 10%~15%，其他占 85%~90%（包括健康行为、遗传、自然和社会经济环境因素等），大数据技术可以发挥其多元化、多领域、可扩展的特点，更好地应用在流行病领域。在传染病防控工作中，通过社交媒体、通信定位系统可得到确诊个体或群体的出行轨迹和城市居民时空活动模式和规律，结合居民社交、健康行为信息构建预测模型，以预测传染病发展趋势。

目前，健康医疗大数据已成功应用于预测甲型 H7H9 流感、埃博拉出血热、艾滋病、疟疾等传染病的传播趋势和扩散风险。

三、大数据在卫生检疫信息化建设中的应用

《"健康中国 2030"规划纲要》中指出要健全口岸公共卫生体系：建立全球传染病疫情信息智能检测预警和口岸传染病预防控制体系，建立境内外联防联控应对机制，主动预防、控制和应对境外突发公共卫生事件。随着全球化进程加快，国际贸易、旅游频繁，传染病的国际传播风险显著增加。目前，原国家质检总局（现海关总署）开发建设了"口岸公共卫生风险监测预警决策系统"，该系统助力卫生检疫工作向"主动式监测预警"模式转变，实现口岸公共卫生风险的自动采集、分析、预警、决策，有效提升卫生检疫的智能化水平。

传染病卫生检疫是指对进出国境的可能传播传染病的人员、交通工具、行李、货物等实施国境检疫,对国外输入传染病的传播和扩散进行有效防控。2004—2007 年,中国国境口岸共检出 2 307 例艾滋病感染者;2008 年广东省检验检疫局在入境旅客检疫中发现输入性基孔肯雅出血热患者;2009 年全球甲型 H1N1 流感流行期间,检疫部门在口岸发现数千例甲流患者,有效延缓了甲型流感在我国的传播。随着国际经济贸易的频繁往来,出入境人员数量迅速增加,口岸传染病防控工作面临严峻挑战,大数据和人工智能的应用将在口岸传染病检疫工作中发挥科技先导作用。

传统的疫情收集依靠报告汇总,覆盖国家或者地区较少,数据上报速度不能满足防疫需求。基于大数据的疫情预警能监测到全球大部分地区且能即时评估某个地区传染病的流行情况,为口岸防控传染病提供重要依据。利用大数据关键技术及时、科学、准确预警疫情信息,可以提高口岸主动防御能力、改变被动应对的局面。通过建立多源数据库,结合大数据关键分析技术,实现了新发传染病的防控预警。大数据挖掘分析结果对优化检疫措施、合理配置资源、提高检疫排查效率等有重要参考意义。

检疫信息化发展建设可实现全国口岸的传染病信息有效整合,进一步促进全国口岸、国际旅行卫生保健中心症状监测信息互联互通。网络化国际合作将提高口岸突发公共卫生事件反应速度,满足口岸核心能力建设的需要。

主要推荐读物

［1］国务院办公厅.国务院关于促进健康服务业发展的若干意见［EB/OL］.（2013-10-14）［2023-08-22］. http://www.gov.cn/govweb/zwgk/2013-10/14/content_2506399.htm.

［2］中共中央,国务院.中共中央 国务院印发《"健康中国2030"规划纲要》［EB/OL］.（2016-10-25）［2023-08-22］. https://www.gov.cn/xinwen/2016-10/25/content_5124174.htm.

［3］乔治·罗森.公共卫生史［M］.黄沛一,译.南京:译林出版社,2021.

［4］罗伊·波特.剑桥医学史［M］.张大庆,李志平,刘学礼,等译.南京:译林出版社,2022.

［5］伯恩特·卡尔格-德克尔.医药文化史［M］.姚燕,周惠,译.北京:生活·读书·新知三联书店,2004.

［6］约翰·科根,基思·塞雷特,A.M.维安,等.公共卫生法:伦理、治理与规制［M］.宋华琳,李芹,李鸽,等译.南京:译林出版社,2021.

［7］王晨光.健康法治的基石:健康权的源流、理论与制度［M］.北京:北京大学出版社,2020.

［8］苏玉菊."新公共卫生"法律规制模式研究:基于治理的视角［M］.北京:法律出版社,2015.

［9］詹姆斯·郝圣格.当代美国公共卫生:原理、实践与政策［M］.赵莉,石超明,译.北京:社会科学文献出版社,2015.

［10］谢尔登·沃茨.世界历史上的疾病与医学［M］.张炜,译.北京:商务印书馆,2015.

［11］刘民.医学科研方法学［M］.3版.北京:人民卫生出版社,2019.

［12］国家卫生健康委员会.中国卫生健康统计年鉴（2020）［M］.北京:中国协和医科大学出版社,2020.

［13］Merson M H, Black R E, Mills A J. International public health: diseases, programs, systems, and policies［M］. 2nd ed. Boston: Jones and Bartlett Publishers, 2006.

［14］Mendel W E. The Handbook of health behavior change（4th ed.）［J］. Health & Social Work, 2015（2）: 160-161. DOI: 10.1093/hsw/hlv018.

［15］Glanz K, Rimer B K, Viswanath K. Health behavior: theory, research, and practice［M］. 5th ed. San Francisco: Jossey-Bass, 2015.

［16］Gray A M, Clarke P M, Wolstenholme J, et al. Applied methods of cost-effectiveness analysis in healthcare［M］. New York: Oxford University Press, 2010.

［17］Gostin L O, Wiley L F. Public health law: power, duty, restraint［M］. 3rd ed. Berkeley: University of California Press, 2016.

［18］Krämer A, Kretzschmar M, Krickeberg K. Modern infectious disease epidemiology: concepts, methods, mathematical models, and public health［M］. New York: Springer, 2010.

［19］Abubakar I, Stagg H, Cohen T, et al. Infectious disease epidemiology［M］. New York: Oxford University Press, 2016.

［20］Clinton C, Sridhar D. Governing global health: who runs the world and why? ［M］. New York: Oxford University Press, 2017.

［21］Farmer P, Kleinman A, Kim J, et al. Reimagining global health: an introduction［M］. Berkeley: University of California Press, 2013.

［22］Zacher M W, Keefe T J. The politics of global health governance: united by contagion［M］. New York: Palgrave Macmillan US, 2008.

［23］Scutchfield F D, Lawrence D M, Ingram R, et al. Contemporary public health: principles, practice, and policy［M］. Lexington: University Press of Kentucky, 2012.